ここが知りたい

利尿薬の選び方，使い方

北風政史／編著
国立循環器病研究センター
臨床研究部・心臓血管内科部長

中外医学社

■執筆者（執筆順）

吉原史樹　国立循環器病研究センター高血圧・腎臓科医長
浅沼博司　京都府立医科大学先進循環器病治療学准教授
北風政史　国立循環器病研究センター臨床研究部・心臓血管内科部長
福井　博　奈良県立医科大学消化器・内分泌代謝内科教授
松尾　汎　松尾クリニック理事長
柴　昌行　兵庫県立尼崎病院循環器内科
佐藤幸人　兵庫県立尼崎病院循環器内科科長
朝倉正紀　国立循環器病研究センター臨床研究部心臓血管内科医長
猪阪善隆　大阪大学大学院老年・腎臓内科学准教授
楽木宏実　大阪大学大学院老年・腎臓内科学教授
佐々木環　川崎医科大学腎臓・高血圧内科教授
柏原直樹　川崎医科大学腎臓・高血圧内科主任教授
佐藤　稔　川崎医科大学腎臓・高血圧内科特任准教授
藤本壮八　川崎医科大学腎臓・高血圧内科講師
安村良男　国立病院機構大阪医療センター循環器内科科長
橋村一彦　阪和記念病院心臓血管センター長
菅野康夫　国立循環器病研究センター心臓血管内科医長
安斉俊久　国立循環器病研究センター心臓血管内科部長
川田啓之　奈良県立医科大学循環器・腎臓・代謝内科講師
斎藤能彦　奈良県立医科大学循環器・腎臓・代謝内科教授
滝　瑞里　自治医科大学循環器内科
星出　聡　自治医科大学循環器内科准教授
苅尾七臣　自治医科大学循環器内科教授
中山美緒　自治医科大学循環器内科
新島　聡　自治医科大学循環器内科
久保田香菜　自治医科大学循環器内科
廣谷信一　兵庫医科大学循環器内科講師
増山　理　兵庫医科大学循環器内科主任教授

序

皆さんは，今この本を手にされているということですから，循環器病学に少なからず興味を持っている方だと思います．皆さん方のなかで「なぜ心不全の患者さんに利尿薬を投与しなくてはいけないのか」という問いに正確に答えられる方は，実は本書を読む必要がありません．勿論，心不全から腎前性もしくは腎うっ血性腎不全が生じれば乏尿・無尿になり，体液貯留が生じますが，通常の心不全では，明らかな乏尿になっているという認識は，循環器病にたずさわる臨床家は持っていません．「尿は普通に出るのになぜ利尿薬が心不全治療薬になり得るのか」という心不全治療の根源的な問いに対して答えるのが本書なのです．

心不全は歴史をさかのぼれば古代エジプト，ギリシャ時代にすでにその記述を見ることができます．しかしながら「心不全治療の近代化」は，20 世紀に入り利尿薬の開発が始まってからであると考えられています．1933 年には Thomas Lewis が“心不全とは心臓がその内容物を十分に拍出できない状態”と述べ，1950 年には Paul Wood が“心臓が十分な充満圧を有しながら身体の要求に足るだけの循環状態を維持することができない状態”と記載しています．つまり，心不全症状の本質は水分貯留とそれに伴う心過負荷と浮腫であるとされ，利尿薬による循環血漿量および間質浮腫の軽減を目的とした治療が心不全治療の第一選択となっていたのです．その後，心不全の治療は，レニン・アンジオテンシン・アルドステロン（RAA）系と交感神経系抑制による心筋保護に向かい，最近はサイトカイン系阻害，再生医療とその舵を大きく切りつつあります．でも，その成果は実は十分ではなく，すべての患者さんに十分効果があるといえないのです．

心不全の治療戦略には，大きく分けて症状の改善と予後の改善の 2 つの軸があります．前者は利尿薬や血管拡張薬が，後者は RAA 系・交感神経系抑制薬がよく知られています．ACE 阻害薬，アンジオテンシン受容体拮抗薬，β 遮断薬の使い方については多くの成書があり人口に膾炙しているのに，利尿薬の功罪については，当たり前すぎると思われているためでしょうか，だれもきっちり教えてくれません．その問いに答えるのが本書です．心不全でどのように利尿薬を使えばいいのか，腎機能との兼ね合いはどうすればいいのか，私を含めて循環器医師が知らなければいけない知識が本書には必要十分に詰まっています．人間は，水分をたくさん取るべきというエビデンスのない通説に惑わされず，ぜひ，利尿薬の達人をめざしてください．

2014 年 8 月

北風　政史

目次

第1章　浮腫ってなに？

第2章　浮腫をとる利尿薬を知る

第3章 腎臓の生理学を知る

第4章 腎不全を知る

第5章 急性心不全における利尿薬の使い方

第7章　高血圧における利尿薬の使い方

第8章　肝性浮腫における利尿薬の使い方

第9章 利尿薬の将来像

A 浮腫のメカニズム

はじめに

浮腫とは体液量増加による間質の腫脹と定義される[1)]．浮腫の原因は表1に示すように多彩である．本稿では浮腫の形成メカニズムについて概説する．

表1 浮腫の原因

毛細血管内圧上昇
腎での Na 保持による血漿量増加
静脈閉塞
動脈拡張
低アルブミン血症
血管透過性亢進
リンパ管閉塞
粘液水腫

1 浮腫の病態生理

浮腫の形成には2つの基本的な段階がある[2)]．

①血管内から間質への水の移動

②水と Na の貯留

浮腫の形成において腎臓の役割が大きいと考えられている．アレルギーなどによる局所的な浮腫の場合を除き間質の水分量が 2.5〜3.0 L 増加するまでは臨床的に明らかな浮腫とは認識されにくい．通常の循環血漿量は3L程度であるから，浮腫を形成する体液量がすべて血漿由来であるならば，患者は著明な血液濃縮やショックをきたすはずである．しかしながら，現実にはそのような血液濃縮もショックも起こらない理由は下記のメカニズムが作動するためである．

1）血管内から間質へ体液の移動が生じると循環血漿量は減少し，組織還流も減少する．

2）その変化に対する代償として，腎臓の水と Na の保持作用が亢進する．

3）体内に貯留した水と Na の一部は血管内に留まるため，循環血漿量は元のレベルへ戻る．

一方，血管内から間質への水移動亢進が残存する場合，体内に貯留した水と Na の一部は間質に留まり，浮腫が形成される．

循環血漿量が通常レベルに近づくまで細胞外液量は増加するが，このメカニズムを知ることは，治療介入時の注意点を知る上で重要である．つまり，臓器の組織還流を維持するために腎での水とNa保持作用は重要な代償機構である．利尿薬投与によって体液量を減少させれば，浮腫は減少するが，同時に組織還流も減少するため，その程度によっては臓器障害をきたしうることをよく理解しておく必要がある．

2 血管内と間質の体液移動

血管内と間質の体液移動は，血管内と間質の各々における静水圧と膠質浸透圧によって規定される．この関係はStarlingの式にて表される[3]．

血管内−間質移動＝LpS×（Δ静水圧−Δ膠質浸透圧）

＝LpS×［（Pcap−Pif）−s×（Πcap−Πif）］

Lp：毛細血管の透過係数　　S：全毛細血管の濾過面積

Pcap：毛細血管内静水圧　　Pif：間質静水圧

Πcap：毛細血管内膠質浸透圧　　Πif：間質膠質浸透圧

s：毛細血管壁の反発係数（すべて透過する場合：0〜全く透過しない場合：1）

たとえば骨格筋毛細血管の場合，毛細血管内静水圧（Pcap）の平均値は17 mmHgであり，毛細血管内から間質へ体液を押し出す力として作用する．一方，毛細血管内膠質浸透圧（Πcap）の平均値は28 mmHgであり，間質から毛細血管内へ体液を引き戻す力として作用する．この2つが重要な因子であるが，その他の因子である間質静水圧の平均値（Pif：−3 mmHg）と間質膠質浸透圧の平均値（Πif：8 mmHg）を計算式に入れると，健常者の骨格筋毛細血管における毛細血管内から間質への体液移動の促進は，s＝1であるとして，

［17.3−（−3）］−（28−8）＝20.3−20.0＝0.3 mmHg

という圧に依存する．この機序によって毛細血管内から間質へ移動した体液はリンパ管を介して循環血漿へ戻される．

Starlingの力は臓器によって異なる[4]．たとえば肝臓の場合，肝類洞の蛋白透過性は大きく，毛細血管内と間質の膠質浸透圧はほぼ同等である．よって，膠質浸透圧の差による体液移動は生じにくい[5]．つまり，毛細血管内から間質への体液移動は静水圧格差によってのみ規定されることとなり，低い門脈圧でも体液移動を制御することが可能となる．肺胞毛細血管も肺動脈という低圧系で還流されており，蛋白透過性は骨格筋毛細血管より大きい．

3 浮腫の形成

Starlingの式を基に考えれば，毛細血管内から間質への体液移動を促進する方向に働く力が大きくなり，リンパ管を介したドレナージによる代償ができなくなった場合，浮腫が形成されることが理解できる．つまり，毛細血管内静水圧（Pcap）や間質膠質浸透圧（Πif）の上昇，毛細血管内膠質浸透圧（Πcap）や間質静水圧（Pif）の低下，蛋白透過性亢進によって間質の体液は増加する方向へ傾く．増加した間質の体液はリンパ管を介して循環血漿へ戻されるが，このドレナージが間に合わない程度に増加速度が大きい場合やリンパ管に閉塞やドレナージ機能に低下がある場合には浮腫が形成される．

4 毛細血管内静水圧

毛細血管内静水圧は体血圧の変化によらず一定の範囲内に保たれるようにコントロールされている．体血圧の変化に伴い前毛細血管括約筋の血管抵抗が変化し，体血圧の変化が毛細血管への伝導が自動調整される．たとえば体血圧が急に上昇した場合，前毛細血管括約筋は収縮し毛細血管内静水圧の上昇を抑制し，浮腫形成を抑制する方向に働く．

一方，毛細血管の静脈側端において血管抵抗は変化しない．この結果，静脈圧の変化が毛細血管内静水圧に直接影響する．循環血漿量の増加により静脈系の容量が増えた場合や静脈系に閉塞が生じた場合などでは静脈圧が上昇する．たとえば，肝硬変による肝内肝静脈閉塞から生じた後類洞性の門脈圧亢進や下肢深部静脈の血栓性閉鎖ではこの機序で腹水や下肢浮腫をきたす．

5 低アルブミン血症

ネフローゼ症候群で尿中にアルブミンが大量に漏出した場合や肝硬変で肝臓でのアルブミン合成能が低下した場合に低アルブミン血症をきたす．この低アルブミン血症は浮腫形成において促進的に寄与する．

6 毛細血管壁の透過性亢進

血管傷害の結果，血管壁の透過性が亢進すると浮腫形成に促進的に寄与する．Starlingの式の項目で考えると，Lp値は上昇，s値は低下，Πcap－Πif値は低下する．よって，血管内から間質の体液移動が大きくなり浮腫形成を促進することがわかる．これらの病態をきたす原因を表2に示す．

表 2 毛細血管壁の透過性亢進をきたす原因

熱傷
ヒスタミン，活性酸素の関与
薬剤
インターロイキン 2 製剤
特発性全身性毛細血管漏出症候群
インターロイキン 2 受容体，単核球，キニン，単クローン性高 γ グロブリン血症の関与
成人型呼吸促迫症候群
インターロイキン 1，tumor necrosis factor，好中球の関与
糖尿病
advanced glycosylation end product の関与
るいそう（kwashiorkor 型栄養不良）
低アルブミン血症，ロイコトリエンの関与

7 リンパ管閉塞

リンパ管閉塞は浮腫の原因となりうるが，そのほとんどは癌治療として行われるリンパ節郭清によるものである．また，末期腎不全患者に報告されている原因不明の腹水貯留（nephrogenic ascites）の機序にリンパ管閉塞が関与するとされている[6]．

8 粘液水腫

甲状腺機能低下症は間質にアルブミンなど蛋白質の貯留をきたすことが知られている．この間質蛋白貯留は毛細血管壁の蛋白透過性亢進によるものと考えられる．通常は透過性亢進だけであれば，間質へ漏れ出た蛋白質はリンパ管を介して循環血漿へ戻るはずである．しかしながら，甲状腺機能低下症ではこのリンパ管機能が相対的に低下していること，および，蛋白質が間質ムコ多糖類と結合しておりリンパ管での回収が進まないこと，以上 2 つの機序にて浮腫を形成すると考えられている[7]．

9 浮腫抑制機序

浮腫形成時の抑制反応について以下にまとめた．

1） リンパ管を介した間質から循環血漿への体液移動は浮腫形成において抑制作用を有する[8]．たとえば，急性非代償性心不全における肺浮腫の病態について考えてみると，肺動脈毛細血管内圧が急速に上昇した場合，血管内から間質へ体液移動が急速に生じる．この体液移動がリンパ管によるドレナージの許容量を超えた場合，肺動脈毛細血管内圧が 18 mmHg 未満であっても肺浮腫をきたしうる．これに対して，慢性心不全では，リンパ管によるドレナージ機能が亢進しているため，肺動脈毛細血管内圧がより高値であっても，肺浮腫の増加を認めない．

2）毛細血管壁を介して毛細血管内から間質へ体液が移動した場合，間質の静水圧は上昇するため，毛細血管内-間質間の圧格差は小さくなり，毛細血管内から間質への体液移動の駆動力は減じる方向に向く．

3）毛細血管内から間質への体液移動とリンパ管による蛋白回収により間質の蛋白（アルブミン）濃度は低下する．その結果，間質の膠質浸透圧も低下する．たとえば，心不全患者において間質の膠質浸透圧は低く，血漿膠質浸透圧は比較的保たれていることが多い．よって，Starling の式における Δ 膠質浸透圧（$\Pi cap - \Pi if$）は大きくなり血管内-間質移動の推進力は小さくなるため，浮腫形成に対して抑制的に働くこととなる．

上記 3）の間質の膠質浸透圧のイメージは浮腫の形成機序を考える上で非常に重要である．たとえば，ネフローゼ症候群の場合，著明な低アルブミン血症をきたすため，血漿膠質浸透圧は著しく低下する．多少の時間差はあるものの間質の膠質浸透圧も低下するため，上記のとおり血管内-間質移動の推進力は小さくなり，浮腫を亢進させることはできない．つまり，ネフローゼ症候群における浮腫の形成機序は腎臓における水と Na 貯留が関与していると考えられる．

10 Na 貯留

浮腫を形成する病態において血管内容量の低下に対する代償機構として腎臓における Na 保持作用が起動する[9]．基本的に血管内容量は心拍出量と比例する．よって，心拍出量が低下した場合，腎臓は水と Na を貯留させ血管内容量を維持させようとする．しかしながら，組織還流量と心拍出量は必ずしも比例関係にない．末梢血管抵抗が低下した場合，心拍出量の多寡とは無関係に組織還流量は低下するためである．たとえば，動静脈瘻がある場合，動脈血の一部は毛細血管を通らずに瘻を介して直接静脈に還流する．この直接静脈へ還流した分だけ末梢組織の還流量が減る．そこで腎臓では水と Na を貯留させ，動静脈瘻を介し直接静脈に還流する量に相当する血管内容量あるいは心拍出量が増加し平衡状態に至るものと考えられている．

肝硬変患者において末梢に動静脈瘻が多数形成される．末梢血管抵抗は低下し，その結果血圧も低下する[10]．肝硬変患者では心拍出量は増加しているが，その一部は末梢組織の還流には寄与することなく，組織還流量は低下している．組織還流量が低下するため，レニン・アンジオテンシン，ノルエピネフリン，アルギニン・バソプレシンなどの体液調節因子が分泌促進され，血中レベルが高値となっている．これらの体液調節因子の作用によって腎臓での糸球体濾過率は減少し，尿細管での水やNaの再吸収は亢進し，水とNaの貯留が認められる[3]．

おわりに

これまで述べてきたとおり，浮腫とは多彩な原因とそれらに対する代償機構や神経体液性因子の変化，腎臓でのNa貯留亢進などさまざまなシステムの動きが重なり合った上での表現型である．浮腫形成に至る病態生理を可能な限り考えておくことは，有効で安全な治療方針を立てる上で特に大切である．

文献
1) Richard H Sterns, MD. Pathophysiology and etiology of edema in adults. UpToDate. http://www.uptodate.com/contents/pathophysiology-and-etiology-of-edema-in-adults?source=search_result&search=edema&selectedTitle=3%7E150
2) 堀　雄一，訳．浮腫と利尿薬の使用法．In：黒川　清，監訳．体液異常と腎臓の病態生理．東京：メディカル・サイエンス・インターナショナル．1996；p.69-74.
3) 木村玄次郎．浮腫の成因論と分類．日本臨牀．2005；63：11-6.
4) Renkin EM. B. W. Zweifach Award lecture. Regulation of the microcirculation. Microvasc Res. 1985；30：251-63.
5) Taylor AE. Capillary fluid filtration. Starling forces and lymph flow. Circ Res. 1981；49：557-75.
6) Hammond TC, Takiyyuddin MA. Nephrogenic ascites：a poorly understood syndrome. J Am Soc Nephrol. 1994；5：1173-7.
7) Parving HH, Hansen JM, Nielsen SL, et al. Mechanisms of edema formation in myxedema--increased protein extravasation and relatively slow lymphatic drainage. N Engl J Med. 1979；301：460-5.
8) Taylor AE. The lymphatic edema safety factor：the role of edema dependent lymphatic factors（EDLF）. Lymphology. 1990；23：111-23.
9) Schrier RW. Body fluid volume regulation in health and disease：a unifying hypothesis. Ann Intern Med. 1990；113：155-9.
10) Fernandez-Seara J, Prieto J, Quiroga J, et al. Systemic and regional hemodynamics in patients with liver cirrhosis and ascites with and without functional renal failure. Gastroenterology. 1989；97：1304-12.

（吉原史樹）

B なぜ浮腫がいけないのか？

はじめに

近年，心腎連関という概念が報告され，心疾患や腎疾患を単独でとらえるだけでなく，お互いに影響を及ぼす病態としてとらえる考え方が定着しつつある[1)]．心血管疾患は慢性腎臓病の経過中に高頻度に合併し生命予後に影響を及ぼす．一方，急性非代償性心不全の治療経過において，急性腎傷害が高頻度に合併し予後規定因子となる．この病態生理学的機序の1つとして，低心拍出量に伴う組織還流量の低下に対する代償機構として神経体液性因子が亢進し，時間経過とともにこれら神経体液性因子の亢進が腎傷害を促進させると説明されてきた．その後，うっ血とそれに伴う間質浮腫による腹腔内圧上昇が急性腎傷害の発症に関与することがわかってきた．元々，心不全患者が腹部症状を訴えることはまれではなく，脾静脈圧亢進や腹水貯留が原因とされてきた．本稿では，心腎連関の病態形成にうっ血や浮腫といった要素がどのように関与するかについて解説を試みた．

1 腹腔内循環

腹腔内臓器は腹腔動脈，上腸間膜動脈，下腸間膜動脈の3本の動脈によって血液が供給されており，前毛細血管括約筋で自動調整される血管抵抗によって各臓器の還流量が決められている．腹腔内臓器を還流した血液は，すべて静脈系（内臓容量血管）から門脈へ入り，肝静脈を経て下大静脈へ還流する．この経路を通る血液量は総血液量の25%を占めるとされ，心臓の前負荷を調節する重要な静脈系であると考えられている[2)]．つまり，動脈系の血流量が低下した場合，内臓容量血管を収縮させて前負荷を増やし，心拍出量を増加させる（図1）．心不全患者では，この代償機構が機能不全をきたし，内臓容量血管に血液が貯留（うっ血）し，有効な循環血液量が足りないというアンバランスに陥っていると考えられる．

splanchnic arterioles（内臓細動脈）：還流量低下（心不全時の変化，以下同様）

↓

splanchnic capacitance veins（内臓容量静脈）：elastic recoil および α 受容体を介した血管収縮

↓

portal vein（門脈）：α 受容体を介した血管収縮

↓

hepatic vein（肝静脈）：β_2 受容体を介した血管拡張

↓

inferior vena cava　下大静脈　上記機序にて還流量が増加

図 1●腹腔内臓器の循環系と心不全における変化

2 腹腔内リンパ流

Starling の式（第 1 章-A, p.2 参照）より，毛細血管壁を介して毛細血管内から間質に向かう体液移動が常に生じている．リンパ管はこの間質にもれ出た体液を循環血漿内へ戻す重要な役割を担っている．毛細血管と静脈の間には，動脈と毛細血管の間にあって毛細血管内圧を調節している括約筋構造がないため，静脈圧上昇は毛細血管内静水圧上昇を容易にきたし，Starling の式による血管内-間質移動を促進する方向へ働く．リンパ管によるドレナージが飽和すると間質蛋白の除去能が低下するため，間質は蛋白に富む浮腫をきたし，リンパ管は間質から圧迫され，さらにドレナージ機能が低下し，間質浮腫が促進されることとなる[3]．

3 腹腔内圧と心腎連関

腹腔内圧の上昇は内臓容量血管のうっ血および間質浮腫を反映し，急性腎傷害を含めた急性非代償性心不全における臓器合併症の発症機序の 1 つと考えられている．腹腔内圧は膀胱内留置カテーテルを圧トランスデューサーに接続すれば容易に測定することができ，健常者で 5〜7 mmHg とされる．心不全患者の 6 割程度に腹腔内圧上昇を認め，その一部の患者に明らかな腹水を認めるとされる．腹腔内圧が 12 mmHg 以上になると臓器障害の原因となるが，8〜12 mmHg の軽度上昇であっても急性腎傷害の発症に関与すると考えられている[4]．

心機能低下症例における糸球体濾過率の規定因子を検討した報告において，腎血流量と平均右房圧が独立関連因子であり，右房圧上昇に伴い糸球体濾過率が低下することが明らかとなった[5)]．この病態について以下の3つの機序が考えられている．第1に，静脈系のうっ血から腎間質の静水圧上昇をきたし，ボウマン嚢を外部から圧迫するためボウマン嚢内静水圧が上昇し，糸球体毛細血管内静水圧との間の圧格差が減少し，糸球体濾過の駆動力が低下すること．第2に，腎組織レニン・アンジオテンシン系や交感神経系の活性亢進に応じて糸球体濾過係数が変化して糸球体濾過量が減少すること．第3に，心腎連関に関与する代表的な体液因子の1つであるNa利尿ペプチドの腎における感受性が低下していることなどである．急性非代償性心不全の治療として利尿薬やNa利尿ペプチド製剤が用いられていることや，慢性心不全の治療としてレニン・アンジオテンシン抑制薬やβ遮断薬が用いられ，それらの有用性が報告されていることからも上記機序が関与していることが理解される．

4 心肝連関と肝腎連関

心不全患者において肝機能障害の合併は少なくない．肝うっ血が原因の1つと考えられており，胆道系酵素の上昇が肝障害の重症度を反映するとされる．肝循環における交感神経系受容体の分布をみると，内臓静脈から門脈はα受容体優位であり，肝静脈はβ_2受容体優位である．交感神経活性が亢進した場合，内臓静脈から門脈は収縮し，肝静脈は拡張する．よって，内臓静脈が容量血管として保持している血液が心臓に対して急速に前負荷亢進をもたらす．一方，門脈収縮による肝臓内門脈血流の低下は，肝求心性神経の活性亢進を介し，腎遠心性神経活性を亢進させ，腎臓におけるNa保持作用を促進させ，体液量増加をきたす．これらの肝循環の変化は循環血液量の増加と再分布を介して心機能低下時の代償機構の1つであるが，長期化によって心不全を増悪させる要因の1つとなっていると考えられる[6)]．

5 心不全患者の脾臓

解剖学的に脾静脈は上腸間膜静脈と合流して門脈を形成するため，肝循環調節に深く関与する．脾臓における毛細血管壁の蛋白透過性は非常に高く，脾静脈血と脾リンパ管液の蛋白濃度は同等レベルである[7)]．よって，脾臓の毛細血管内と間質との間に膠質浸透圧格差は生じないため，毛細血管内静水圧に依存して毛細血管–間質の体液移動が生じる．心不全の病態では，脾静脈圧上昇から毛細血管内静水圧上昇を介して毛細血管内から間質への体液移動が亢進するため，リンパ管によるドレナージ許容量を超えると脾臓の間質浮腫が形成される．事実，心不全患者において脾腫大はしばしば観察される．

6 腸管腎関連

腸由来の体液調節因子として guanylin と uroguanylin が知られている．guanylin と uroguanylin は腸クロム親和性細胞で産生され腸管腔へ分泌される．いずれの因子も腸管だけでなく腎臓においても Na^+ の細胞内取り込み機構へ作用し，体液調節因子として作用する[8]．第 1 に，いずれの因子も腸管上皮細胞の腸管腔側に分布する guanylate cyclase C（GC-C）受容体に結合し，伝達物質として cyclic guanosine monophosphate（cGMP）の細胞内濃度を上昇させる．cGMP は腸管上皮細胞の腸管腔側に分布する Na^+/H^+ exchanger（NHE）作用を抑制し，腸管上皮による Na^+ 取り込みを抑制する（図 2）．第 2 に，循環血液中に吸収された guanylin および uroguanylin は腎糸球体濾過を経て尿細管腔へ至り，まず近位尿細管細胞の尿細管腔側に分布する GC-C 受容体に結合し，細胞内 cGMP の濃度を上昇させ，NHE 作用や Na^+/K^+ ATPase 作用の抑制を介して Na^+ 再吸収を抑制する（図 3）．次に，guanylin および uroguanylin は，集合管細胞の管腔側に分布

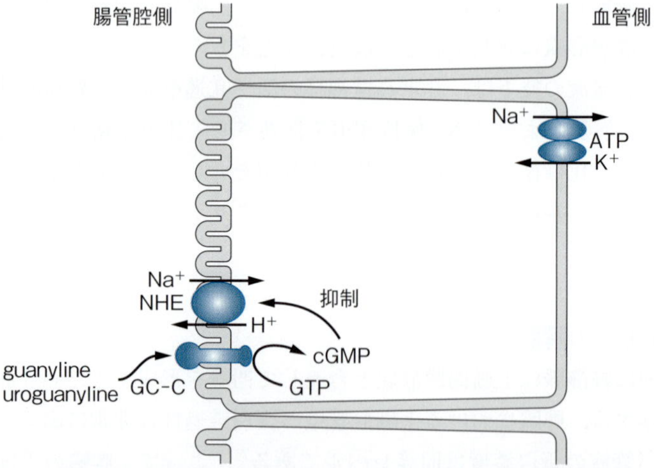

図 2 ● 腸管上皮における guanyline および uroguanyline の Na 取り込み抑制機序
（Sindić A, et al. J Am Soc Nephrol. 2006；17：607-16[8] より改変）

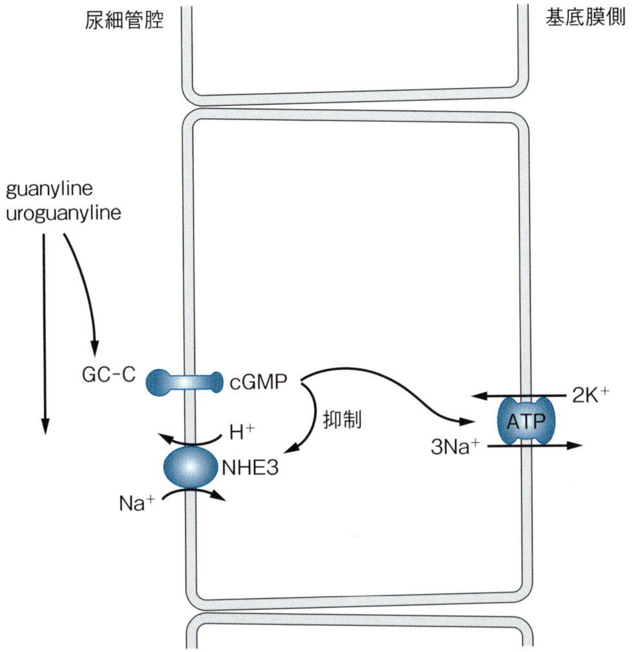

図 3 近位尿細管細胞における guanyline および uroguanyline の Na 取り込み抑制機序
（Sindić A, et al. J Am Soc Nephrol. 2006；17：607-16[8]より改変）

する phospholipase A_2（PLA_2）を活性化し，細胞内の arachidonic acid（AA）濃度を上昇させる．この AA は管腔側に分布する K^+ channel を抑制する．この K^+ channel は細胞内 K^+を尿細管腔へ排泄する機構の 1 つであるため，細胞内 K^+濃度は上昇し，細胞は脱分極し，詳細な機序は不明ながら Na 利尿を促進させることが知られている（図 4）．

心不全患者において尿中 uroguanylin の排泄量が増加していることや，血中の guanylin および uroguanylin の前駆体濃度が心不全の重症度に応じて上昇していることが知られており，内臓静脈うっ血や間質浮腫によってこれら腸管由来の体液調節因子の産生・分泌が促進されている可能性がある．さらにこれらの因子は心不全の病態に対して腸管自体や腎臓での代償作用として働いているものと考えられる．

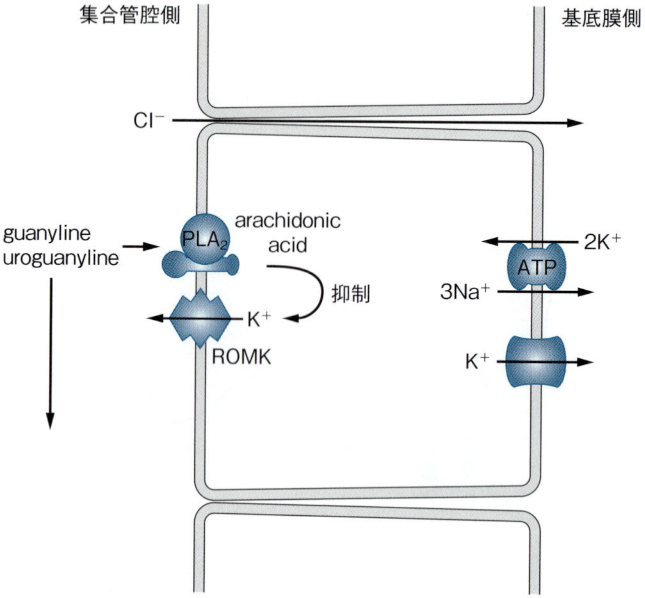

図 4 集合管細胞における guanyline および uroguanyline の Na 取り込み抑制機序
（Sindić A, et al. J Am Soc Nephrol. 2006；17：607-16[8]より改変）

7 腹腔内圧を標的とした心不全治療

心不全患者において腹水を伴う腹腔内圧上昇を認める場合，腹腔穿刺による腹水除去と腹腔内圧降下が腎機能を改善させる[9]．持続血液濾過および持続血液濾過透析などを用いて浮腫を形成している体液を取り除くことが心不全の治療効果をもたらすことも明らかである．しかしながら，中心静脈に留置カテーテルを挿入することに伴う合併症リスクと貯留した体液除去のメリットのバランスを考慮する必要が指摘されている[10]．腹膜透析による緩徐な除水が，症状の緩和，身体能力の改善，生活の質の向上，体液調節因子の安定などをもたらすこともわかってきた．今後，大規模臨床試験によるエビデンスの構築が期待されている．

文献
1）Ronco C, Haapio M, House AA, et al. Cardiorenal syndrome. J Am Coll Cardiol. 2008；52：1527-39.
2）Greenway CV, Lister GE. Capacitance effects and blood reservoir function in the splanchnic vascular bed during non-hypotensive haemorrhage and blood volume expansion in anaesthetized cats. J Physiol. 1974；237：279-94.

3) Aukland K, Reed RK. Interstitial-lymphatic mechanisms in the control of extracellular fluid volume. Physiol Rev. 1993; 73: 1-78.
4) Mullens W, Abrahams Z, Skouri HN, et al. Elevated intra-abdominal pressure in acute decompensated heart failure: a potential contributor to worsening renal function? J Am Coll Cardiol. 2008; 51: 300-6.
5) Damman K, Navis G, Smilde TD, et al. Decreased cardiac output, venous congestion and the association with renal impairment in patients with cardiac dysfunction. Eur J Heart Fail. 2007; 9: 872-8.
6) Ming Z, Smyth DD, Lautt WW. Decreases in portal flow trigger a hepatorenal reflex to inhibit renal sodium and water excretion in rats: role of adenosine. Hepatology. 2002; 35: 167-75.
7) Kaufman S, Deng Y. Splenic control of intravascular volume in the rat. J Physiol. 1993; 468: 557-65.
8) Sindić A, Schlatter E. Cellular effects of guanylin and uroguanylin. J Am Soc Nephrol. 2006; 17: 607-16.
9) Mullens W, Abrahams Z, Francis GS, et al. Prompt reduction in intra-abdominal pressure following large-volume mechanical fluid removal improves renal insufficiency in refractory decompensated heart failure. J Card Fail. 2008; 14: 508-14.
10) Bart BA, Goldsmith SR, Lee KL, et al. Ultrafiltration in decompensated heart failure with cardiorenal syndrome. N Engl J Med. 2012; 367: 2296-304.

〈吉原史樹〉

C なぜ浮腫が起こるか―腎臓の関与

はじめに

局所的な浮腫の場合を除き，浮腫が形成されるためには，水とNaの体内貯留が不可欠である．本稿では全身性浮腫をもたらす代表的病態であるネフローゼ症候群において，浮腫形成時にどのようなメカニズムが働いて水とNaの体内貯留が生じているのかを概説する．

1 神経体液性因子の変化

a）レニン・アンジオテンシン・アルドステロン系

ネフローゼ症候群の患者では，低アルブミン血症によって血管内から間質への体液移動が生じた結果，血管内容量の減少をきたしており，レニン・アンジオテンシン・アルドステロン系が活性化されていると考えられてきた．しかしながら，これまでの報告では血液量とレニン活性値の間に一定の関連性は得られていない．つまり，関係性なしとする報告[1)]と負の相関をもつとする報告[2)]に分かれる．また，高レニン活性値を伴ったネフローゼ症候群患者にアンジオテンシン変換酵素（ACE）阻害薬を投与しても，Naバランスを変化させることはできない．さらに，血中アルドステロン濃度と尿中Na排泄量との間にも負の相関をもつという報告[3)]と関連性はないとする報告[4)]があり，一定の関係性は得られていない．以上の結果より，ネフローゼ症候群の浮腫形成における水とNa貯留にレニン・アンジオテンシン・アルドステロン系が主たる役割を果たしているとは考えにくい．

b）交感神経系

腎交感神経活性の亢進は，輸入および輸出細動脈の血管抵抗を上昇させ，レニン・アンジオテンシン系を活性化する．同時にNa利尿ペプチドの感受性も低下させ，尿細管でのNa再吸収を促進させる．ネフローゼ症候群の動物モデルにおいて腎交感神経活性は亢進し，尿中Na排泄量は減少しているが，腎交感神経切除により尿中Na排泄量は増加する．よって，ネフローゼ症候群の浮腫形成における水とNa貯留に腎交感神経活性の亢進が関与するものと考えられる[5].

c) バソプレシン

ネフローゼ症候群患者の血中アルギニン・バソプレシン（AVP）レベルは高値であることが多い．アルブミン投与によってAVPレベルは低下するため，血管内の膠質浸透圧や容量の低下に対する代償機構としてAVPレベルが高値となったものと考えられる．ネフローゼ症候群の動物モデルにおいて下垂体のAVP mRNA発現が亢進しており，バソプレシンはネフローゼ症候群の自由水貯留に関与し，浮腫形成に促進的に働いていると考えられる[6].

d) 心房性Na利尿ペプチド

ネフローゼ症候群の病態において心房性Na利尿ペプチド（ANP）によるNa利尿反応が低下していることが知られている．ANPは心房壁の伸展刺激により心房壁から分泌され，腎において尿細管Na再吸収抑制と糸球体濾過亢進などの作用機序を介して尿中Na排泄を促進させる．ネフローゼ症候群の動物モデルに対してANPを投与するとコントロールに比べてNa利尿効果が減弱しているが，腎交感神経切除によりNa利尿効果は改善する．よって，このNa利尿効果減弱は腎交感神経活性亢進が一部関与するものと考えられる[7].

2 Na^+/K^+ATPaseと上皮型Naチャネル（epithelial sodium channel：ENaC）

ENaCは，集合管細胞の管腔側において管腔内Na^+を細胞内へ取り込むチャネルとして機能している．このENaCの開口と集合管細胞の基底膜側に存在するNa^+/K^+ATPase活性亢進が，ネフローゼ症候群におけるNa貯留に重要な役割を果たしていることが知られている．

ネフローゼ症候群の動物モデルにおいて，集合管のNa^+/K^+ATPase発現，同遺伝子発現，同活性などが亢進し，Na^+/K^+ATPase活性に応じて尿中Na排泄量が低下することが報告されている[8]．Na^+/K^+ATPaseによるNa排泄の調節はアルドステロン非依存性であるのに対し，ENaCはアルドステロン依存性にその発現が亢進し，Na再吸収を促進させ，尿中Na排泄を抑制する．ところが，ネフローゼ症候群モデルを作成する前に副腎切除にてアルドステロン上昇を抑制させると，ENaC発現の亢進は認められなくなるものの，尿中Na排泄は低下したままである．さらに，アルドステロン受容体拮抗薬の投与ではネフローゼ症候群の浮腫は抑制されない．以上より，ネフローゼ症候群の浮腫形成にはENaCよりもNa^+/K^+ATPase活性が重要であると考えられてきた．

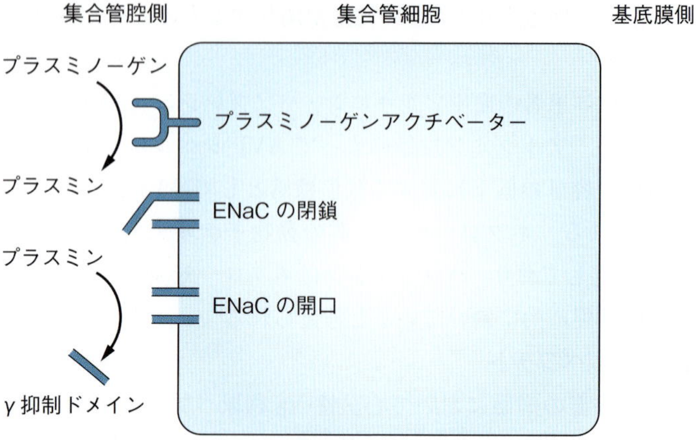

図 1● 集合管細胞 ENaC の開口機序

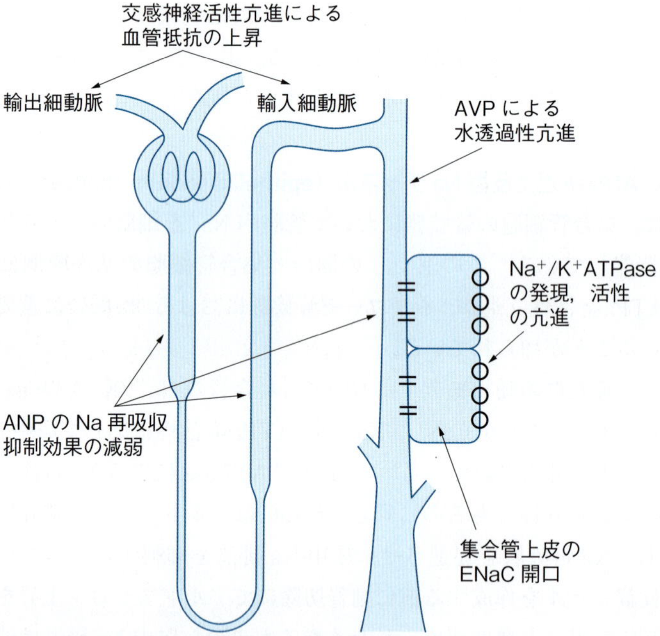

図 2● ネフローゼ症候群の Na 貯留機序

近年ENaCの構造解析が進み，ENaCのチャネル開口機序が明らかとなり[9]，ネフローゼ症候群における腎臓のNa貯留機序として改めてENaCが注目されている．ENaCはα，β，γの3つのサブユニットで構成されるが，αとγがチャネル機能の調節を行っている．γには抑制ドメイン構造があり，セリンプロテアーゼによってγ抑制ドメインが外れてチャネルが開口する．セリンプロテアーゼの1つであるプラスミンは健常者の尿には含まれないが，ネフローゼ症候群患者の尿中に存在し，ENaCを開口させる．さらに，プラスミノーゲンも同患者の尿中に存在し，腎臓内のプラスミノーゲンアクチベーターによりプラスミンに変換されることもわかってきた．つまり，糸球体毛細管壁を病的に透過したプラスミンやプラスミノーゲンが集合管へ到達し，管腔側より上皮細胞のENaCを活性化させNa貯留をきたすと考えられている（図1）[10]．よって，ネフローゼ症候群患者の浮腫をコントロールする場合，ループ利尿薬の単独投与よりもENaCの選択的阻害薬（アミロライド）を併用する方がコントロールしやすい可能性が高い．

以上のNa貯留機序について図2にまとめた．

おわりに

ネフローゼ症候群の浮腫形成において，新たに報告されたENaCを介する病態生理学的機序は非常に興味深い．ただし，集合管ENaCでのNa再吸収は尿細管全体では一部の機序にすぎない．よって，アミロライドを投与すれば直ちにネフローゼ症候群患者の浮腫や体液過剰をコントロールできるという単純なものではない．ネフローゼ症候群患者において，基礎腎疾患の病理診断をはじめ，血管透過性，血中アルブミンレベル，心機能，静脈還流，リンパ管機能など，腎臓でのNa貯留以外にも浮腫形成を修飾する因子は多彩である．患者個々において，これらの病態を整理し，適切な治療を選択する必要がある．腎臓でのNa貯留の病態を整理する上で本稿が少しでも参考になれば幸いである．

文献

1）Geers AB, Koomans HA, Roos JC, et al. Functional relationships in the nephrotic syndrome. Kidney Int. 1984; 26: 324-30.

2）Usberti M, Gazzotti RM, Poiesi C, et al. Considerations on the sodium retention in nephrotic syndrome. Am J Nephrol. 1995; 15: 38-47.

3）Vande Walle JG, Donckerwolcke RA, Koomans HA. Pathophysiology of edema formation in children with nephrotic syndrome not due to minimal change disease. J Am Soc Nephrol. 1999; 10: 323-31.

4）Bohlin AB, Berg U. Renal sodium handling in minimal change nephrotic syndrome.

Arch Dis Child. 1984; 59: 825-30.
5) Herman PJ, Sawin LL, DiBona GF. Role of renal nerves in renal sodium retention of nephrotic syndrome. Am J Physiol. 1989; 256: F823-9.
6) Pyo HJ, Summer SN, Niederberger M, et al. Arginine vasopressin gene expression in rats with puromycin-induced nephrotic syndrome. Am J Kidney Dis. 1995; 25: 58-62.
7) Koepke JP, DiBona GF. Blunted natriuresis to atrial natriuretic peptide in chronic sodium-retaining disorders. Am J Physiol. 1987; 252: F865-71.
8) Deschênes G, Doucet A. Collecting duct (Na+/K+)-ATPase activity is correlated with urinary sodium excretion in rat nephrotic syndromes. J Am Soc Nephrol. 2000; 11: 604-15.
9) Hughey RP, Carattino MD, Kleyman TR. Role of proteolysis in the activation of epithelial sodium channels. Curr Opin Nephrol Hypertens. 2007; 16: 444-50.
10) Svenningsen P, Bistrup C, Friis UG, et al. Plasmin in nephrotic urine activates the epithelial sodium channel. J Am Soc Nephrol. 2009; 20: 299-310.

（吉原史樹）

D なぜ浮腫が起こるか—心臓の関与

1 浮腫が発生するメカニズム

組織における体液移動は毛細血管を通して行われ（濾過），組織間質へ濾過された体液はリンパ系に吸収され，胸管を介して体循環に戻る．1日に産生されるリンパ液は4〜8L程度であることから，血漿は1日で1回は血管外を循環することになる．通常，血漿が毛細循環を1回通過する際に濾過される体液の比率（濾過率：filtration fraction）は心臓の高さで0.2〜0.3％程度であるが，立位時の下肢や仰臥位時の背部など重力のかかる部位では増加する．また臓器による差異もあり，糸球体毛細血管圧は高い（〜50 mmHg）ため濾過率が約20％と高値である．

浮腫は種々の原因でリンパ系に吸収される体液量を濾過量が上回った結果，組織間質に体液が過剰に貯留した状態である（図1）．浮腫が発生するメカニズム

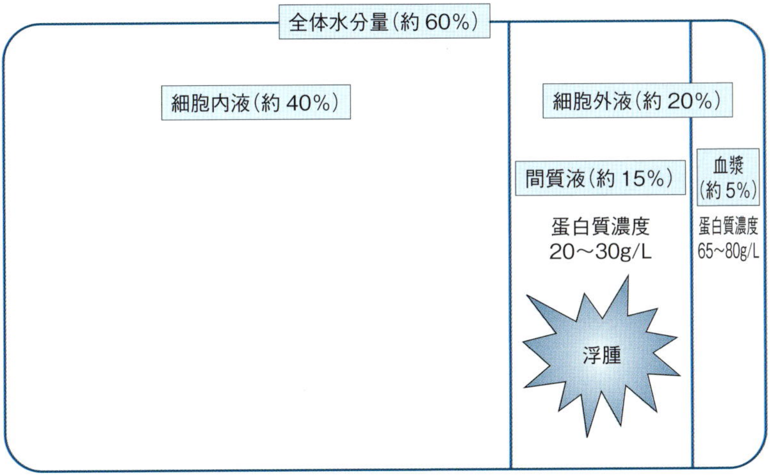

図1 体液区画

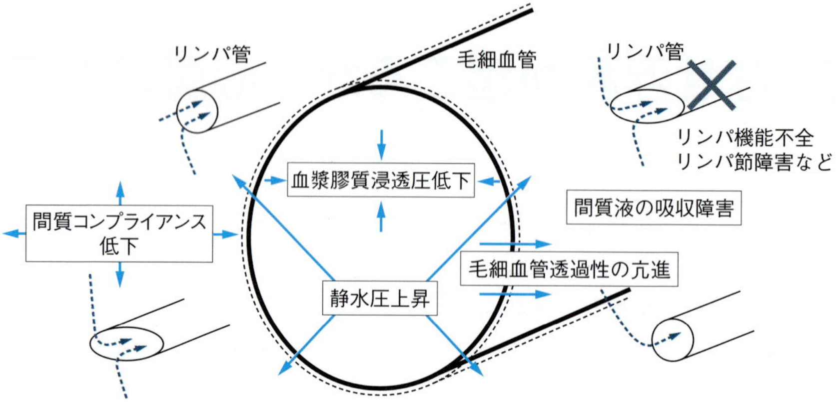

図2 浮腫が発生するメカニズム

表1 臨床的に浮腫を呈する病態

1．毛細血管内圧＞間質圧
　細胞外液量増加（心不全，過剰輸液）
　静脈閉塞（静脈血栓，静脈炎，腫瘍による圧迫）
　心臓より下方の組織など
2．毛細血管膠質浸透圧＜間質膠質浸透圧
　1）毛細血管膠質浸透圧が低下する場合
　　血漿アルブミン濃度の低下〔肝硬変，ネフローゼ症候群，低栄養，腸疾患（吸収不全と蛋白質喪失）〕など
　2）間質膠質浸透圧が増加する場合
　　間質へのムコ多糖の沈着（甲状腺機能低下症）など
3．リンパ機能不全
　リンパ節郭清（癌における外科手術）
　リンパ節障害（放射線治療）
　リンパ管閉塞（フィラリア症）など
4．毛細血管の透過性亢進
　熱傷，蜂窩織炎，じんま疹など

（図2）として，①毛細血管内圧（静水圧）の上昇，②血漿膠質浸透圧の低下，③毛細血管透過性の亢進，④組織間質およびリンパ機能不全，⑤間質コンプライアンスの低下などが存在し，臨床的には表1に示すような病態が考えられる．心臓の関与により浮腫が発生する場合，毛細血管内圧（静水圧）の上昇が主要因であり，通常は圧迫解除後に圧痕が残る圧痕性浮腫（pitting edema）となる．毛細血管内圧は動脈圧と静脈圧の間の値をとるが，動脈圧に比し静脈圧の影響を受けや

すい（約4倍）ため，動脈圧が高くても浮腫は生じにくいが，静脈圧が高いと濾過量が増加するため浮腫が生じやすい．

2 心不全で浮腫が発生するメカニズム

心不全で心拍出量が低下すると，大動脈弓部，頸動脈，腎輸入細動脈および心臓などに存在する体液量感知機構で有効循環血液量の減少として感知され，交感神経抑制が低下することで刺激中枢からの交感神経活性が亢進することにより，交感神経系でのノルアドレナリン分泌が増加する．ノルアドレナリン分泌の増加による反応で，全身では血管が収縮し，腎臓では腎血管収縮やレニン・アンジオテンシン・アルドステロン系（renin-angiotensin-aldosterone system：RAAS）亢進により Na 排泄が低下する．Na 貯留に伴い水の再吸収も増加するため，血漿膠質浸透圧が低下する．さらに，有効循環血液量減少やアンジオテンシンⅡレベルの上昇はバソプレシン分泌を亢進させ，バソプレシン受容体である V_{1a}受容体を介して血管が収縮し，腎の集合尿細管に存在する V_2受容体を介した水の再吸収

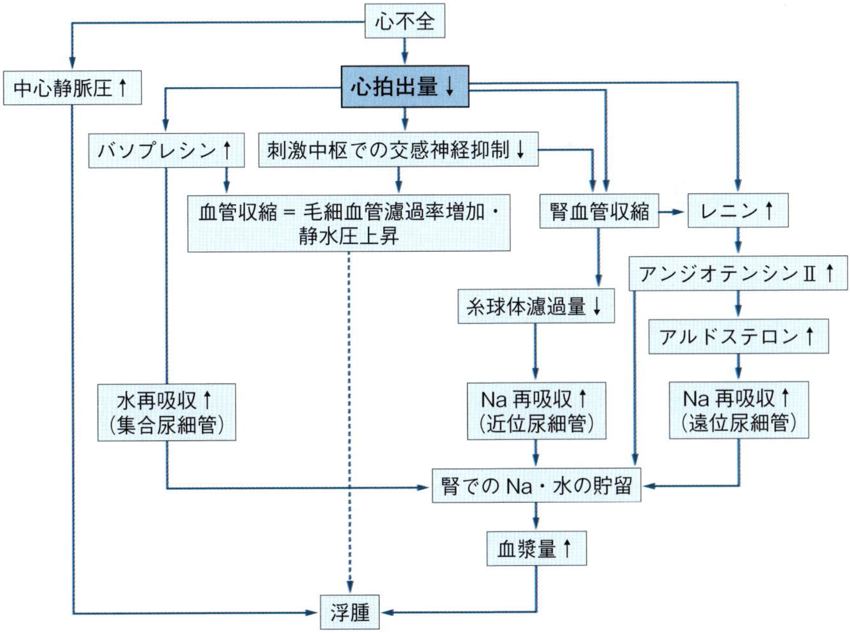

図3 心不全で浮腫が発生するメカニズム

亢進によるさらなる血漿膠質浸透圧の低下により，末梢組織では毛細血管濾過量が増加するために細胞外液量が増加して浮腫が増悪する（図3）．

3 心不全における体液貯留

心不全は，「心臓のポンプ機能の低下により，全身の臓器の需要に見合うだけの血液が拍出できない状態」であり，心臓内圧の上昇や臓器うっ血による呼吸苦，息切れ，体重増加，浮腫などさまざまな症状を呈する．心不全による症状は，①臓器灌流低下，②血管および臓器うっ血，③浮腫に大別できる．また，左心不全と右心不全では症状が異なり，実際には両者が程度の差はあるものの合併することが多い．体液貯留についても左心不全と右心不全では症状が発現する臓器や病態が異なる[1]．

a）肺うっ血・肺水腫

血漿には65～80 g/Lの蛋白質が含まれているが，間質の蛋白質濃度の平均は20～30 g/L程度と低めである一方，肺のリンパ液の蛋白質濃度は40～50 g/Lとやや高いため，肺間質の膠質浸透圧は他臓器に比し高い[2]．また，肺の毛細血管は他臓器の毛細血管に比べて浸透性が低いため，肺胞内に体液が浸潤しにくく効率よくガス交換が維持される仕組みになっている．ところが左心不全の状態では，左房圧の上昇により肺うっ血が生じ，肺のコンプライアンスが低下することで呼吸困難感が出現する．さらに肺静脈圧・毛細血管圧が上昇することで間質に濾過された体液がリンパ系による吸収を凌駕するようになると肺胞内に体液が浸潤して肺水腫を呈するようになる．合併する右心不全による中心静脈圧の上昇は，リンパ系による体液吸収を阻害することで肺うっ血や肺水腫が増悪する．これらの変化は比較的短時間で進行し，呼吸苦が出現するようになり，さらに増悪すると起座呼吸となり，全身の浮腫を伴わない場合もある．急性冠症候群，重症高血圧，心房細動発作や突然発症する僧帽弁閉鎖不全が原因となることが多い．肺炎，外傷や毒物などによる肺毛細血管の透過性亢進や塩分摂取過多でも肺水腫を呈する場合がある．また心不全患者では睡眠時呼吸障害（sleep-disordered breathing：SDB）の有病率が高いことが知られているが[3]，気道閉塞により肺胞が陰圧になることで肺間質液が肺胞内に浸潤しやすくなると考えられている．一方，持続的な左房圧の上昇を認める慢性心不全患者（とくに僧帽弁狭窄症）では，リンパ系による体液の吸収の亢進と肺胞毛細管膜（alveolar-capillary membrane）の肥厚による透過性の低下などにより，左房圧が高値であるにもかかわらず肺水腫を呈さない場合がある.

b）末梢浮腫

前述のように心不全では，RAAS 亢進やバソプレシン分泌増加などによる水とNa の再吸収亢進により血管内容量が増加して静水圧が上昇する．静水圧が血漿膠質浸透圧を上回るようになると組織間質への体液移動が増加するが，リンパ系による吸収の増加により平衡状態が保たれる．しかし，移動した体液がリンパ系による吸収を凌駕するようになると全身に浮腫が認められるようになる．右心不全でも右房圧の上昇により静水圧が上昇する．心不全による浮腫は，皮下組織（末梢浮腫）に認め pitting edema を呈することが多いが，体液量がさらに多くなると胸水（胸膜腔），腹水（腹腔）や心嚢液（心膜腔）貯留が認められるようになる.

4 心不全で浮腫軽減に作用するメカニズム（Na 利尿ペプチド系）

心不全で心拍出量が低下すると，交感神経，RAAS が活性化され，血管収縮やNa・水貯留が惹起され，血圧を維持するための代償機転が作動する．その一方で，Na 利尿ペプチドの産生および分泌も増加し，活性化した交感神経や RAAS に拮抗する.

Na 利尿ペプチドには，心房性 Na 利尿ペプチド（atrial natriuretic peptide：ANP），脳性 Na 利尿ペプチド（brain natriuretic peptide：BNP）および C 型 Na 利尿ペプチド（C-type natriuretic peptide：CNP）に大別され，これらの中で心血管系に作用するものは ANP と BNP である．ANP は主に心房で合成・貯蔵され，心房の伸展刺激により分泌され，BNP は主に心室で合成され，心室伸展刺激や圧負荷により分泌される．ANP と BNP はグアニル酸シクラーゼ（guanylyl cyclase：GC）活性を有する機能的受容体（guanylyl cyclase-A/natriuretic peptide receptor-A：GC-A/NPRA）に結合し，cyclic GMP 産生を介してプロテインキナーゼ G（protein kinase G：PKG）を活性化させることで細胞内 Ca 濃度の増加を抑制して Ca 依存性に作用を発揮する．また，ミオシン軽鎖ホスファターゼ（myosin light chain phosphatase）を脱リン酸化させ，Ca 非依存性に血管を拡張させる．GC-A 受容体は，血管平滑筋，腎尿細管上皮，心筋に存在し，ANP と BNP はそれぞれ血管拡張，Na 再吸収抑制に働く．そのほかにも，心不全で亢進した交感神経系および RAAS 抑制作用などにより心筋リモデリング・線維化抑制に作用することが知られている.

文献

1) Clark AL, Cleland JG. Causes and treatment of oedema in patients with heart failure. Nat Rev Cardiol. 2013; 10: 156–70.
2) Noddeland H, Omvik P, Lund-Johansen P, et al. Interstitial colloid osmotic and hydrostatic pressures in human subcutaneous tissue during early stages of heart failure. Clin Physiol. 1984; 4: 283–97.
3) Oldenburg O, Lamp B, Faber L, et al. Sleep-disordered breathing in patients with symptomatic heart failure: a contemporary study of prevalence in and characteristics of 700 patients. Eur J Heart Fail. 2007; 9: 251–7.

（浅沼博司，北風政史）

E なぜ浮腫が起こるか—肝臓の関与

非代償性肝硬変では体液貯留傾向にあるが，併存する門脈圧亢進症のために貯留した余分な水分はまず腹水として腹腔内に貯留する．著明な低アルブミン血症のために下腿浮腫を呈する患者も多いが，腹水を伴わない浮腫はほとんどみられない．また，肝硬変では腹水が右胸腔に移行して片側性の胸水を呈することがある．

1 肝硬変における浮腫の発現機序

肝硬変における腹水の発現には種々の因子が関与するが，これらは全身循環因子，腎性因子，肝性因子に大別される．肝硬変では腹部内臓動脈が拡張する．心拍出量，循環血液量は増加するが，これは血管抵抗の低下および皮膚，筋肉，諸臓器における細動脈拡張と動静脈吻合のためであって，血液の多くはこれらの部分に奪われ，有効循環血液量はむしろ減少している（全身循環因子）．これが左心室，動脈弓，頸動脈洞，腎輸入細動脈などの圧受容体を刺激し，交感神経系，レニン・アンジオテンシン系，バソプレシン（抗利尿ホルモン：ADH）などの血管作動性因子が増加し，血圧が維持されるとともに尿細管でのNa・水再吸収が亢進する[1]．これら血管収縮物質の増加により腎皮質動脈が攣縮し，腎血管抵抗の増加および腎内血流分布の偏位（皮質から髄質への移動）とともに腎血流量は低下する（腎性因子）．また肝静脈枝，肝内門脈枝の圧迫により類洞内静水圧，門脈圧が上昇するが，これらが肝リンパ生成の亢進と腹腔内門脈末梢枝の透過性亢進を招き，低アルブミン血症による血漿膠質浸透圧の低下と相まって腹水発現につながる（肝性因子）．このようにして生じた腹水が腹腔リンパ管や腹膜の吸収能を上回ると余剰分が腹水として腹腔内に貯留する．さらに腹腔リンパ管や腹膜表面が炎症，感染，線維化，機械的変化などにより傷害されると正常な吸収能が損なわれ，大量の難治性腹水を招く[2]．進行した肝硬変では血管拡張性のNa・水排泄因子として一酸化窒素（NO），アドレノメデュリン，心房性Na利尿ペプチド，プロスタグランジン（PG）E_2，プロスタサイクリン（PGI_2）などが増加しているが，一方で血管収縮性のNa・水貯留因子であるレニン・アンジオテンシン系，交感神経系，エンドトキシン，エンドセリン，バソプレシンなども過剰な状態にある．これらの均衡のもとに腎機能はかろうじて維持されているが，全体としてはNa・水貯留因子が優勢な状態となり，これらが浮腫や腹水の発現や持続を助長する要因となる[3]．進行した肝硬変では肝でのアルブミン産生低下のために低アルブミン血症をきたす．アルブミンは血漿膠質浸透圧を維持するために重要で，血清アルブミンが2 g/dL未満になると腹腔内血管のみならず全身の血管から血液成分が血管外に漏出しやすくなり，浮腫を生じる．

ところで肝性胸水は横隔膜腱部に存在する穴やブレープの破裂部から，陰圧の右胸腔内に腹水が流入して生じるもので，腹水が存在せずに右側胸水のみを呈する例も存在するので注意が必要である．

一般に肝硬変では腹水を伴わない浮腫はほとんどみられない．とくに下腿浮腫が目立つ場合は肝硬変より肝部下大静脈の圧迫や閉塞によるBudd-Chiari症候群を考える．

2 肝硬変の腹水発現に関する仮説

肝硬変における腹水の成因に関しては従来よりunderfilling説[4,5]とoverflow説[6]の2つの仮説が提唱されてきた．両説の最大の相違点は，腎でのNa貯留が腹水生成に先行するか否かにあり，underfilling説[4,5]では，Na貯留は腹水ならびに循環血液量の減少（vascular underfilling）に基づく二次的な現象とされている．すなわち，肝病変の進行とともに肝静脈流出障害が起こり，類洞内静水圧の上昇，肝リンパ生成の増加を招く．リンパ生成量がリンパ管系への流入量を上回ると，余剰分が腹水として貯留する．この結果，有効循環血液量が減少し，これが神経・体液性因子を介して尿細管でのNaならびに水貯留に働くとする．これに対し，overflow説[6]は，まず腎での水・Na再吸収が亢進し，そのために循環血液量が増加し，肝静脈流出障害と相まって増加した血漿が腹水としてあふれ出るとしており，肝内圧の上昇によるhepato-glomerular sympathetic reflexが水・Na再吸収亢進の刺激になるとされる．

Underfillingを引き起こす原因は腹水貯留そのものではなく，末梢血管の拡張による循環血液量と全身の血管床との不均衡であるとしているのが第3の仮説として最も有力視されている末梢動脈拡張説（peripheral arterial vasodilation

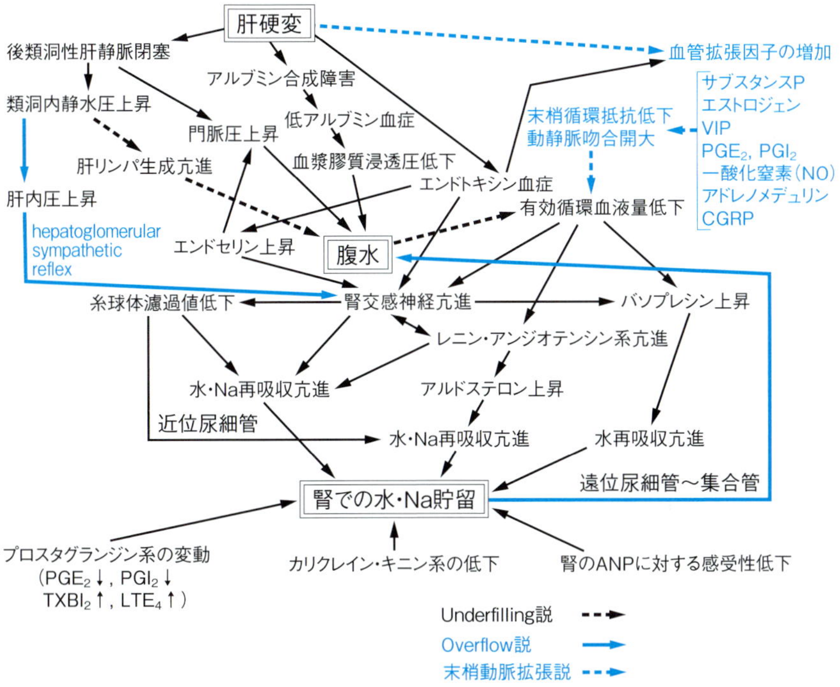

図 1 ● 肝硬変における腹水発現機序

VIP: vasoactive intestinal peptide, CGRP: calcitonin generelated peptide
PG: prostaglandin, TX: thromboxane, LT: leucotriene
(福井 博. 腹水. In: 井廻道夫, 日比紀文, 編. 消化器内科学テキスト, 東京: 中外医学社; 2006. p.66 より, 一部改変)

hypothesis: revised underfilling theory)[7]である. ここでは有効循環血液量の減少が腎での Na・水の貯留刺激となる点は underfilling 説とかわらないが, 末梢動脈拡張が Na・水排泄障害の引き金になるとしている点に特徴がある. すなわち, 末梢血管拡張により, 循環血液量と全身の血管床との不均衡が生じる結果, 有効循環血液量が相対的に減少し, これが左心室, 動脈弓, 頸動脈洞, 腎輸入細動脈などの圧受容体を刺激し, 神経体液性因子の代償反応 (腎での Na・水の貯留) を惹起するとしている. 肝硬変における腹水の発現機序について図 1 にまとめる. 実際の腹水症例の背景はさまざまであり, これらの要因が複雑に混ざり合っていると考えられる.

3 主なNa貯留因子と水貯留因子の動態

Na貯留因子としてはレニン・アンジオテンシン・アルドステロン（RAA）系と交感神経系の関与が大きく，肝硬変ではともに亢進して，Na排泄抑制，血管収縮を増強し合う．アンジオテンシンⅡは口渇感を刺激するとともに，副腎皮質のアルドステロン分泌，下垂体後葉のバソプレシン分泌を促進し，体液貯留に中心的な役割を果たす[2]．一方，交感神経系もα受容体を介して直接Na再吸収を増加させるという事実が判明し，初期のNa貯留因子としてRAA系と交感神経系のいずれがより重要であるかという議論が重ねられている．

水排泄の指標となる自由水クリアランスは代償期の肝硬変でも低下しており，肝硬変の進行とともに水排泄障害が顕著になる[9]．水排泄障害の原因はいまだ明らかでないが，糸球体濾過値（GFR）の減少あるいは近位尿細管におけるNa再吸収亢進のため，ヘンレ上行脚および集合管に到達する糸球体濾過液が減少し，自由水の産生が低下すると考えられる．加えてより低い浸透圧でのバソプレシンの分泌亢進が指摘されている．バソプレシンは腎集合管においてV_2受容体とaquaporin水チャンネル（AQP）を動かして水再吸収を促進させ，希釈性低Na血症の主因をなすと考えられている．V_2受容体拮抗薬の開発がこの問題の解決につながることが期待される[10]．

文献
1）福井　博．肝硬変腹水の病態と治療—最近の進歩—．肝臓．1999；40：113-27.
2）Moore CM, Van Thiel DH. Cirrhotic ascites review：Pathophysiology, diagnosis and management. World J Hepatol. 2013；5：251-63.
3）Sola E, Gines P. Renal and circulatory dysfunction in cirrhosis：current management and future perspectives. J Hepatol. 2010；53：1135-45.
4）Witte MH, Witte CL, Dumont AE. Progress in liver disease：physiological factors involved in the causation of cirrhotic ascites. Gastroenterology. 1971；61：742-50.
5）Witte CL, Witte MH, Dumont AE. Lymph imbalance in the genesis and perpetuation of the ascites syndrome in hepatic cirrhosis. Gastroenterology. 1980；78：1059-68.
6）Lieberman FL, Ito S, Reynolds TB. Effective plasma volume in cirrhosis with ascites. Evidence that a decreased value does not account for renal sodium retention, a sponteneous reduction in glomerular filtration rate（GFR）, and a fall in GFR during drug-induced diuresis. J Clin Invest. 1969；48：975-81.
7）Schrier RW, Arroyo V, Bernardi M, et al. Peripheral arterial vasodilation hypothesis：a proposal for the initiation of renal sodium and water retention in cirrhosis. Hepatology. 1988；8：1151-7.
8）Moore CM, Van Thiel DH. Cirrhotic ascites review：Pathophysiology, diagnosis and management. World J Hepatol. 2013；5：251-63.
9）Uemura M, Tsujii T, Kikuchi E, et al. Increased plasma levels of substance P and

disturbed water excretion in patients with liver cirrhosis. Scand J Gastroenterol. 1998; 33: 860-6.
10) Cardenas A, Gines P, Marotta P, et al. Tolvaptan, an oral vasopressin antagonist, in the treatment of hyponatremia in cirrhosis. J Hepatol. 2012; 56: 571-8.

（福井　博）

F なぜ浮腫が起こるか —末梢血管・リンパ管の関与

1 浮腫の病態生理

浮腫（むくみ：edema）の確認は，まず腫れていること（腫脹）を視診で確認し，ついで触診で「皮膚をつまみ上げられるかどうか：浮腫ではつまみにくい」と「圧迫痕」の有無から「浮腫」の判定ができる[1-3]．

浮腫とは，「間質液の過度の増加」，すなわち組織間（主に皮下）に，貯留する体液（一部に，蛋白なども含む）が過度に増加して腫れている（腫脹している）状態をいう．ちなみに，生体内を循環する体液はその存在部位により，組織間では間質液・組織液，血管内では血液，血漿，血清，リンパ管内ではリンパ液などと称されるように，呼称やその成分も異なる．

間質液の過度の貯留は，毛細血管内の微小循環障害によって生じる（図1）．微小循環では，毛細血管内での「静水圧」と「膠質浸透圧」によって「間質液の漏

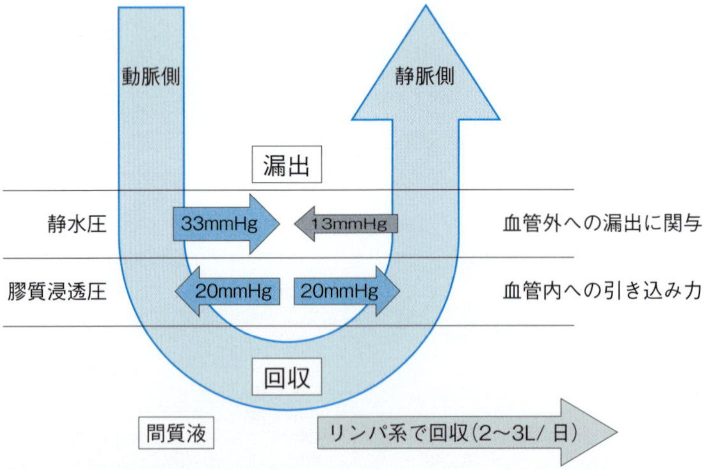

図1●毛細血管での微小循環

表 1 浮腫の原因

1．間質液の供給異常
　a）平均毛細血管圧上昇（炎症性充血，静脈圧上昇）
　b）膠質浸透圧の低下（アルブミン低下をきたす肝硬変，ネフローゼなど）
　c）血管透過性の亢進（アルブミン漏出をきたす火傷，炎症など）
2．間質液の回収異常
　a）平均毛細血管圧上昇（静脈圧上昇：心不全，深部静脈血栓症）
　b）膠質浸透圧の低下（アルブミン低下）
　c）リンパ管系の機能異常（フィラリア，リンパ行性癌転移）
　d）リンパ管系の形態異常（一次，二次性リンパ浮腫）
3．組織コンプライアンスの異常（組織の脆弱性）

出と回収のバランス」が保たれており，一部（約 10%）の間質液はリンパ系でも回収されて，そのバランスに寄与している．この微小循環系での間質液の供給と回収に障害が生じると「間質液が過度に貯留」し，浮腫が発生する（表 1）．病態生理からみると，①毛細血管圧の上昇と，②膠質浸透圧の低下によって「供給の増加と回収の低下」が起こり浮腫が生じ，③血管透過性の亢進では「供給の増加」により，④リンパ管系の異常では「回収の低下」により浮腫が起こる．また，忘れがちなのが組織コンプライアンスで，低下（組織が粗となり，柔らかくなる）すると間質液が貯溜しやすくなり浮腫が生じる．

2 浮腫をきたす疾患と病態

浮腫をきたす疾患には，「全身性疾患」と「局所性疾患」がある[1-3]（表 2）．

全身性疾患に伴う浮腫は，心疾患（心不全），肝疾患（肝不全），腎疾患（ネフ

表 2 浮腫の鑑別診断

1．全身性浮腫
　心疾患（心不全など）
　腎疾患（ネフローゼ症候群など）
　肝疾患（肝硬変など）
　内分泌性：甲状腺機能低下，クッシング症候群など
　薬剤性：甘草，エストロゲン，チアゾリジン誘導体，Ca 拮抗薬など
　その他：廃用性，月経前，蛋白漏出性腸疾患，血管炎
2．局所性浮腫
　静脈性：深部静脈血栓症，血栓後症候群，静脈瘤，血管奇形
　リンパ性
　炎症性：感染やアレルギーに伴う
　血管神経性（angioneurotic edema）：血管性浮腫（クインケ浮腫）

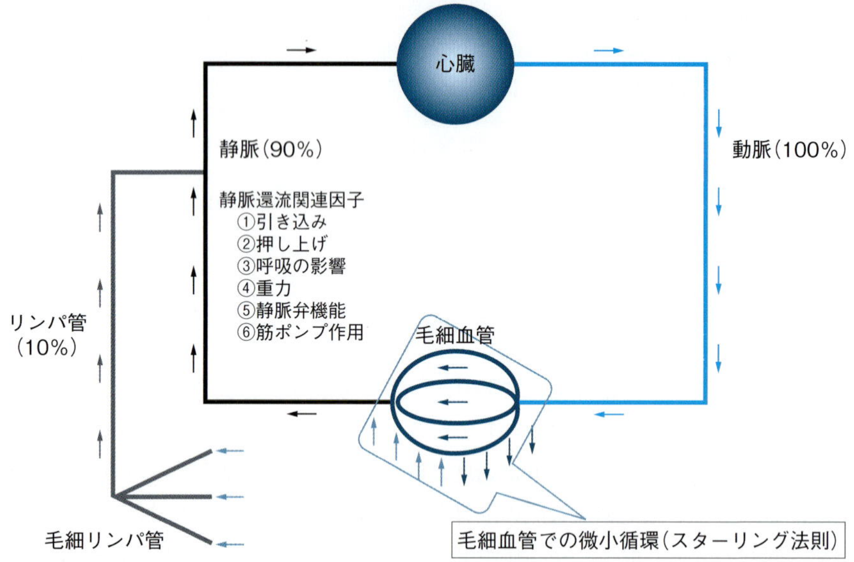

図 2● 脈管系の末梢循環

ローゼ症候群,糸球体腎炎など),内分泌疾患(甲状腺機能低下症など),薬剤性,廃用性などがある.別項でも述べられているように,心不全などによる浮腫や,肝不全やネフローゼ症候群などの低蛋白血症に伴って生じる浮腫は,主に過剰となったり血管内へ保持できない水分が血管外へ漏出した結果生じたものである.

局所性浮腫には,静脈性浮腫(phlebedema),リンパ浮腫(lymphedema),アレルギー性などがある.静脈性浮腫には,深部静脈血栓症(DVT)などによる腫脹・浮腫と,静脈瘤などの静脈還流不全による浮腫などがある.DVT では「還流路の途絶」に伴う「うっ血」によって腫脹を生じるが,静脈瘤では静脈の「逆流」に伴う「うっ血」で浮腫をきたし,多くは色素沈着も伴う.さらに重度となると下腿部に潰瘍をきたし,リンパのうっ滞も合併して両者が混在してくる.

3 浮腫と末梢循環系

本稿では局所性の静脈・リンパ管系に由来する浮腫について概説する.

血液が循環する血管(動脈と静脈)にリンパ系が加わり,脈管系の末梢循環が成り立っている(図 2).心臓から臓器まで酸素や栄養を運ぶ経路=「動脈」,臓器から炭酸ガスや老廃物を心臓まで運ぶ経路=「静脈」であるが,リンパ管も静脈に

JCOPY 498-11702

還流しえなかった間質液を両鎖骨下静脈角（下半身と左上半身は左，右上半身のみ右静脈角へ注ぐ）まで還流する経路で，静脈とリンパ系とが還流系を担っている．浮腫は，これら循環系の還流障害によっても生じる．

4 静脈循環：静脈弁と筋ポンプ

まず，静脈還流は，①心臓が静脈の血液を吸引する作用（わずか），②動脈が「押し上げる力」，③呼吸による胸腔内圧および腹腔内圧の変動に伴う還流，そして，④「重力」（大きく関与）により影響される．たとえば心臓より高所の静脈内血液は，重力により還流しやすいが，心臓より低い所の血液は，重力に抗した還流力が必要となる．すなわち，頸静脈での壁にかかる圧力（静脈圧）は 0 mmHg だが，下大静脈で 20，大腿静脈は 40，足部の静脈では 90 mmHg の静脈圧がかかり，血液をうっ滞させる（うっ血）．うっ滞した血液を循環させるには，それに抗した心臓方向へと還流する圧が必要となる．

ここで関連するのが，⑤静脈内の「弁機能」と，⑥ふくらはぎ（下腿筋）の「筋ポンプ作用」である．静脈には，筋肉外側，体表面近くにある「表在静脈」と，体の深部にある「深部静脈」とがあり，両者は交通枝静脈で交通している．そして静脈内に静脈弁（足先に向かうほど数が増える）があり，弁は一方向性で，「末梢側から心臓」の方向へ，または「表在から深部」方向へと血液が流れるような構造・機能をもっている．そして筋ポンプ作用とは，ふくらはぎの筋肉内にある静脈群内に貯留している血液を収縮(筋肉内から心臓方向へ血液が押し出される)と弛緩（周辺から筋肉内へと血液が流入する）に伴って駆出入させる作用のことである．加えて，静脈弁が働いて静脈内の血液の流れる方向を調節し，血液を心臓へ還流することによって静脈にかかる圧力（静脈圧）を下げるように働いている．このように，静脈弁，筋ポンプ作用などの機能が相補的な役割を担って血液を還流させている．

そこで，(a) 弁が壊れたり弁機能が悪くなったり，(b) 筋肉ポンプ作用の低下，長期間の下垂位，さらに，(c) 静脈の壁が脆弱化したりすると，血液が逆流して静脈内に溜まりやすくなり静脈圧も高くなる．静脈壁が脆弱化したところでは，高い静脈圧によって静脈が伸びたり，屈曲したり，膨れたりして「静脈瘤」（一次性）を形成し，さらに浮腫の原因となる．加えて，表層の表在静脈を支えている組織が脆弱化（組織コンプライアンスの低下：高齢者に高頻度）すると，さらに静脈瘤ができやすくなり，「逆流と拡張」の悪循環に陥り慢性的な浮腫の原因となる．

5 深部静脈血栓症による浮腫

DVT では血液の還流を担っている深部静脈内に血栓が生じるため，その部位から末梢の還流が阻害されて，うっ血（静脈圧上昇）により腫脹，浮腫が生じる．炎症も伴うと弁が破壊されて血液逆流の原因となり，その結果として浮腫は増悪する．DVT では，皮下のみの液貯留ではなく，筋肉内の腫脹など下肢全体が腫れる（腫脹する）ことが特徴で，腫脹に伴い筋肉の緊満感や疼痛を生じ，「圧痛」（Homans 徴候）や色調異常（チアノーゼなど）も認められる．

次いで，DVT 治療後に生じる血栓後症候群（postthrombotic syndrome）でも浮腫をきたす．本症候群は血栓後遺症や慢性静脈還流不全（chronic venous insufficiency: CVI）とも称され，高度の静脈逆流により皮下浮腫と静脈瘤（二次性）や色素沈着を特徴とする．

6 リンパ系由来の浮腫

リンパ系は，リンパ液（リンパ管に流れ込んだ体液）を運搬するネットワークで，①組織から間質液（蛋白質も含む）を取り除く働き（浮腫と関連する），②吸収された脂肪酸と脂質を乳糜（にゅうび）として，循環系まで運ぶ経路（胸管）としての働き，そして，③単球や抗体産生細胞などのリンパ球をはじめとする免疫細胞を産生する働き（胸腺が働く）などが知られている．

リンパ系の形成不全，リンパ節郭清，感染，外傷などが原因で，リンパ路の還流障害をきたすと，リンパ管の拡張とリンパ液の貯留による「リンパ浮腫」が生じる．その他には，局所産生量の増加による浮腫もある（炎症など）．

リンパ浮腫は，リンパ系の障害の原因によって，「一次性」（原発性：リンパ系構成要素の疾病または異常による）と「二次性」（続発性：リンパ節郭清を伴う悪性腫瘍手術や放射線治療，その他に外傷などによりリンパ系輸送システムに異常が発生して発症）とに分けられている．

文献

1) 松尾　汎．浮腫の診療：概論　In：松尾　汎，編．むくみの診かた―症例で読み解く浮腫診療．東京：文光堂；2010．p.1-9．
2) 松尾　汎．静脈疾患：左下肢腫脹を訴える 40 歳女性．In：松尾　汎，編．むくみの診かた―症例で読み解く浮腫診療．東京：文光堂；2010．p.46-51．
3) 松尾　汎．むくみと腫れの違いと診療の基本を押さえておこう．In：Jmed27：患者さんのむくみ，ちゃんと診ていますか？　東京：日本医事新報社；2013．p.1-8．

（松尾　汎）

A フロセミド

はじめに

1957年にサイアザイド系利尿薬がはじめて開発され，その開発研究の中から1962年にスルファモイル安息香酸誘導体であるフロセミド（furosemide）がはじめてつくられた．1964年にサイアザイド系利尿薬とは異なる作用機序[1)]の薬剤として認められた．ちなみに1978年にはトラセミド（torasemide），アゾセミド（azosemide）が開発された．図1で示すようにNa^+再吸収の内訳は近位尿細管

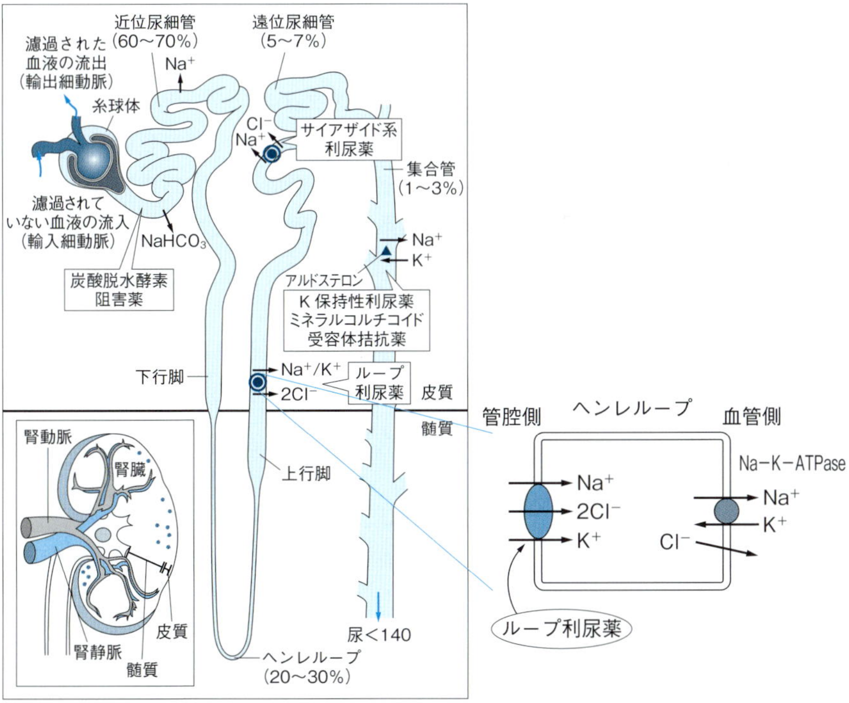

図1● ループ利尿薬の作用機序，ネフロン各部位でのNa^+再吸収の割合

60〜70%，ヘンレ（Henle）ループ20〜30%，遠位尿細管5〜7%，集合尿細管1〜3%となっており，ヘンレループにおけるNa^+再吸収[2)]を阻害するループ利尿薬の役割は大きく，現在でも利尿薬の主流として用いられる．

1 作用機序

a）利尿作用[3)]

そもそも，ヘンレループ上行脚では基底膜に存在するNa^+/Cl^- ATPaseによりNa^+が血管側に能動輸送され，管腔側膜にある$Na^+/K^+/2Cl^-$共輸送体によりNa^+，Cl^-，K^+は二次性能動輸送されてNa^+，Cl^-は尿細管腔から間質へと移動する．

フロセミド（ラシックス®，オイテンシン®），トラセミド（ルプラック®），アゾセミド（ダイアート®），ブメタニド（bumetanide）（ルネトロン®），ピレタニド（piretanide）（アレリックス®）などのループ利尿薬は血漿蛋白質と結合した状態で近位尿細管の有機酸輸送系を介して尿細管腔内へ分泌される．そして，図1のように尿細管腔側からヘンレループ上行脚の管腔側膜に存在する$Na^+/K^+/2Cl^-$共輸送体を阻害することによりNa^+，Cl^-の再吸収を抑制することで尿濃縮機構が抑制される．また，尿細管におけるプロスタグランジン生成を増加させ直血管血流量を増加させることで腎髄質の溶質が洗い出されて腎髄質の浸透圧勾配が崩れ対向流交換系が機能しなくなり尿濃縮機構が抑制される．このようにしてループ利尿薬は対向流増幅系と対向流交換系を抑制することで利尿作用をもたらす．

b）降圧作用

Na^+排泄促進に伴う有効循環血漿量の減少[4)]，血管平滑筋に直接作用し末梢血管抵抗を低下させることで降圧作用をもたらすと考えられる．

2 適応

高血圧症（本態性，腎性など），悪性高血圧，心原性浮腫（うっ血性心不全），腎性浮腫，肝性浮腫，月経前緊張症，末梢血管障害による浮腫，尿路結石排出促進などに使用する．

3 副作用

非常にまれではあるが，重篤な副作用としてはショック，アナフィラキシー様

JCOPY 498-11702

症状，再生不良性貧血，汎血球減少症，無顆粒球症，赤芽球癆，水疱性類天疱瘡，難聴，皮膚粘膜眼症候群，心室性不整脈，間質性腎炎などがあげられる．

その他の副作用として，低 Na 血症（全身倦怠感，口渇感，意識障害），低 K 血症（全身倦怠感，筋力低下，動悸，便秘），低 Ca 血症，代謝性アルカローシス，高尿酸血症，高血糖症，高コレステロール，脱水，血圧低下，めまい，嘔気・嘔吐，BUN 上昇，クレアチニン上昇，頭痛，発熱などがある．

■対策

上記の重篤な副作用を認めた場合は被疑薬としてすぐに投与を中止とするのはいうまでもない．脱水，血圧低下に関しては日常からバイタルサイン，体重変化の確認やエコーなどによる下大静脈虚脱所見の確認を行うことである程度予防できる．

低 Na 血症に対しては症候性であれば治療介入を行うのはもちろんであるが，無症候性であっても急性経過であれば生理食塩水負荷(補正速度は 1 mEq/L/hr，かつ 12 mEq/L/day）を行う．

また低 K 血症もループ利尿薬投与によりしばしば認められる．まずは心電図モニターでQTc時間延長など致死性不整脈リスクがないかを確認する．原則経口からの K 製剤投与を行う．K 補正が経口のみでは不十分な場合は塩化カリウムを経静脈投与する（可能なら経中心静脈投与，投与速度＜40 mEq/hr かつ投与濃度＜40mEq/L)．他にはループ利尿薬とトリアムテレン(triamterene)(トリテレン®)，スピロノラクトン（spironolactone）（アルダクトン A®)，カンレノ酸カリウム(potassium canrenoate)（ソルダクトン®)，エプレレノン（eplerenone）（セララ®）などの K 保持性利尿薬とを併用するなど工夫する．

低 Ca 血症のほとんどは食事あるいはサプリメントでの Ca 経口補充(1 日 1,000 mg 以上）のみで十分であるが，補正血清 Ca 濃度＜7 mg/dL の重症低 Ca 血症または症候性の場合はグルコン酸カルシウム (calcium gluconate) (カルチコール®)10～20 mL を 5 分以上かけて静注してからグルコン酸カルシウム原液を 2～4 mL/hr で経中心静脈で持続注射投与する．同時にグルコン酸カルシウム(カルタン®)，ビタミン D（アルファロール® など）の経口投与を開始する．

4 用法用量

内服：40～80 mg×1 回/日　　注射：20 mg×1 回/日　静・筋注

利尿反応がないことを確認後に漸増する，最大 1,000 mg/日まで可能

持続投与 vs ボーラス投与，高用量投与 vs 低用量投与

DOSE 試験[5]は急性心不全に対するフロセミド持続投与とボーラス投与，高用量投与と低用量投与とで比較した試験である．一次エンドポイントを「入院時から 72 時間の視覚的評価スケール濃度時間曲線下面積（visual-analog scale AUC)」，「入院時から 72 時間までの血清 Cr 変化量」とし，図 2 で示すように持続投与とボーラス投与との比較では両群間において一次エンドポイントに有意差を認めず，また高用量投与と低用量投与との比較でも両群間においても一次エンドポイントに有意差を認めなかった．ただし，高用量投与群の方が尿量，体重減少，呼吸苦においては有意に改善する結果となった．また，図 3 で示すように入院後 60 日間における「死亡，再入院または救急外来受診」でも持続投与とボーラス投与，高用量投与と低用量投与との比較で有意差を認めなかった．

ただし，慢性腎不全に対するフロセミド持続投与とボーラス投与との比較では持続投与の方が尿中 Na 排泄量において有意に改善するという報告[6,7]も認める．

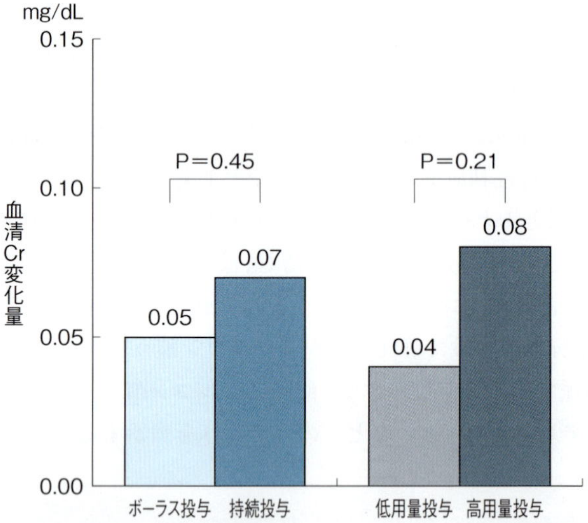

図 2●血清 Cr 変化量（持続投与 vs ボーラス投与，高用量投与 vs 低用量投与）
(Felker GM, et al. N Engl J Med. 2011；364：797-805[5]を改変)

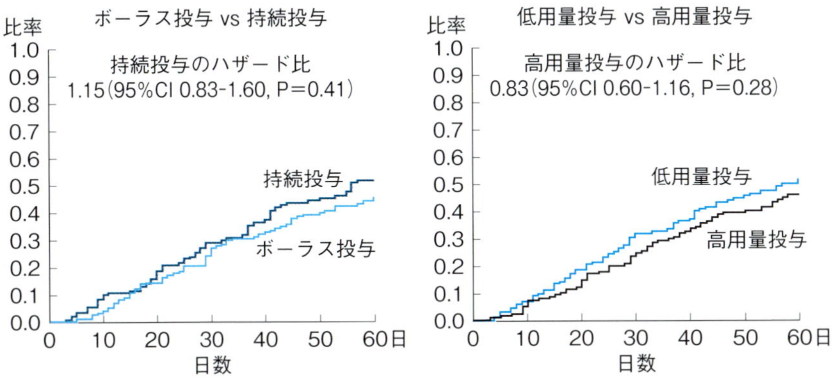

図 3 入院後 60 日間における死亡，再入院，救急外来受診
(Felker GM, et al. N Engl J Med. 2011; 364: 797-805[5]を改変)

文献

1) Mushaweck R. Discovery and development of furosemide; historical remarks. In: Pushett JB, editor. Diuretics I. New York: Springer Verlag; 1984. p.4-9.
2) 廣谷信一, 増山　理. 心不全治療におけるループ利尿薬の功罪. Fluid Management Renaissance. 2011; 1: 40-6.
3) Suzuki F, Kluetsch K, Heidland A. STOP-FLOW STUDIES ON THE ACTION MECHANISM OF FURSEMID. Klin Wochenschr. 1964; 42: 569-71.
4) Heinsoth VH. Saluretics in the treatment of hypertension (author's transl). MMW Munch Med Wochenschr. 1975; 117: 1199-204.
5) Felker GM, Lee KL, Bull DA, et al. Diuretic strategies in patients with acute decompensated heart failure. N Engl J Med. 2011; 364: 797-805.
6) Sanjay S, Annigeri RA, Seshadri R, et al. The comparison of the diuretic and natriuretic efficacy of continuous and bolus intravenous furosemide in patients with chronic kidney disease. Nephrology (Carlton). 2008; 13: 247-50.
7) Rudy DW, Voelker JR, Greene PK, et al. Loop diuretics for chronic renal insufficiency: a continuous infusion is more efficacious than bolus therapy. Ann Intern Med. 1991; 115: 360-6.

(柴　昌行，佐藤幸人)

B トラセミド

1 作用機序

a）利尿作用

前述のフロセミドと同様に血漿蛋白質と結合した状態で近位尿細管の有機酸輸送系を介して尿細管腔内へ分泌され，ヘンレループ上行脚の管腔側膜にある$Na^+/K^+/2Cl^-$共輸送体を阻害および直血管血流量増加による腎髄質浸透圧勾配を崩すことで利尿作用をもたらす[1,2]．また，トラセミド（torasemide）（ルプラック®）にはアルドステロン受容体拮抗作用も認められる[3]．皮質部集合管に存在するアルドステロン受容体へのアルドステロンの結合を阻害することでNa^+チャネル，K^+チャネル，Na^+/K^+ ATPaseの生合成を調節している遺伝子発現を抑制する．そのため，その他のループ利尿薬と比べて低K血症を起こしにくいとされる．

b）抗浮腫作用

動物実験では毛細血管透過性亢進を抑制することが示されている[4]．

2 適応

心性浮腫，腎性浮腫，肝性浮腫などに使用する．

3 副作用

低Na血症（全身倦怠感，口渇感，意識障害），低K血症（全身倦怠感，筋力低下，動悸，便秘），高K血症，高尿酸血症．

脱水，血圧低下，めまい，嘔気・嘔吐，肝機能障害，黄疸，頭痛，発熱，血小板減少症など．

■対策

前述の通りであるが，脱水および血圧低下に関しては日常からバイタルサイン，体重変化の確認やエコーなどによる下大静脈虚脱所見の確認を行うことで予防を行う．低 Na 血症に対しては症候性であれば治療介入を行うのはもちろんであるが，無症候性であっても急性経過であれば生理食塩水負荷（速度は＜1 mEq/L/hr かつ＜12 mEq/L/day）を行う．低 K 血症に対してまずは心電図モニターチェックを行い，原則経口からの K 製剤投与を行う．K 補正が経口のみでは不十分な場合は塩化 K を経静脈投与する．その他としてループ利尿薬とトリアムテレン（triamterene）（トリテレン®），スピロノラクトン（spironolactone）（アルダクトン A®），カンレノ酸カリウム（potassium canrenoate）（ソルダクトン®），エプレレノン（eplerenone）（セララ®）などの K 保持性利尿薬と併用するなどの工夫を行う．

4 用法用量

内服：4〜8 mg×1 回/日

Oral bioavailability からみたループ利尿薬の選択

表 1 で示すようにトラセミドの方がフロセミドよりも oral bioavailability（経口生物学的利用能）が安定して高いとされている．また効果持続時間も長い．つまり，慢性期管理においてより安定した有効血中濃度が得られやすいと考えられる．

TORIC study[5] は NYHA classⅡ-Ⅲの慢性心不全 1,377 症例を対象としトラセミド群とフロセミドおよびその他の利尿薬群とで比較した試験である．トラセミド群はフロセミドおよびその他の利尿薬群と比較して，図 1 で示すように総死亡率（2.2% vs 4.5%，P＜0.05）および心原性死亡率（1.4% vs 3.5%，P＜0.05）が有意に減少し，NYHA class 改善（45.8% vs 37.2%，P＝0.00017）も有意に増加させている．また，抗アルドステロン作用も有していることから低 K 血症（12.9%

表 1 ループ利尿薬と oral bioavailability（経口生物学的利用能）

一般名	商品名	oral bioavailability（経口生物学的利用能）
フロセミド	ラシックス®	10〜100%
トラセミド	ルプラック®	90%
ブメタニド	ルネトロン®	90%

（柴垣有吾．体液電解質異常と輸液．改訂 3 版，中外医学社；2007．p.29，表 13 を一部改変）

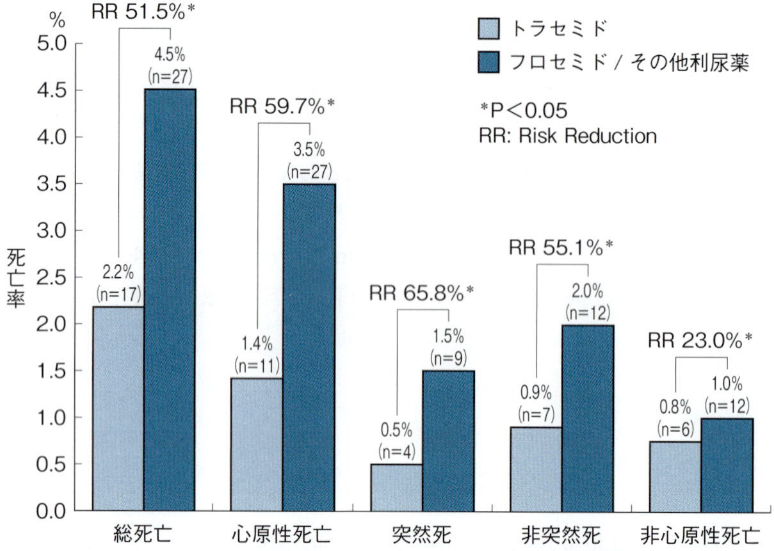

図 1 死亡率の比較（トラセミド VS フロセミド/その他利尿薬）
（Cosín J, et al; TORIC investigators. Eur J Heart Fail. 2002; 4: 507-13[5]を改変）

vs 17.9%，P＝0.013）も有意に減少させている．

抗アルドステロン作用からみたトラセミドの可能性

スピロノラクトンについて RALES では NYHA class Ⅲ以上の重症心不全における予後改善効果，エプレレノンについて EMPHASIS-HF では NYHA class Ⅱの軽症心不全における一層の予後改善効果，EPHESUS では心筋梗塞後の左心機能障害および心不全における死亡および心血管イベントリスク抑制効果が抗アルドステロン薬においてはすでに示されている．作用機序でも述べたが，ループ利尿薬であるトラセミドには抗アルドステロン作用も有しているとされている．

フロセミドとの比較であるが，トラセミドが慢性心不全における交感神経系賦活化を抑制させ左室リモデリングおよび心筋線維化抑制効果をもたらす可能性を示唆する報告[6,7]もある．トラセミド群と同じ長時間作用型ループ利尿薬に分類されるアゾセミドと比較した報告[8]がある．図 2 で示すようにトラセミド投与後では左室拡張末期容積（LVEDV 139±53→124±46 mL, P＝0.004），左室収縮期容積（LVSDV 73±46→60±33 mL, P＝0.0065）ともに有意に減少したが，アゾセミド

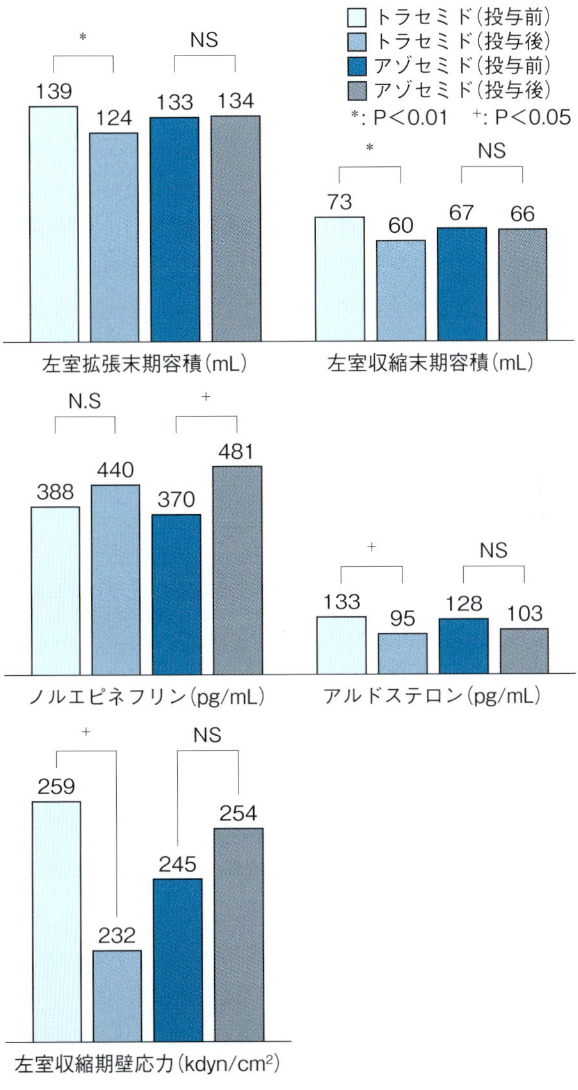

図 2 トラセミドとアゾセミドの比較
(Harada K, et al. J Cardiovasc Pharmacol. 2009; 53: 468-73[8] より作図)

投与後では左室拡張・収縮期容積ともに有意な変化を認めなかった．血漿中ノルエピネフリン濃度はアゾセミド投与後に有意に上昇したが（370±170→481±247 pg/mL, P=0.028），トラセミド投与前後では変化がみられなかった（388±186→440±199 pg/mL, NS）．血漿中アルドステロン濃度はトラセミド投与後に有意に低下したが（133±61→95±50 pg/mL, P=0.015），アゾセミド投与前後では変化を認めなかった（128±92→103±53 pg/mL, NS）．左室収縮期壁応力はトラセミド投与前後で有意に低下したが（259±95→232±80kdyn/cm^2, P=0.034），アゾセミド投与前後では変化を認めなかった（245±80→254±90kdyn/cm^2, P=0.575）．トラセミド投与により交感神経を賦活化させることなく左室容積は減少し左室収縮期壁応力も低下した．トラセミドが有する抗アルドステロン作用によってアゾセミドと比べてさらに交感神経系賦活化を抑制する可能性が示唆されている．

文献

1）Hermes H, Heidenreich O. Renal effects of torasemide in the rat. Clearance and micropuncture studies. Arzneimittelforschung. 1985；35：1532-5.

2）Wittner M, Di Stefano A, Schlatter E, et al. Torasemide inhibits NaCl reabsorption in the thick ascending limb of the loop of Henle. Pflugers Arch. 1986；407：611-4.

3）内田　武，山永克己，西川昌邦，他．新規ループ利尿薬トラセミドの尿中電解質排泄特性のメカニズム．基礎と臨床．1994；28：2267-76.

4）井上　理，木戸秀明，林　一孝，他．トラセミドの各種浮腫モデルにおける作用．基礎と臨床．1996；30：489-96.

5）Cosín J, Díez J；TORIC investigators. Torasemide in chronic heart failure：results of the TORIC study. Eur J Heart Fail. 2002；4：507-13.

6）Kasama S, Toyama T, Hatori T, et al. Effects of torasemide on cardiac sympathetic nerve activity and left ventricular remodelling in patients with congestive heart failure. Heart. 2006；92：1434-40.

7）López B, Querejeta R, González A, et al. Effects of loop diuretics on myocardial fibrosis and collagen type I turnover in chronic heart failure. J Am Coll Cardiol. 2004；43：2028-35.

8）Harada K, Izawa H, Nishizawa T, et al. Beneficial effects of torasemide on systolic wall stress and sympathetic nervous activity in asymptomatic or mildly symptomatic patients with heart failure：comparison with azosemide. J Cardiovasc Pharmacol. 2009；53：468-73.

（柴　昌行，佐藤幸人）

C アゾセミド

1 作用機序

a）利尿作用[1,2)]

アゾセミド（azosemide）は，前述のフロセミドと同様に血漿蛋白質と結合した状態で近位尿細管の有機酸輸送系を介して尿細管腔内へ分泌され，ヘンレループ上行脚の管腔側膜にある $Na^+/K^+/2Cl^-$ 共輸送体を阻害，および直血管血流量増加による腎髄質浸透圧勾配を崩すことで利尿作用をもたらす．

b）抗浮腫作用[3)]

動物実験において利尿作用による体内水分量減少に起因したと考えられる二次的な抗浮腫作用を認めている．

2 適応

心性浮腫（うっ血性心不全），腎性浮腫，肝性浮腫に使用する．

3 副作用

- 低 Na 血症（全身倦怠感，口渇感，意識障害）
- 低 K 血症（全身倦怠感，筋力低下，動悸，便秘）
- 高尿酸血症
- 脱水，血圧低下，めまい，嘔気・嘔吐，肝機能障害，黄疸，頭痛，発熱，血小板減少症など

■対策

前述の通りであるが，脱水および血圧低下に関しては日常からバイタルサイン，体重変化の確認やエコーなどによる下大静脈虚脱所見の確認を行うことで予防を行う．低 Na 血症に対しては症候性であれば治療介入を行うのはもちろんであるが，無症候性であっても急性経過であれば生理食塩水負荷（速度は＜1 mEq/L/hr かつ＜12 mEq/L/day）を行う．低 K 血症に対してまずは心電図モニター

チェックを行い，原則経口からのK製剤投与を行う．K補正が経口のみでは不十分な場合は塩化Kを経静脈投与する．その他としてループ利尿薬とトリアムテレン（トリテレン®），スピロノラクトン（アルダクトンA®），カンレノ酸カリウム（ソルダクトン®），エプレレノン（セララ®）などのK保持性利尿薬と併用するなどの工夫を行う．

4 用法用量

内服：60 mg×1回/日

長時間作用型ループ利尿薬 vs 短時間作用型ループ利尿薬

表1に示すようにアゾセミドはフロセミドと比べて効果持続時間が長く長時間作用型ループ利尿薬に分類される．J-MELODIC試験[4)]ではNYHA classⅡ-Ⅲの慢性心不全320症例において長時間作用型ループ利尿薬アゾセミドと短時間作用型ループ利尿薬フロセミドとで比較している試験である．その1次エンドポイントである「心血管死またはうっ血性心不全による予期せぬ入院」は，図1で示すようにフロセミド群に対するアゾセミド群のハザード比が0.55（95%CI 0.32-0.95，P=0.03）となりアゾセミドによる45%の有意なリスク軽減が示されている．また，アゾセミドの方が有意に体重減少およびANP，BNP減少させたという報告[5)]もある．動物実験での報告[6)]ではあるが長時間作用型ループ利尿薬は交感神経系亢進が低いとされており神経体液性因子やレニン・アンジオテンシン系（RAS）活性化を起こしにくい長時間作用型ループ利尿薬が慢性うっ血性心不全患者の予後改善に期待されている．

表1 ループ利尿薬の作用発現時間，効果持続時間

一般名	商品名	作用発現時間	効果持続時間
フロセミド	ラシックス®	0.1〜1h	6h
トラセミド	ルプラック®	0.5〜1h	8h
アゾセミド	ダイアート®	〜1h	9〜12h
ブメタニド	ルネトロン®	0.25〜0.5h	8h
ピレタニド	アレリックス®	〜1h	5〜6h

（柴垣有吾．体液電解質異常と輸液．改訂3版．中外医学社；2007．p.29，表13を一部改変）

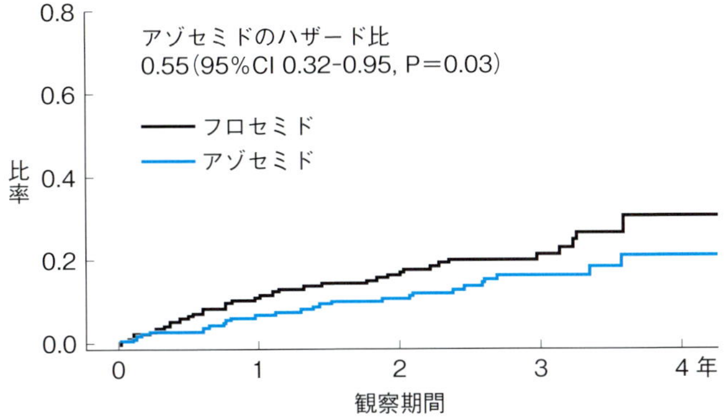

図 1 心血管死，うっ血性心不全による予期せぬ入院
(Masuyama T, et al. Circ J. 2012; 76: 833-42[4])を改変)

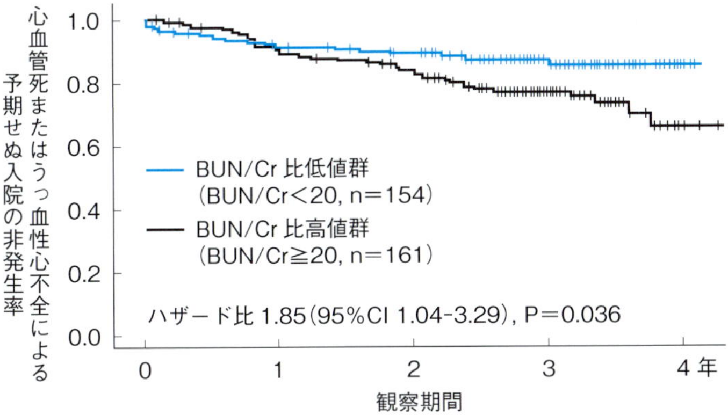

図 2 BUN/Cr 比上昇が予後に及ぼす影響
(Fukui M, et al. JCS Annual Meeting 2013[7])を改変)

RAS 抑制薬，β遮断薬非投与例では長時間作用型ループ利尿薬を考慮

J-MELODIC study サブ解析[7]にて 1 次エンドポイント発生の独立したリスク因子としてBUN/Cr 比≧20 が同定され，図 2 で示すようにそのハザード比は 1.85 (95%CI 1.04-3.29, P=0.036) となっている．これはRASが活性化され腎髄質集合管における抗利尿ホルモン依存性尿素トランスポーターを介した尿素再吸収亢進によりBUN/Cr 比の上昇が生じたと分析されている．またβ遮断薬投与症例ではアゾセミドとフロセミドとの間に心血管リスクの有意差はみられないが，β遮

断薬非投与症例では，アゾセミドで心血管死リスクが有意に減少することが示されている．以上の結果からRAS抑制薬，β遮断薬非投与例では長時間作用型ループ利尿薬を考慮した方がよい可能性が示唆されている．

付）利尿薬抵抗性とその対処方法

これまで述べてきたようにループ利尿薬は開発されてから約半世紀が経過するが利尿作用を強く有することから現在でも利尿薬の主流として用いられる．ループ利尿薬使用における「利尿薬抵抗性」をしばしば経験する．利尿薬抵抗性は利尿薬濃度に対するNa排泄分画の低下と定義される．つまり，うっ血症状に対する利尿薬投与の経過において同じ投与量でNa利尿が減少し同じ利尿効果を得るのに，より多量の利尿薬を要する状態である．

利尿薬抵抗性の要因としては経口利尿薬の腸管吸収不良，利尿薬の腎への輸送量減少（腎血漿流量低下，低アルブミン血症），腎機能低下，ヘンレ係蹄に達するNa量減少，Na過剰摂取などに加えて利尿薬投与による循環器血漿減少や細胞外貯留液排出に伴う交感神経緊張亢進，傍糸球体装置を介するRAS活性化もあげられる．

その対処方法としてはサイアザイド系利尿薬の併用，カルペリチド（carperitide）（ハンプ®）投与，トルバプタン（tolvaptan）（サムスカ®）の併用などがあげられる．

文献
1) Brater DC. Renal sites of action azosemide. Clin Pharmacol Ther. 1979; 25: 428-34.
2) Greven J, Heidenreich O. Renal actions of azosemide. 2. Micropuncture innestigations in rats. Arzneimittelforschung. 1981; 31: 350-3.
3) 林　元英，他．利尿薬Azosemide（SK-110）の薬理学的研究（第3報） 抗浮腫作用．応用薬理．1984; 28: 851-7.
4) Masuyama T, Tsujino T, Origasa H, et al. Superiority of long-acting to short-acting loop diuretics in the treatment of congestive heart failure. Circ J. 2012; 76: 833-42.
5) Miyata M, Sasaki T, Ikeda Y, et al. Comparative study of therapeutic effects of short- and long-acting loop diuretics in outpatients with chronic heart failure (COLD-CHF). J Cardiol. 2012; 59: 352-8.
6) Yoshida J, Yamamoto K, Mano T, et al. Different effects of long- and short-acting loop diuretics on survival rate in Dahl high-salt heart failure model rats. Cardiovasc Res. 2005; 68: 118-27.
7) Fukui M, et al. JCS Annual Meeting 2013.

（柴　昌行，佐藤幸人）

D トリクロルメチアジド

はじめに

サイアザイド系利尿薬が登場するまでは水銀系利尿薬，キサンチン誘導体，スルホンアミド利尿薬が使用されていた．強力なスルホンアミド利尿薬の研究が進められスルホンアミド基を2つもつ化合物から，その一方のスルホンアミドを環状にすることにより1957年にサイアザイド系利尿薬が生まれた．1959年にはトリクロルメチアジド（trichlormethiazide），ヒドロクロロチアジド（hydrochlorothiazide）が開発され，サイアザイド系利尿薬のほとんどが1957～1967年に開発された．現在は利尿薬としてよりも降圧薬として主に用いられるようになっている．

1 作用機序

a）利尿作用[1)]

そもそも，遠位尿細管では基底膜に存在するNa^+/K^+ATPaseによりNa^+が血管側に能動輸送され，管腔側膜にあるNa^+/Cl^-共輸送体によりNa^+，Cl^-，は二次性能動輸送されてNa^+，Cl^-は尿細管腔から間質へと移動する．

トリクロルメチアジド（フルイトラン®），ヒドロクロロチアジド（ニュートライド®），ベンチルヒドロクロロチアジド（benzylhydrochlorothiazide）（ベハイド®）などのサイアザイド系利尿薬は血漿蛋白質と結合した状態で近位尿細管の有機酸輸送系を介して尿細管腔内へ分泌される．そして，図1で示すように遠位尿細管の管腔側膜に存在するNa^+/Cl^-共輸送体を阻害することによりNa^+，Cl^-の再吸収を抑制することで尿濃縮機構が抑制され利尿作用をもたらす．

b）降圧作用[2,3)]

Na^+排泄促進に伴う有効循環血漿量の減少あるいは交感神経刺激に対する末梢血管感受性を低下させることにより降圧作用をもたらすと考えられている．

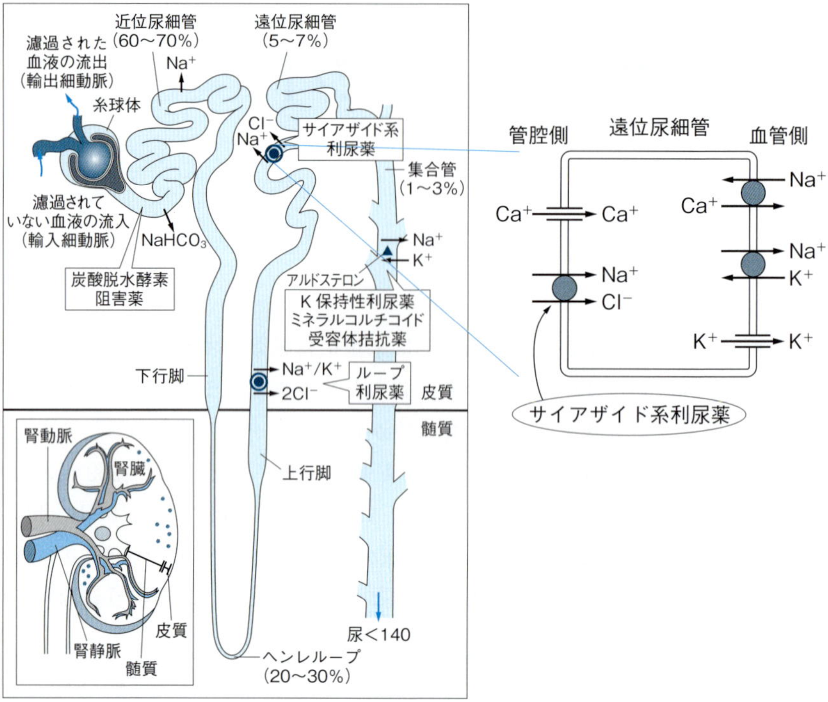

図 1 サイアザイド系利尿薬の作用機序

2 適応

高血圧症（本態性，腎性など），悪性高血圧，心性浮腫（うっ血性心不全），腎性浮腫，肝性浮腫，月経前緊張症などに使用する．

3 副作用

非常にまれではあるが，重篤な副作用としては再生不良性貧血，間質性肺炎，肺水腫，低 Na 血症（全身倦怠感，口渇感，意識障害），低 K 血症（全身倦怠感，筋力低下，動悸）などがあげられる．

その他副作用として，代謝性アルカローシス，血清 Ca の上昇などの電解質失調，高コレステロール，高尿酸血症，痛風発作誘発，高血糖症

起立性低血圧，発疹，光線過敏症，黄疸，知覚異常，眩暈，頭痛，筋けいれん，倦怠感，鼻閉，視力異常（霧視など），黄視症などがある．

■対策

前述の通りであるが，痛風や糖尿病患者ではそれらを増悪させるリスクが高いので投与を中止する．低 Na 血症に対しては症候性であれば治療介入を行うのはもちろんであるが，無症候性であっても急性経過であれば生理食塩水負荷（速度は＜1 mEq/L/hr かつ＜12 mEq/L/day）を行う．低 K 血症に対してまずは心電図モニターチェックを行い，原則経口からの K 製剤投与を行う．K 補正が経口のみでは不十分な場合は塩化 K を経静脈投与する．その他としてループ利尿薬とトリアムテレン（triamterene）（トリテレン®），スピロノラクトン（spironolactone）（アルダクトン A®），カンレノ酸カリウム（ソルダクトン®），エプレレノン（セララ®）などの K 保持性利尿薬と併用するなどの工夫を行う．高 Ca 血症は生理食塩水負荷，ループ利尿薬投与により尿 Ca 排泄を促進させて改善を図る．

4 用法用量

内服：2～8 mg/日（1～2 回に分服）

▶▶ サイアザイド系利尿薬 vs Ca 拮抗薬

今日，降圧薬として Ca 拮抗薬が頻用されている．NICS-EH[4] では 60 歳以上の高血圧 414 症例を対象としトリクロルメチアジド（フルイトラン®）と Ca 拮抗薬

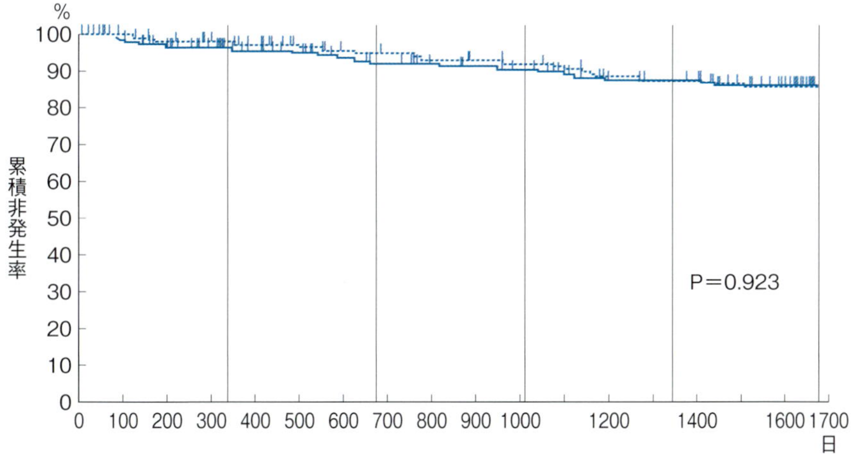

図 2● 心血管イベントの発生（トリクロルメチアジド VS ニカルジピン）
（No authors listed. Hypertension. 1999；34：1129-33.[4] を改変）

であるニカルジピン（nicardipine）とで心血管イベント（脳卒中，心筋梗塞，心不全，閉塞性動脈硬化など）への効果を比較した無作為二重盲検試験である．トリクロルメチアジド群とニカルジピン群とで降圧効果（173/93→147/79 mmHg vs 172/94→147/81 mmHg）に有意差はなく，図 2 のように心血管イベント罹患率にも有意差を認めなかった（26.8/1000 人年 vs 27.8/1000 人年，P＝0.923）．

心血管予防効果においてトリクロルメチアジドとニカルジピンが同等である可能性が示唆された．

付）サイアザイド系類似利尿薬

ベンゾチアジアジン骨格をもたずに，スルホンアミド基とその隣に Cl を有する monosulfonamide 化合物である．インダパミド (indapamide) (ナトリックス®)，トリパミド（tripamide）（ノルモナール®），メチクラン（meticrane）（アレステン®），メフルシド（mefruside）（バイカロン®）などがあげられる．本態性高血圧症に対して作用時間が比較的長く持続する．

作用機序はサイアザイド系利尿薬と同様で遠位尿細管の管腔側膜に存在する Na^+/Cl^- 共輸送体を阻害することで利尿作用をもたらすと考えられる．また，インダパミドには PGI_2 産生増加作用や末梢血管拡張作用を併せもつとされている．

適応は本態性高血圧症であるが，降圧作用だけでなく PROGRESS[5]，ALLHAT[6]，HYVET[7] などの大規模臨床試験により脳卒中抑制，心血管抑制効果が示されている．HYVET を一例として示す．HYVET は収縮期血圧 160 mmHg が持続する 80 歳以上の高血圧 3,845 症例を対象としインダパミド群〔降圧目標 150/80

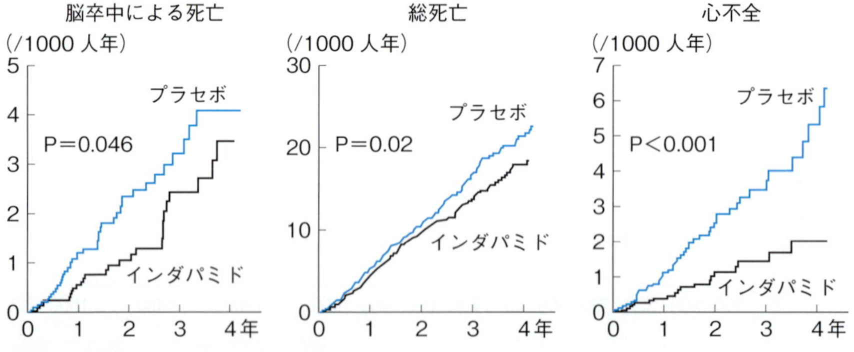

図 3 HYVET study の end point
（Beckett NS, et al. N Engl J Med. 2008；358：1887-98.[7] を改変）

mmHgに達することができない場合はペリンドプリルエルブミン（コバシル®）を追加投与〕とプラセボ群とで脳卒中への影響を比較した二重盲検試験である．座位平均血圧に対する降圧効果はインダパミド群の方が15.0/6.1 mmHg大きかった．図3で示すように脳卒中による死亡のハザード比は0.61（95%CI 0.38-0.99, P＝0.046），総死亡のハザード比は0.79（95%CI 0.65-0.95，P＝0.02），致死的および非致死的心不全のハザード比は0.36（95%CI 0.22-0.58，P＜0.001），心血管イベントのハザード比0.66（95%CI 0.53-0.82，P＜0.001）となっておりインダパミドが脳卒中による死亡を39%，総死亡を21%，心不全を64%，心血管イベントを34%有意に減少させた．脳卒中抑制，心不全抑制，心血管抑制効果の可能性を示唆する結果となっている．

文献
1）Suki WN, et al. The Kidney. 2nd ed. Vol. 3. New York：Raven Press；1992. p.3629-70.
2）Brest AN, Onesti G, Swartz C, et al. Mechanisms of antihypertensive drug therapy. JAMA. 1970；211：480-4.
3）萩野耕一．本態性高血圧の病態，合併症からみた降圧剤の選択と組み合わせ．最新医学．1976；31：509-15.
4）No authors listed. Randomized double-blind comparison of a calcium antagonist and a diuretic in elderly hypertensives. National Intervention Cooperative Study in Elderly Hypertensives Study Group. Hypertension. 1999；34：1129-33.
5）PROGRESS Collaborative Group. Randomised trial of a perindopril-based blood-pressure-lowering regimen among 6,105 individuals with previous stroke or transient ischaemic attack. Lancet. 2001；358：1033-41.
6）ALLHAT Officers and Coordinators for the ALLHAT Collaborative Research Group. The Antihypertensive and Lipid-Lowering Treatment to Prevent Heart Attack Trial. Major outcomes in moderately hypercholesterolemic, hypertensive patients randomized to pravastatin vs usual care：The Antihypertensive and Lipid-Lowering Treatment to Prevent Heart Attack Trial（ALLHAT-LLT）. JAMA. 2002；288：2998-3007.
7）Beckett NS, Peters R, Fletcher AE, et al. Treatment of hypertension in patients 80 years of age or older. N Engl J Med. 2008；358：1887-98.

（柴　昌行，佐藤幸人）

E ヒドロクロロチアジド

1 作用機序

a）利尿作用

ヒドロクロロチアジド（hydrochlorothiazide）は，前述のトリクロルメチアジドと同様に血漿蛋白質と結合した状態で近位尿細管の有機酸輸送系を介して尿細管腔内へ分泌され，遠位尿細管の管腔側膜に存在する Na^+/Cl^- 共輸送体を阻害することにより Na^+，Cl^- の再吸収を抑制することで尿濃縮機構が抑制され利尿作用をもたらす．

b）降圧作用

Na^+ 排泄促進に伴う有効循環血漿量の減少および長期的には末梢血管を拡張させることで降圧作用をもたらすと考えられている．また，図1のように血圧日内

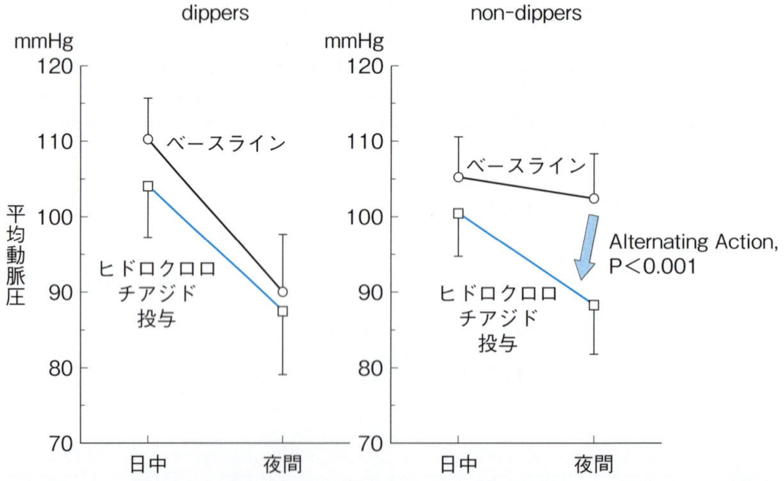

図1●日本人高血圧患者の血圧日内変動に及ぼすサイアザイド系利尿薬の影響
（Uzu T, et al. Circulation. 1999；100：1635-8[1]を改変）

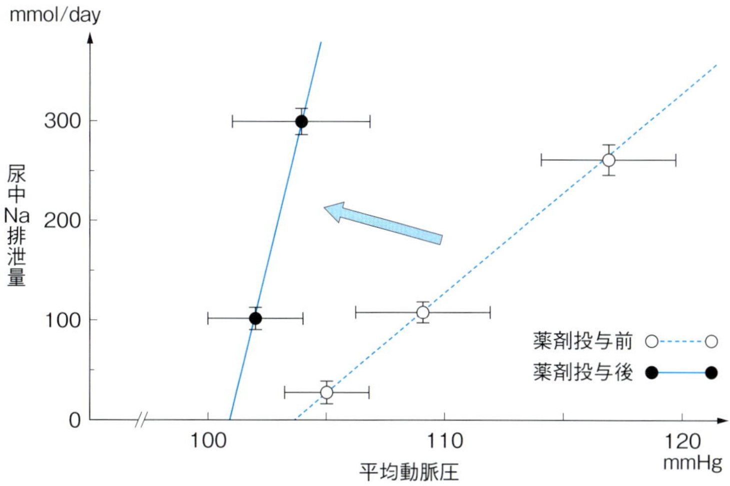

図 2 圧利尿曲線（食塩感受性から食塩非感受性へ）
（Saito F, et al. Hypertension. 1996；27：914-8[2]を改変）

変動を non-dipper 型から dipper 型[1]へと改善，図 2 のように食塩感受性から食塩非感受性へと改善させる[2]ことで降圧作用をもたらす作用機序も考えられている．

2 適応

高血圧症（本態性，腎性など），悪性高血圧，心性浮腫（うっ血性心不全），腎性浮腫，肝性浮腫，月経前緊張症，薬剤（副腎皮質ホルモン，フェニルブタゾンなど）による浮腫に使用する．

3 副作用

非常にまれではあるが，重篤な副作用としては再生不良性貧血，溶血性貧血，壊死性血管炎，間質性肺炎，肺水腫，全身性紅斑性狼瘡（SLE）の悪化，アナフィラキシー，低 Na 血症（全身倦怠感，口渇感，意識障害），低 K 血症（全身倦怠感，筋力低下，動悸），急性近視，閉塞隅角緑内障などがあげられる．

その他副作用として，低 Mg 血症，代謝性アルカローシス，血清 Ca の上昇などの電解質失調，高コレステロール，高尿酸血症，痛風発作誘発，高血糖症，高 Ca 血症を伴う副甲状腺障害，および起立性低血圧，発疹，光線過敏症，黄疸，知覚異常，眩暈，頭痛，インポテンス，筋けいれん，倦怠感，鼻閉，視力異常（霧視など），黄視症などがある．

■対策

上記の重篤な副作用を認めた場合は被疑薬としてすぐに投与中止とするのはいうまでもない．痛風患者や糖尿病患者ではそれらを増悪させるリスクがあるので投与を避ける．

低Na血症に対しては症候性であれば治療介入を行うのはもちろんであるが，無症候性であっても急性経過であれば生理食塩水負荷（補正速度は＜1 mEq/L/hr かつ＜12 mEq/L/day）を行う．

また低K血症もループ利尿薬投与によりしばしば認められる．まずは心電図モニターでQTc時間延長など致死性不整脈リスクがないかを確認する．原則経口からのK製剤投与で行う．K補正が経口のみでは不十分な場合は塩化Kを経静脈投与する（可能なら経中心静脈投与，投与速度＜40 mEq/hr かつ投与濃度＜40mEq/L）．他にはループ利尿薬とトリアムテレン（トリテレン®），スピロノラクトン（アルダクトンA®），カンレノ酸カリウム（ソルダクトン®），エプレレノン（セララ®）などのK保持性利尿薬とを併用するなど工夫する．

高Ca血症は生理食塩水負荷，飲水励行に加えてフロセミド（ラシックス®）などのループ利尿薬投与により尿Ca排泄を促進させて改善を図る．症候性または血清Ca濃度＞12 mg/dL の場合ではエルカトニン（エルシトニン®）などのカルシトニン製剤やビスホスホネート製剤の併用および血液透析を行うこともある．

4 用法用量

内服：25〜200 mg/日（1〜2回に分服）

▶▶ 配合剤（ARB/利尿薬）の付加価値—LIFEを通じて

アンジオテンシンⅡ受容体拮抗薬（ARB）と利尿薬（サイアザイド系利尿薬）との配合剤は次々と新たに販売されておりロサルタンカリウム・ヒドロクロロチアジド配合（プレミネント®），バルサルタン・ヒドロクロロチアジド配合（コディオ®），カンデサルタンシレキセチル・ヒドロクロロチアジド（エカード®），テルミサルタン・ヒドロクロロチアジド（ミコンビ®）に加えて利尿薬としてトリクロルメチアジドを本邦ではじめて配合したイルベサルタン・トリクロルメチアジド（イルトラ®）も販売されるようになった．LIFE[3]を通じて配合剤（ARB/利尿

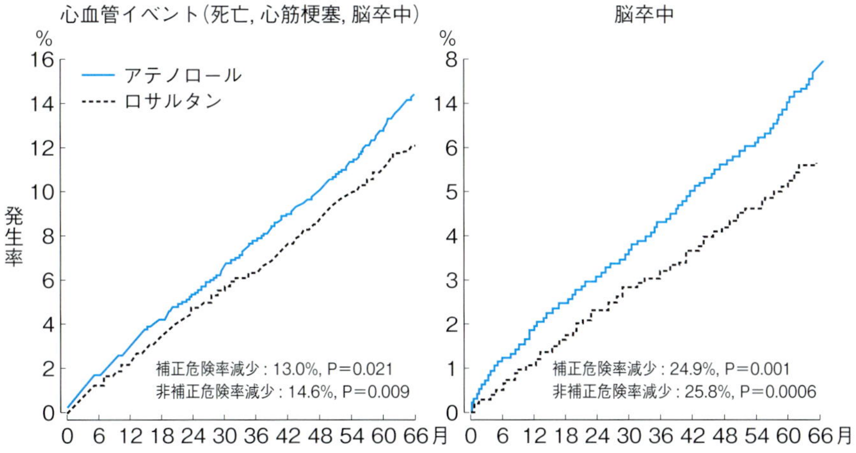

図3 ロサルタン vs アテノロール
(Dahlöf B, et al; LIFE Study Group. Lancet. 2002; 359: 995-1003[3])を改変)

薬)の有用性について検討していきたい.

LIFEは心電図上で左室肥大所見を呈する高血圧症例9,193症例を対象としARB(ロサルタン)群とβ遮断薬(アテノロール)群とで心血管イベント(死亡, 心筋梗塞, 脳卒中)への効果を比較した無作為二重盲検試験である. LIFEでは降下目標(≦140/90 mmHg)に達しない場合はヒドロクロロチアジドを追加するプロトコルとなっており両群ともにその約80%でヒドロクロロチアジドを併用していた. ARB群はβ遮断薬群と比較して, 降圧効果には有意差を認めないにも関わらず図3で示すように一次エンドポイントである心血管イベント(死亡, 心筋梗塞, 脳卒中)の相対リスクは0.87(95%CI 0.77-0.98, P=0.021), 心筋梗塞の相対リスクは0.89(95%CI 0.73-1.07, P=0.206), 脳卒中の相対リスクは0.75(95%CI 0.63-0.89, P=0.001)となっており心血管イベントを13%, 脳卒中を25%有意に抑制した. ARBとヒドロクロロチアジドとを併用することで降圧効果以外の効果をもたらす可能性があると考えられる.

また, 内服薬剤数を減らすことで服薬コンプライアンスを向上させる効果も期待される.

文献

1) Uzu T, Kimura G. Diuretics shift circadian rhythm of blood pressure from nondipper to dipper in essential hypertension. Circulation. 1999; 100: 1635-8.

2) Saito F, Kimura G. Antihypertensive mechanism of diuretics based on pressure-natriuresis relationship. Hypertension. 1996; 27: 914-8.
3) Dahlöf B, Devereux RB, Kjeldsen SE, et al; LIFE Study Group. Cardiovascular morbidity and mortality in the Losartan Intervention For Endpoint reduction in hypertension study (LIFE): a randomised trial against atenolol. Lancet. 2002; 359: 995-1003.

（柴　昌行，佐藤幸人）

JCOPY 498-11702

F アルドステロン拮抗薬

アルドステロン拮抗薬は，K保持性利尿薬として開発され，高血圧症が主な適応症である．最近になり，アルドステロン拮抗薬の心不全治療における有用性が示された臨床試験が数多く報告され，心不全治療薬としての位置づけがなされるようになってきた．代表的薬剤として，スピロノラクトン（spironolactone），エプレレノン（eplerenone），カンレノ酸カリウム（potassium canrenoate）があり，本稿では前2薬品を中心に概説する．

1 スピロノラクトン

■代表的な商品名

アルダクトンA® 錠　25 mg，50 mg

■作用機序

腎臓の遠位尿細管のアルドステロン依存性の Na^+/K^+ 交換系に作用し，K^+ の排泄を抑制，Na^+ および水分の排泄を促す．K^+ を保持される薬理作用があることから，フロセミドなどの低K血症の予防のため，フロセミドなどの利尿薬と併用されて使用されることが多い．

■代表的な適応疾患

高血圧症（本態性，腎性），心性浮腫（うっ血性心不全），腎性浮腫，肝性浮腫，悪性腫瘍に伴う浮腫および腹水，原発性アルドステロン症の診断および症状の改善．

■用法・用量

アルダクトンA® 1日50～100 mgを経口投与する．高K血症の副作用が発現するリスクがあり，腎機能低下を有している心不全患者などは1日25 mgから投与開始することが望ましい．

■主な副作用

高K血症が比較的高率に起こるため，血清K値の定期的なモニタリングが必要となる．腎機能障害を有する場合やACE阻害薬を併用する場合には，特に注意が必要である．

アンドロゲン拮抗作用も有することから，男性において女性化乳房を認めることがある．女性化乳房を認めた場合には，投薬中止により軽快する．

2 エプレレノン

■代表的な商品名

セララ®錠　25 mg，50 mg，100 mg

■作用機序

エプレレノンは，ミネラルコルチコイド受容体に選択的に結合し，アルドステロンの拮抗作用を有する．その結果，腎臓の遠位尿細管のアルドステロン依存性の Na^+/K^+ 交換が減弱し，K^+ の排泄を抑制，Na^+ および水分の排泄を促す．

■代表的な適応疾患

高血圧症：現時点においては，慢性心不全の適応目的の治験が進行しており，承認が得られていない点に注意する．

■用法・用量

1 日 1 回 50 mg から投与開始し，血圧低下不十分例には 100 mg に増量することができる．ただし，高 K 血症のリスクが想定される場合には，25 mg から開始することが望ましいと思われる．

■主な副作用

スピロノラクトンと同様に，高 K 血症が比較的高率に起こるため，血清 K 値の定期的なモニタリングが必要となる．腎機能障害を有する場合や ACE 阻害薬を併用する場合には，特に注意が必要である．

3 代表的臨床試験からのエビデンス

アルドステロン拮抗薬の心不全に対する有用性が近年，着実に蓄積されてきた．その臨床試験の蓄積に伴い，アルドステロン拮抗薬の重要性が，現状では再認識されつつある．下記に，代表的な臨床試験の結果を記載する．

a）心不全におけるアルドステロンの重要性を示唆する研究

心不全の臓器障害を引き起こす標的として，RAA 系の下流であるアルドステロンも注目されている．慢性心不全患者において，血中アルドステロン濃度と慢性心不全患者の予後との関連が示唆されている[1,2]．また，急性心不全患者，亜急性期心不全患者，慢性心不全患者の血中アルドステロン濃度を比較した結果，急

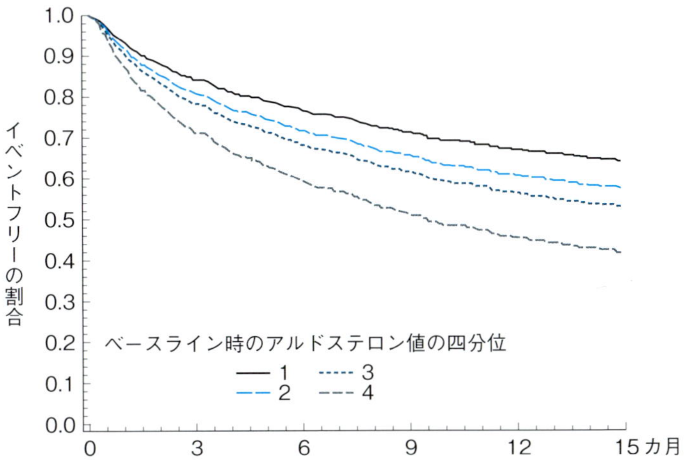

図1●心不全急性期のアルドステロン濃度が増加するほど，急性心不全患者の予後が悪い

（Girerd N, et al；EVEREST investigators. Eur J Heart Fail. 2013；15：1228-35[4]より）

性心不全患者において血中アルドステロン濃度が最も高いと報告されている[3]．さらに最近，急性心不全患者の急性期における血中アルドステロン濃度が高いほど，急性心不全発症後の予後が悪いことが示されている（図1）[4]．心不全の標的としてアルドステロンが重要であることが示唆されるわけである．

b）慢性心不全患者におけるスピロノラクトンの有効性を示唆したRALES試験

左室駆出率35%以下で高度な心不全症状（NYHA Ⅲ-Ⅳ度）を呈する心不全患者1,663例を対象とした多施設臨床試験が報告された[5]．ACE阻害薬やβ遮断薬などの心不全標準治療が行われた心不全患者において，プラセボ群と比較して，スピロノラクトン投与群で総死亡のリスクが30%低下することが明らかとなった（相対リスク0.70，95%CI 0.60-0.82，図2）．さらに，心不全悪化による再入院リスクも35%低下することが示された（相対リスク0.65，95%CI 0.54-0.77）．その一方，安全性指標として，高K血症の発生率や男性における女性化乳房や乳房痛などの性ホルモン関連の有害事象の発生率が従来治療群と比較して有意に高値であったことに留意すべきである．

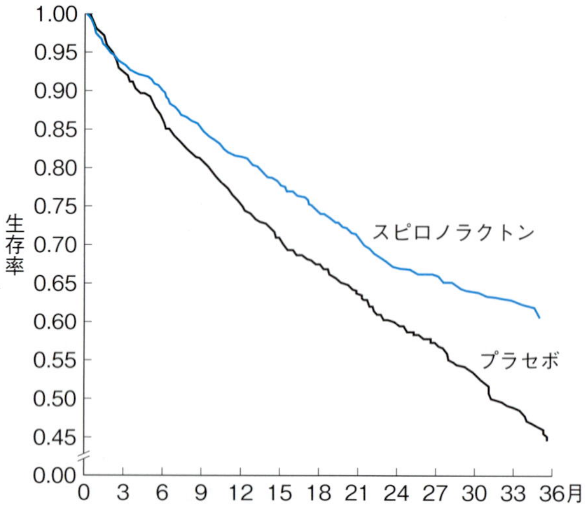

図 2 RALES 試験結果
スピロノラクトン投与は，重症心不全患者の生存率を改善する．

c）慢性心不全患者におけるエプレレノンの有効性を示唆した EMPHASIS-HF 試験

左室駆出率 30%以下で軽度な心不全症状（NYHA II 度）を呈する心不全患者 2,737 例を対象に，エプレレノンの有効性を検討した EMPHASIS-HF 試験が報告された[6]．中間解析の結果，平均追跡期間 21 カ月間で，エプレレノン群による有効性が認められ，試験は早期中止となった．心血管死もしくは心不全による初回入院の発生リスクは，プラセボ群と比較して，エプレレノン群で 37%低下することが明らかとなった（相対リスク 0.63，95%CI 0.54-0.74，図 3）．安全性指標では，有害事象による投与中止は，プラセボ群とエプレレノン群で有意な差はなかったが，高 K 血症の発生は，スピロノラクトン同様にエプレレノン群で有意に高かった．

d）急性心筋梗塞患者におけるエプレレノンの有効性を示唆した EPHESUS 試験

左室駆出率 40%以下で心不全を合併した急性心筋梗塞患者を対象に，エプレレノンの有効性を検討する EPHESUS 試験が行われた[7]．ACE 阻害薬および β 遮断薬などの標準治療が行われた急性心筋梗塞患者において，プラセボ群と比較して，エプレレノン群では，総死亡リスクが 15%低下することが明らかとなった（相対リスク 0.85，95%CI 0.75-0.96）．また，心血管死または心血管イベントによ

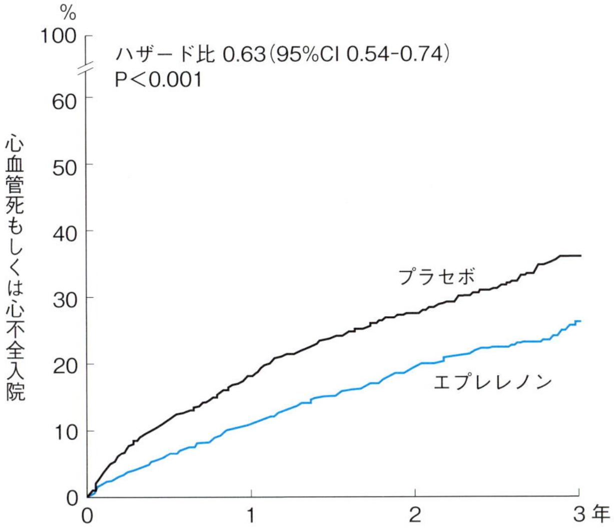

図 3 EMPAHSIS-HF 試験
心不全症状が軽い低心機能な心不全患者の予後をエプレレノン投与が改善する.
(Zannad F, et al. N Engl J Med. 2011; 364: 11-21[6]より)

る再入院のリスクも 13%低下することがわかった(相対リスク 0.87, 95%CI 0.79-0.95). 一方, 安全指標においては, 重篤な高 K 血症の発生はエプレレノン群で高かった(プラセボ群 3.9% vs エプレレノン群 5.5%, P<0.001).

e) 急性心筋梗塞患者におけるエプレレノンの有効性を示唆した REMINDER 試験

心不全を有していない ST 上昇型急性心筋梗塞(STEMI)患者を対象に, エプレレノンを発症後 24 時間以内に開始する治療の有効性を検討した臨床試験が, 2013 年の ACC で発表された. その結果, 主要評価項目である複合エンドポイント〔心血管死+心不全もしくは持続性心室性頻拍もしくは心室細動による再入院もしくは入院期間延長+1 カ月後の左室駆出率の低下(EF<40%)または BNP/NT-proBNP の上昇〕の発生は, プラセボ群と比較して, エプレレノン群で有意に抑制された. 高 K 血症の発生は, 従来の臨床試験と同様にエプレレノン群で増加した.

f) 収縮機能が保持された心不全(HFpEF)患者に対するスピロノラクトンの有効性を検討した TOPCAT 試験

左室駆出率 45%以上を呈する心不全(HFpEF)患者を対象に, スピロノラクトンの有効性を検討するTOPCAT試験が2013年のAHAにて発表された．一次エンドポイントである複合エンドポイント（心血管死＋心停止からの蘇生＋心不全管理のための再入院）では，プラセボ群とスピロノラクトン群で，有意な変化はなかった（相対リスク0.89，95%CI 0.77-1.04，P＝0.138）．一方，安全指標においては，重篤な高K血症の発生はエプレレノン群で高かった（プラセボ群9.1% vs エプレレノン群18.7%，P＜0.001）．

まとめ

選択的アルドステロン拮抗薬は，K保持性利尿薬として開発され，高血圧症が主な適応として取得された．しかしながら，その後，急性心筋梗塞や慢性心不全などの優れた予後改善効果が示され，現在，ACE阻害薬とβ遮断薬と並んで，心不全の標準的治療薬として認識されるようになってきた．心不全に対する有効性が示されたアルドステロン拮抗薬であるが，高K血症の発生が懸念されるため，定期的なKのモニタリングを忘れないようにすることが重要である．

文献
1）Guder G, Bauersachs J, Frantz S, et al. Complementary and incremental mortality risk prediction by cortisol and aldosterone in chronic heart failure. Circulation. 2007；115：1754-61.
2）Latini R, Masson S, Anand I, et al. The comparative prognostic value of plasma neurohormones at baseline in patients with heart failure enrolled in Val-HeFT. Eur Heart J. 2004；25：292-9.
3）Dzau VJ, Colucci WS, Hollenberg NK, et al. Relation of the renin-angiotensin-aldosterone system to clinical state in congestive heart failure. Circulation. 1981；63：645-51.
4）Girerd N, Pang PS, Swedberg K, et al；EVEREST investigators. Serum aldosterone is associated with mortality and re-hospitalization in patients with reduced ejection fraction hospitalized for acute heart failure：analysis from the EVEREST trial. Eur J Heart Fail. 2013；15：1228-35.
5）Pitt B, Zannad F, Remme WJ, et al. The effect of spironolactone on morbidity and mortality in patients with severe heart failure. Randomized aldactone evaluation study investigators. N Engl J Med. 1999；341：709-17.
6）Zannad F, McMurray JJ, Krum H, et al. Eplerenone in patients with systolic heart failure and mild symptoms. N Engl J Med. 2011；364：11-21.
7）Pitt B, Remme W, Zannad F, et al. Eplerenone, a selective aldosterone blocker, in patients with left ventricular dysfunction after myocardial infarction. N Engl J Med. 2003；348：1309-21.

〈朝倉正紀〉

G hANP

ハンプ（hANP）は，ヒト心房性Na利尿ペプチドであり，わが国発の薬剤である．心臓から分泌されるホルモンであり，心不全に対してさまざまな作用が理にかなった薬剤である．

1 カルペリチド

■代表的な商品名

ハンプ®注　1,000 μg/V

■作用機序

心房性Na利尿ペプチドであるハンプは，ヒトGC-A受容体に結合し，膜結合型グアニル酸シクラーゼによる細胞内cGMPを活性化させ，血管拡張作用，利尿作用，交感神経抑制作用などのさまざまな作用を発揮するとされる．

■代表的な適応疾患

急性心不全（慢性心不全の急性増悪期を含む）

■用法・用量

血圧および腎機能などを参考にし，初期投与量およびその後の投与量を調整する．通常は，0.01～0.025 μg/kg/min程度の低用量から開始し，0.025～0.1 μg/kg/minで維持することが多い．最大0.2 μg/kg/minで増量が可能である．

■主な副作用

ハンプ投与で最も注意すべき点は，血圧低下である．そのため，心原性ショックなどの重篤な低血圧患者への投与は禁忌とされる．低血圧患者や右室梗塞患者などへの投与は慎重な投与が必要である．また利尿作用を有することから，脱水症状を呈する患者への投与も禁忌となっている．

2 ハンプの市販後調査結果

1995～2000年までの市販後調査において，ハンプを投与された3,777名の急性

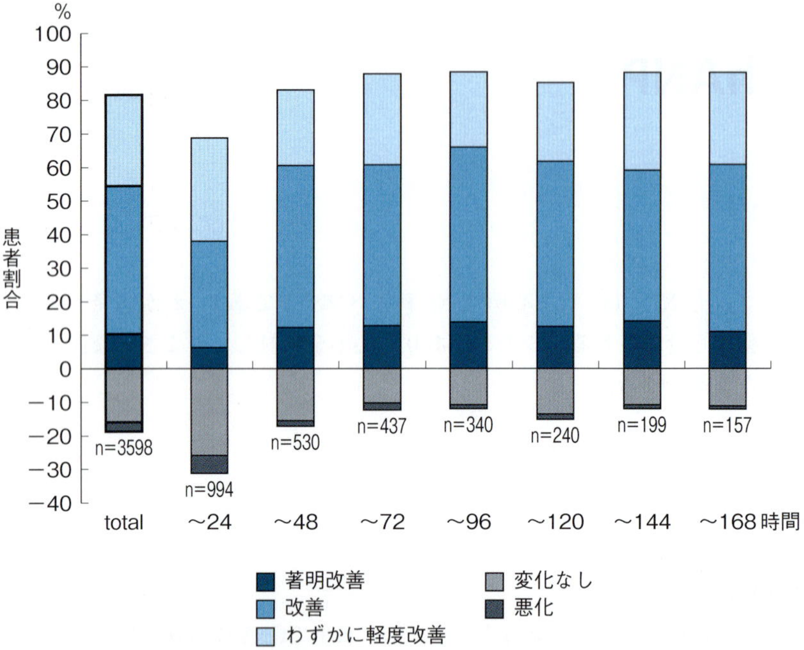

図1●ハンプが投与された患者の臨床症状改善の割合

心不全患者の使用実績が報告された[1]．男性が57%で，平均年齢が73歳であった．51%の急性心不全患者がKillip分類Ⅲ〜Ⅳと評価され，ハンプが平均投与量で，0.1 μg/kg/min，投与量の中央値で0.085 μg/kg/minであった．0.025 μg/kg/min以下のハンプ投与の患者の割合が8.1%で，0.025〜0.05 μg/kg/minが25.3%，0.05〜0.1 μg/kg/minが48.3%，0.1〜0.15 μg/kg/minが8.6%，0.15〜0.2 μg/kg/minが8.4%であり，0.2 μg/kg/minより多く投与された患者は1.2%に過ぎなかった．これらのハンプを投与された患者の82%が臨床上改善した（図1）．一方，有害事象の発生頻度は約17%で，主たるものは治療開始3時間以内に発生する血圧低下であった．

また2008年に，日本における心房性Na利尿ペプチド単独投与で急性心不全治療が開始された患者1,832名の安全性/有効性を調査した前向き観察研究（COMPASS研究）が報告された[2]．対象患者は，男性が52.7%，平均年齢が75歳，NYHA Ⅲ/Ⅳ度の心不全患者が80%，虚血性心不全患者が35%であった．平均収

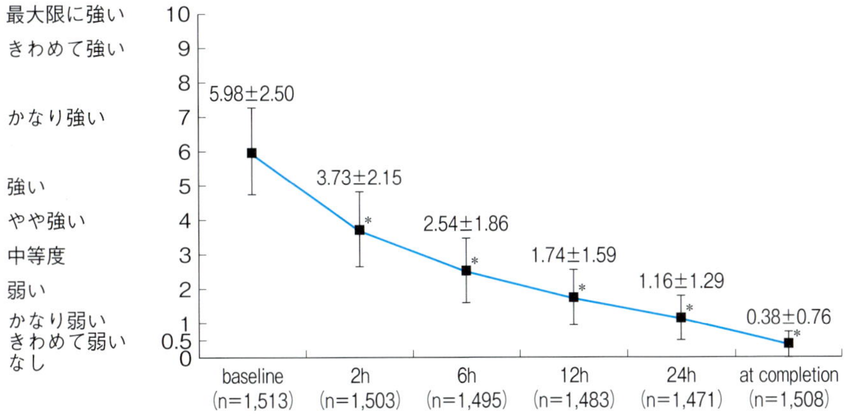

図 2 ハンプ投与による呼吸困難感の改善（COMPASS 試験）

縮期血圧が 151 mmHg，平均心拍数が 94 拍/分，平均左室駆出率が 45.5%の心不全集団であった．ハンプの初期投与量は，0.0125 μg/kg/min 以下，0.0125～0.025 μg/kg/min，0.025～0.05 μg/kg/min，0.05～0.1 μg/kg/min，0.1 μg/kg/min 以上がそれぞれ 10.7%，21.1%，50.4%，15.9%，1.8%であった．以前と比較して，0.025 μg/kg/min の低用量で開始する症例が 32%と増加しており，急性心不全治療における低用量ハンプ治療が普及しつつあることがわかる．ハンプの平均投与期間は 5.2 日で，1 週間以内に約 8 割の症例においてハンプ治療が終了していた．心不全症状（修正ボルグ指標を用いた呼吸困難感）の改善は，ハンプ投与後 2 時間から認め，その後徐々に改善されることが示されている（図 2）．安全性評価において，副作用の発現頻度は 4.64%で，低血圧（3.55%）が最も多く観察された．

3 急性心不全治療におけるハンプの位置づけ

日本循環器学会による「急性心不全治療ガイドライン」(2011 年改訂版）では，急性心不全治療の概略が「治療のフローチャート」（図 3）に示されている．本ガイドラインでは，急性心原性肺水腫の治療として，著明な高血圧を伴う急性肺水腫におけるカルペリチドがクラス 1，レベル C で，カルペリチド静脈内投与がクラスⅡb，レベル B とされている．急性心不全における利尿薬治療および心筋保護薬の表においても，カルペリチドはそれぞれクラスⅡa，レベル B とされている．ハンプは我が国発の画期的な医薬品であるが，承認が得られているのが我が

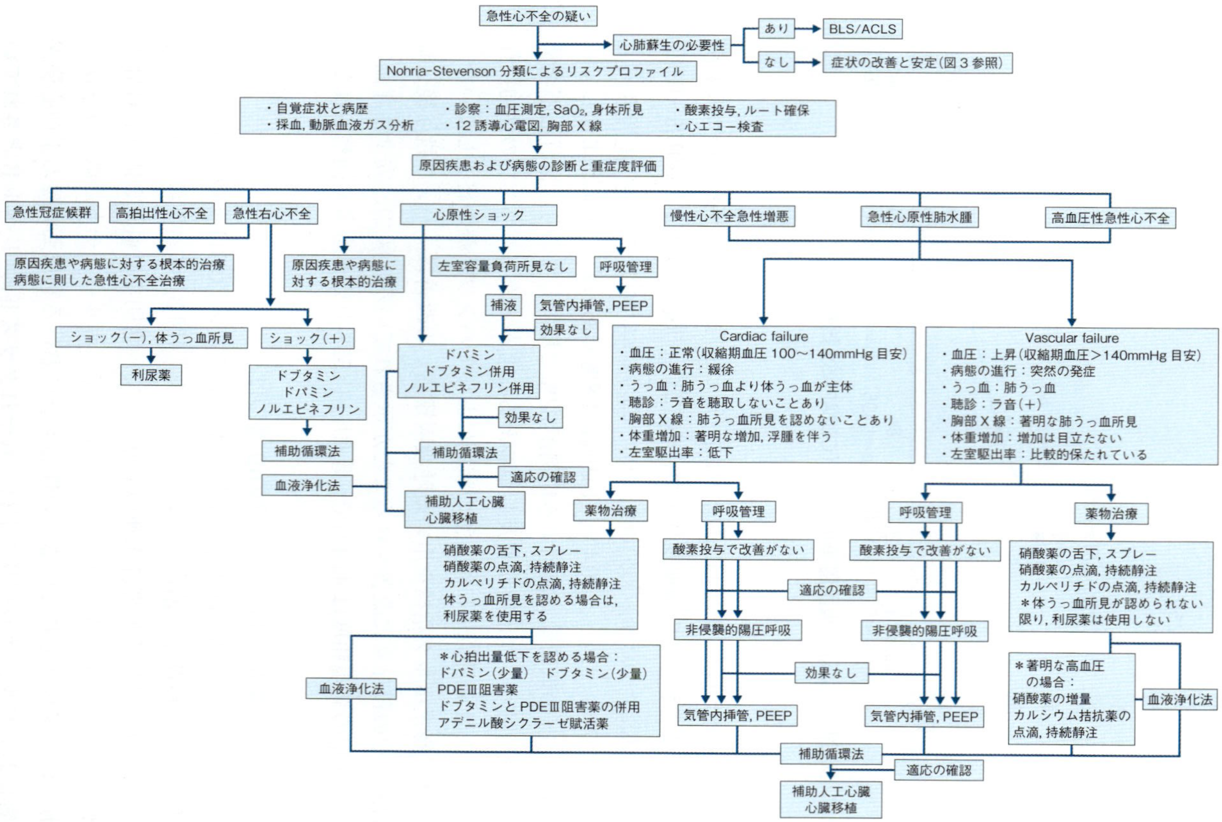

図3 治療のフローチャート
循環器病の診断と治療に関するガイドライン（2010年度合同研究班報告）
急性心不全治療ガイドライン（2011年改訂版）
〔http://www.j-circ.or.jp/guideline/pdf/JCS2011_izumi_h.pdf（2014年7月閲覧）〕

JCOPY 498-11702

国のみであることから，エビデンスレベルが高くないのが現状である．しかし，臨床において着実に使用が積み重ねられており，臨床経験からのエビデンスはかなり信頼ができるものと思われる．

4 急性心不全に対するハンプ治療のエビデンス

ハンプは，肺毛細血管圧を低下させ，心拍出量を増加させる作用があるが，他の血管拡張薬や強心薬と異なり，心拍数を増加させないことが特徴である．そのため，急性心不全治療薬としての有用性が期待される．

ハンプと類似の作用を有する脳性利尿ペプチドであるネシリチドを用いた臨床試験が米国を中心に行われた．急性非代償性心不全患者の短期予後は，強心薬であるドブタミン投与と比較して，ネシリチド投与により予後が改善することが報告された（図 4）[3]．非代償性心不全患者に対して，ネシリチドと硝酸薬の有効性を比較した VMAC 試験の結果も報告された[4]．489 名の非代償性心不全患者において，主要評価項目である肺動脈楔入圧の低下は，ネシリチド群で硝酸薬と比較し，大きい傾向であった．一方，心不全症状の改善，6 カ月後の心事故発生率，安全性などでは両群で有意な差は認めなかった．また，NSGET 試験，VNAC 試験，PROACTION 試験の結果を用いたメタ解析[5]では，ネシリチド群の方が対照

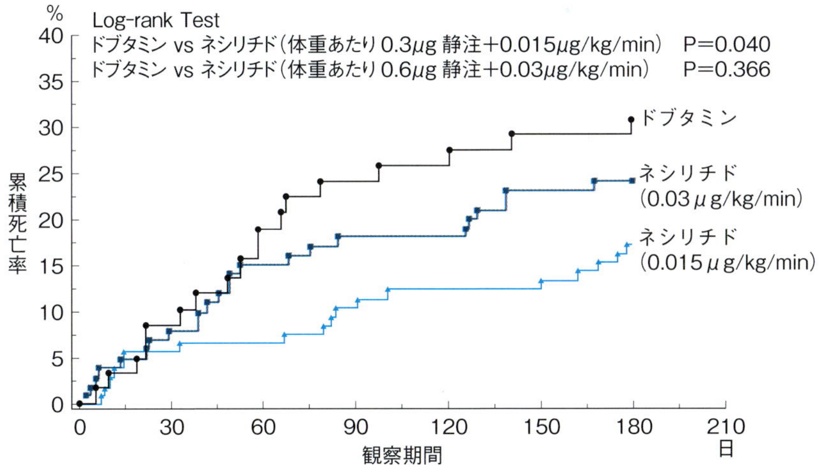

図 4 急性非代償性心不全患者における脳性 Na 利尿ペプチド（ネシリチド）と強心薬（ドブタミン）の予後における影響

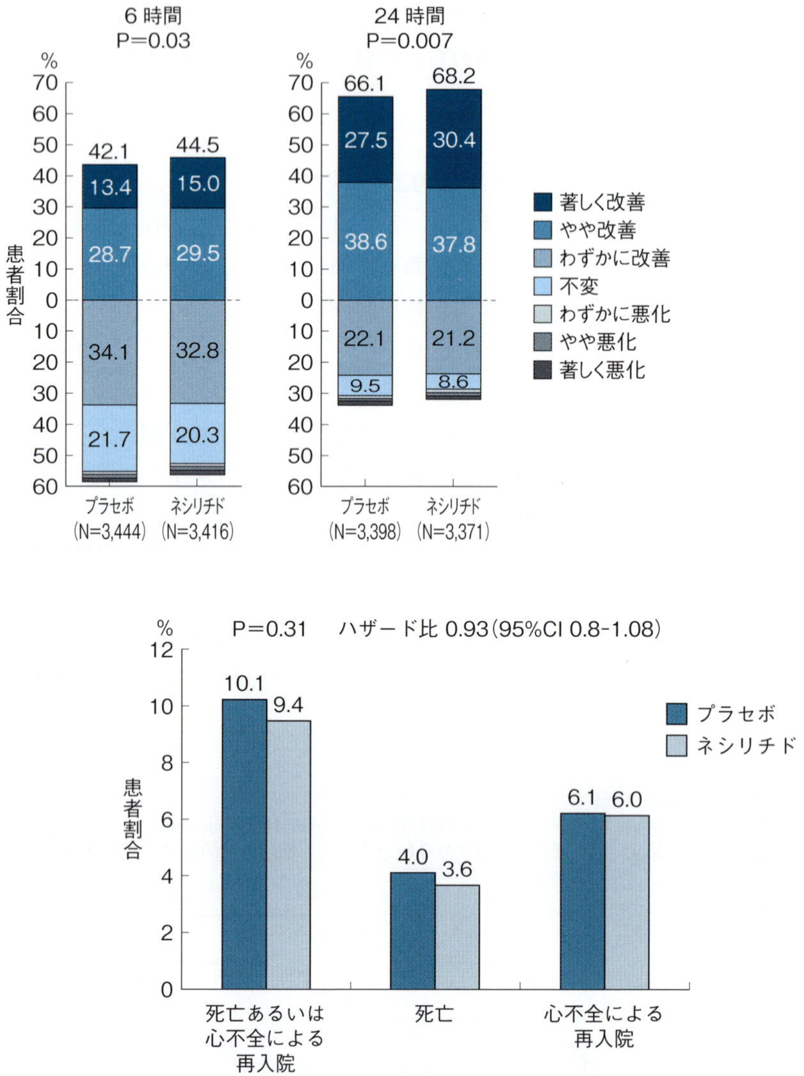

図 5 ネシリチド投与により呼吸困難症状は軽度改善するも，予後改善効果は認められず（ASCEND-HF 試験）

群と比較して予後を悪くする可能性が報告されたため，ASCEND-HF 試験によりネシリチド群の有効性が再検討された[6)]．7,141 例の急性非代償性心不全患者において，主要評価項目の 1 つである 6 時間後および 24 時間後の呼吸困難の症状は，ネシリチド群でプラセボ群と比較して軽度，有意に改善した（図 5）．一方，もう 1 つの主要評価項目である 30 日後の複合エンドポイント（総死亡＋心不全による再入院）においては，両群に差は認めなかった（図 5）．また，ネシリチド投与により腎機能が悪化するリスクが指摘されていたが，ネシリチド投与群とプラセボ群で腎機能悪化に差はなかった．本論文は，ネシリチドは急性心不全治療の標準治療としては推薦できないと結論づけている．

これに対して，我が国では心房性 Na 利尿ペプチドであるハンプが急性心不全の治療薬として承認されている．ハンプは，腎髄質血流量の増加による利尿作用，動静脈平滑筋弛緩による血管拡張作用，神経体液性因子抑制作用，酸化ストレス軽減作用などのさまざまな薬理作用を有することが知られている．我が国では，ハンプの低用量を中心とした使用法が広まったためか，概して良好な結果が得られている．ハンプを用いた代表的な臨床試験として PROTECT 試験がある[7]．NYHA Ⅲ/Ⅳ度を呈する急性心不全患者 49 例を対象に，低用量ハンプ（0.01～0.05 μg/kg/min）の 3 日間静脈内投与が行われた．ハンプ群では，治療開始 24 時間後の血中 cyclic GMP 濃度が対照群と比較して有意に増加し，ハンプによる作用増強効果が確認された．血中 H-FABP/クレアチニン比は，対照群と比較して，ハンプ群で低い傾向にあった．平均追跡期間 18 カ月において，複合エンドポイント（総死亡＋心不全による再入院）の発生頻度は，ハンプ群で 11.5％と対照群 34.8％と比較して有意に低かった（図 6）．

また，ハンプ投与による急性心筋梗塞後の左室リモデリング抑制効果も示され

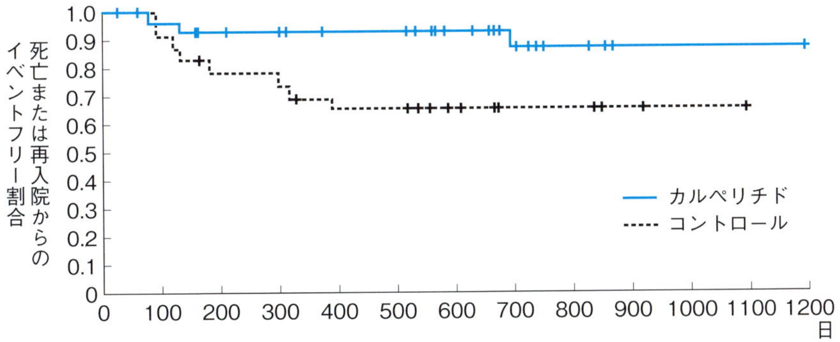

図 6 急性心不全患者におけるハンプ群と対照群の心血管イベントの違い（PROTECT 試験）

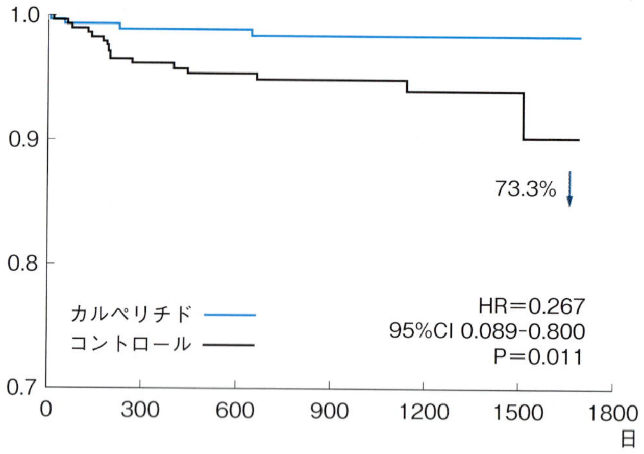

図7●急性心筋梗塞者における低用量ハンプ治療は，心臓死および心不全による入院を抑制する可能性がある（J-WIND試験）

ている[8)]．さらにJ-WIND試験にて，急性心筋梗塞治療時に低用量ハンプを3日間持続投与することにより，心筋梗塞サイズ縮小効果および慢性期左心機能改善効果により，複合エンドポイント（総死亡＋心不全による再入院）の発生リスク軽減効果があることが示されている（図7）[9)]．

まとめ

心房性Na利尿ペプチドであるハンプの急性心不全に対する有効性は，観察研究や介入試験より徐々に明らかにされつつある．我が国のみの薬剤であるため，エビデンスの構築が限られるが，今後さらに，臓器保護を考えた急性心不全治療薬としての心房性Na利尿ペプチドの検証試験が行われ，世界に本薬剤が普及することを期待するところである．

文献
1) Suwa M, Seino Y, Nomachi Y, et al. Multicenter prospective investigation on efficacy and safety of carperitide for acute heart failure in the 'real world' of therapy. Circ J. 2005; 69: 283-90.
2) Nomura, F, Kurobe N, Mori Y, et al. Multicenter prospective investigation on efficacy and safety of carperitide as a first-line drug for acute heart failure syndrome with preserved blood pressure: COMPASS: Carperitide Effects Observed Through Monitoring Dyspnea in Acute Decompensated Heart Failure Study. Circ

J. 2008; 72: 1777-86.

3) Silver MA, Horton DP, Ghali JK, et al. Effect of nesiritide versus dobutamine on short-term outcomes in the treatment of patients with acutely decompensated heart failure. J Am Coll Cardiol. 2002; 39: 798-803.
4) Publication Committee for the VMAC Investigators (Vasodilatation in the Management of Acute CHF). Intravenous nesiritide vs nitroglycerin for treatment of decompensated congestive heart failure: a randomized controlled trial. JAMA. 2002; 287: 1531-40.
5) Sackner-Bernstein JD, Kowalski M, Fox M, et al. Short-term risk of death after treatment with nesiritide for decompensated heart failure: a pooled analysis of randomized controlled trials. JAMA. 2005; 293: 1900-5.
6) O'Connor CM, Starling RC, Hernandez AF, et al. Effect of nesiritide in patients with acute decompensated heart failure. N Engl J Med. 2011; 365: 32-43.
7) Hata N, Seino Y, Tsutamoto T, et al. Effects of carperitide on the long-term prognosis of patients with acute decompensated chronic heart failure: the PROTECT multicenter randomized controlled study. Circ J. 2008; 72: 1787-93.
8) Hayashi M, Tsutamoto T, Wada A, et al. Intravenous atrial natriuretic peptide prevents left ventricular remodeling in patients with first anterior acute myocardial infarction. J Am Coll Cardiol. 2001; 37: 1820-6.
9) Kitakaze M, Asakura M, Kim J, et al. Human Atrial Natriuretic Peptide and Nicorandil as an Adjunct to Reperfusion Therapy for Acute Myocardial Infarction with ST-segment Elevation: the Randomised J-WIND (Japan-Working Groups of Acute Myocardial Infarction for the Reduction of Necrotic Damage) Trials. Lancet. 2007; 370: 1483-90.

〈朝倉正紀〉

H トルバプタン

トルバプタン（tolvaptan）は，水利尿薬として開発され，心性浮腫が主な適応症である．従来の利尿薬は，Na 利尿薬として分類されるため，きわめて独創的な利尿薬である．我が国では，利尿薬においてまず承認が得られたため，利尿作用を主とした心不全治療薬という認識が普及しつつある．我が国でも，心不全だけでなく，肝硬変に対する体液貯留にも承認を得ており，欧米では，低 Na 血症，ADH 不適切分泌症候群（SIADH）に対する適応が取得されており，さらには多発性嚢胞腎への適応に向けた開発も進められており，今後ますます発展が期待される薬剤である．

1 トルバプタン

■商品名

サムスカ® 錠　15 mg

■作用機序

バソプレシン V_2受容体の拮抗作用により，腎集合管における水の再吸収を抑制することで，電解質排泄の増加を伴わない選択的な水排泄を促進することによる利尿作用を示す．

■適応疾患

ループ利尿薬などの他の利尿薬で効果不十分な心不全における体液貯留

■用法・用量

サムスカ® 錠 1 日 1 回 15 mg を経口投与する．本剤は，他の利尿薬（ループ利尿薬，サイアザイド系利尿薬，抗アルドステロン拮抗薬など）と併用して使用する．

■主な副作用

電解質排泄を伴わない水利尿作用を有するため，脱水症状や高 Na 血症をきたし，意識障害をもたらす可能性がある．また，急激な血清 Na 濃度の上昇は，橋中心髄鞘崩壊症をきたす恐れがあるため，入院のもとで投与を開始もしくは再開することが望ましい．また血清 Na 濃度測定を，特に投与開始日においては頻回に行うことで，重大な副作用を回避しうる．また，臨床的によく観察される副作用として，口渇を呈する．

2 トルバプタンの作用機序

トルバプタンは，バソプレシン V_2受容体を選択的に阻害する薬剤である．バソプレシン受容体は，現在知られているサブタイプとして，V_{1a}受容体，V_{1b}受容体，V_2受容体の 3 受容体が報告されている．V_{1a}受容体は，バソプレシンの名前に由来している通り，血管平滑筋に多く存在し，血管収縮作用をもたらす．V_{1b}受容体は，下垂体前葉の副腎皮質刺激ホルモン（ACTH）産生細胞に存在して，ACTH 分泌促進作用を呈するとされる．V_2受容体は，腎集合体に多く発現している．バソプレシンが V_2受容体に結合すると，アデニル酸シクラーゼ-cAMP 産生系が活性化し，プロテインキナーゼ A 活性が亢進する．その結果，アクアポリン 2（AQP2）の細胞膜への発現が亢進し，電解質の排泄を伴わない自由水の再吸収が促進する．トルバプタンはこの V_2受容体活性作用を抑制することで，腎集合管の細胞における AQP2 発現を抑制し，電解質を排泄せず，水排泄のみを促進し，従来の Na 利尿薬とは全く異なった作用を発揮することができる．

3 代表的臨床試験からのエビデンス

低 Na 血症を伴う心不全患者において血漿バソプレシン濃度が上昇することが報告されており，バソプレシン血中濃度上昇が心不全患者の体液貯留の原因となることが示されている[1)]．バソプレシン受容体拮抗作用を有するトルバプタンの心不全における有用性を検討した主要な臨床試験の結果を概説する．

a）ACTIVE in CHF 試験

ACTIVE in CHF 試験は，トルバプタンのうっ血性心不全における適応取得に向けた Phase Ⅱ 試験である[2)]．標準的心不全治療を受けており，心不全の急性増悪により入院した 319 例に対して，トルバプタンの 30 mg，60 mg，90 mg もしくはプラセボが割付けられた．主要評価項目は，短期の臨床効果をみる割付け後 24 時間の体重変化と中期の臨床効果をみる割付け後 60 日における複合エンドポイント（心不全による再入院＋心不全による予定外の救急外来受診＋心不全に対する治療薬の増量もしくは新規治療開始に関連した外来受診＋死亡）が設定された．短期の有効性の指標である24時間後の体重変化量は，トルバプタンのすべての投与量において，有意に減少した．退院時における24時間の尿量においても，トルバプタンのすべての投与量において，トルバプタン投与により用量依存的に増加した．中期の有効性の指標である複合的エンドポイントは，トルバプタン群とプラセボ群で差を認めなかった．この結果に続き，EVEREST試験が行われた．

b）EVEREST試験

EVEREST試験は，心不全患者に対するトルバプタンの有効性を検討した多施設，無作為化，二重盲検，プラセボ対照比較試験である．本試験は，短期的有効性と長期的有効性を複合的に評価する試験デザインとなっている．心不全悪化により入院した患者4,133例に対して，入院後48時間以内にトルバプタン30 mg/日もしくはプラセボが割付けられた．ACE阻害薬やβ遮断薬などの標準的な心不全治療は継続して行われた．

短期の有効性は，試験結果の妥当性を向上させる目的で，179施設のA試験と180施設のB試験の独立した2つの試験グループに振り分けて評価された[3)]．主要評価項目は，Visual Analog Scoreを用いた全般的心不全症状の変化と7日目（もしくは退院時）の体重変化による複合的指標が設定された．この主要評価項目では，トルバプタン群において，プラセボ群と比較して，両試験においてどちらも有意に改善していた（A試験1.06 vs 0.99，$P<0.001$，B試験1.07 vs 0.97，$P<0.001$）．この複合的指標を構成する投与7日目における全般的心不全症状は，両試験において，トルバプタン群における改善効果はみられなかった．ただ1日目における呼吸困難の改善は両試験において認められており，臨床症状改善を評価する時点を7日目に設定したことで，7日目にはすでにほとんどの症例で心不全が改善しており，試験薬の薬効の差が評価できなかった可能性がある．急性心不全の評価時点の設定の難しさを示している．一方，トルバプタン投与による投与7日目における体重減少作用は，両試験において有意に認められた（A試験－3.35 kg vs －2.73 kg，$P<0.001$，B試験－3.77 kg vs －2.79 kg，$P<0.001$）．この体重減少効果は投与1日目から認められた（A試験－1.71 kg vs －0.99 kg，$P<0.001$，B試験－1.82 kg vs －0.95 kg，$P<0.001$）．重篤な有害事象は両群において差を認めなかった一方，トルバプタン群では口渇，口腔乾燥が有意に高かった．

本EVEREST試験では，トルバプタンの長期の有効性も検討された[4)]．トルバプタン30 mg/dayもしくはプラセボを60日間以上投与し，①総死亡および，②心血管死＋心不全による入院という2つの主要評価項目を評価するために，中央値 9.9 カ月の追跡が行われた．総死亡は，トルバプタン群は，プラセボ群と比較して優越性を示すことができなかった（ハザード比 0.98 95%CI 0.87-1.11，P＝0.68），一方，非劣性を証明し（P＜0.001），安全性の点では大きな問題がないことが示された（図 1）．また，もう 1 つの主要評価項目である心血管死および心不全による入院の複合エンドポイントのリスクにおいても，両群で差はなかった（ハザード比 1.04 95%CI 0.95-1.14）．有害事象の発現は，長期試験においても，両群間で大きな差を認めなかった．ただ短期試験と同様に，口渇と口腔乾燥においては，トルバプタン群において有意に多く認められた．

本 EVEREST 試験の結果は，長期におけるトルバプタン投与における安全性は認められ，超急性期の心不全症状の改善効果および体重減少効果を有することが示唆される．一方，長期の心不全症状改善効果および死亡や心不全入院などのイ

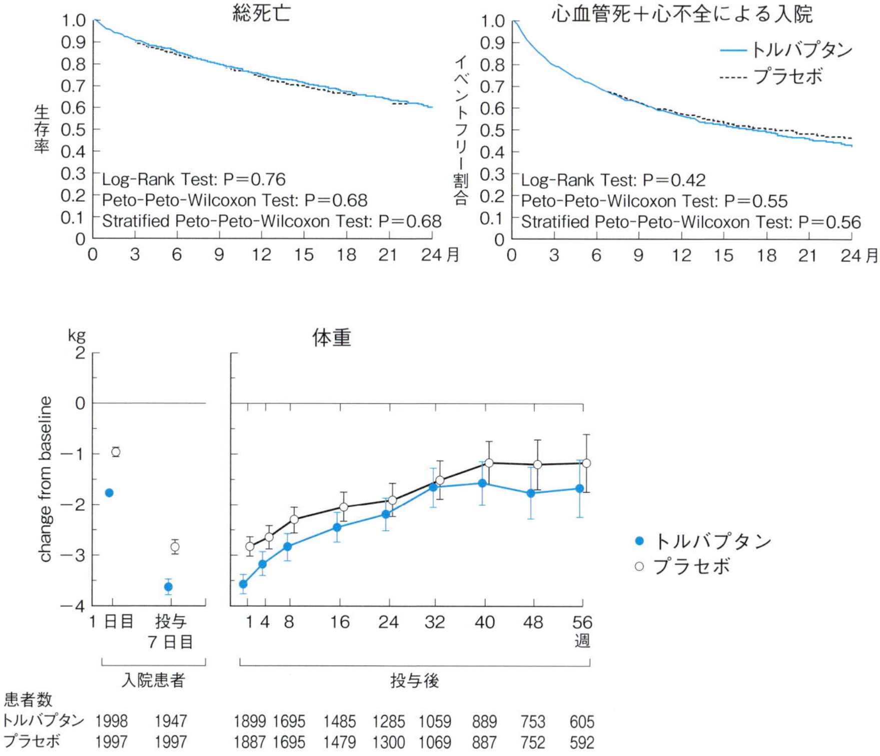

図 1 EVEREST 試験（長期試験）
（Konstam MA, et al；EVEREST Investigators. JAMA. 2007；297：1319-31[4]より）

ベント改善効果までは本試験集団ではもたらさないことがわかった．ただ，利尿薬を多量に投与している高齢者などにおいては，低Na血症などによる重篤な合併症が発生するリスクが高いと思われ，今後より詳細な解析が期待されるところである．

c）ECLIPSE 試験

ECLIPSE試験では，トルバプタンの心血行動態における影響が検討された[5]．標準治療を受けている重症心不全患者181症例に対して，トルバプタン15 mg，30 mg，60 mg，プラセボに無作為に割付けられた．トルバプタン投与後，用量依存的に尿量が増加した．トルバプタン投与により，肺動脈楔入圧，右房圧がそれぞれ，各用量すべてにおいて，プラセボ群と比較して有意に低下することがわかった（図2）．

d）QUEST 試験

QUEST試験は，我が国におけるトルバプタン開発におけるPhase Ⅲ試験である[6]．QUEST試験は，利尿薬投与においても体液貯留があるうっ血性心不全患者110名に対して，7日間のトルバプタン15 mg/日の投与もしくはプラセボ投与が無作為に割付けられた．主要評価項目は7日目の体重変化が設定され，プラセボ群と比較して，トルバプタン群において，有意に体重減少を認めた．尿量の増加，頸静脈怒張の軽減，肝腫大の軽減など，さまざまな心不全指標の改善が認められた．

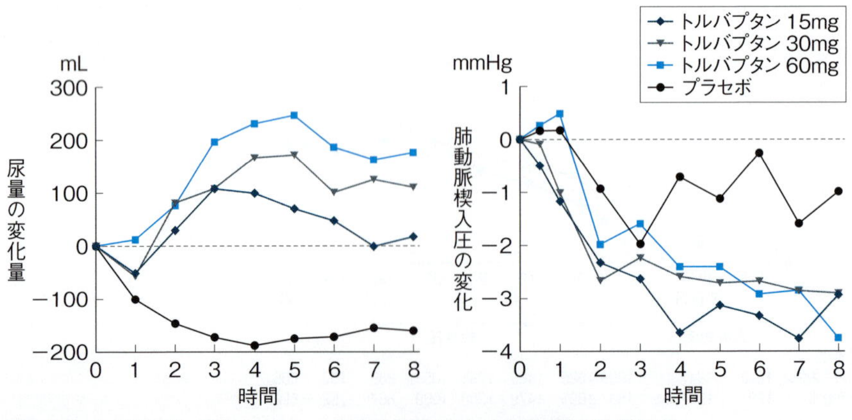

図2 トルバプタン投与により，心不全患者の心血行動態を改善する
（Udelson JE, et al. J Am Coll Cardiol. 2008；52：1540-5[5]より）

まとめ

従来の利尿薬のほとんどは，Na 利尿薬として分類され，心不全治療薬として非常に有効であったが，Na 利尿薬抵抗性心不全や低 Na 血症などの副作用などが大きな課題であった．トルバプタンは，電解質排泄を伴わない水利尿薬であり，これらの課題を解決する大きな役割を演じている新しい利尿薬である．まだ新しい薬剤であり，今後多くの知見が積み重なり，心不全患者にとって有望な治療薬に発展していくことを期待する．

文献

1）Szatalowicz VL, Arnold PE, Chaimovitz C, et al. Radioimmunoassay of plasma arginine vasopressin in hyponatremic patients with congestive heart failure. N Engl J Med. 1981；305：263-6.

2）Gheorghiade M, Gattis WA, O'Connor CM, et al；Acute and Chronic Therapeutic Impact of a Vasopressin Antagonist in Congestive Heart Failure（ACTIV in CHF）Investigators. Effects of tolvaptan, a vasopressin antagonist, in patients hospitalized with worsening heart failure：a randomized controlled trial. JAMA. 2004；291：1963-71.

3）Gheorghiade M, Konstam MA, Burnett JC Jr, et al；Efficacy of Vasopressin Antagonism in Heart Failure Outcome Study With Tolvaptan（EVEREST）Investigators. Short-term clinical effects of tolvaptan, an oral vasopressin antagonist, in patients hospitalized for heart failure：the EVEREST clinical status trials. JAMA. 2007；297：1332-43.

4）Konstam MA, Gheorghiade M, Burnett JC Jr, et al；Efficacy of Vasopressin Antagonism in Heart Failure Outcome Study With Tolvaptan（EVEREST）investigators. Effects of oral tolvaptan in patients hospitalized for worsening heart failure：the EVEREST Outcome Trial. JAMA. 2007；297：1319-31.

5）Udelson JE, Orlandi C, Ouyang J, et al. Acute hemodynamic effects of tolvaptan, a vasopressin V2 receptor blocker, in patients with symptomatic heart failure and systolic dysfunction：an international, multicenter, randomized, placebo-controlled trial. J Am Coll Cardiol. 2008；52：1540-5.

6）Matsuzaki M, Hori M, Izumi T, et al；Tolvaptan Investigators. Efficacy and safety of tolvaptan in heart failure patients with volume overload despite the standard treatment with conventional diuretics：a phase Ⅲ, randomized, double-blind, placebo-controlled study（QUEST study）. Cardiovasc Drugs Ther. 2011；25 Suppl 1：S33-45.

（朝倉正紀）

A 腎臓の生理学

はじめに

腎臓は，体内の水分と組成の調整を担っている．水と多くの電解質の摂取は，個人の飲食の習慣に依存するが，その摂取量と排泄量のバランスは，腎臓が主に維持している．腎臓は，糸球体において血漿を濾過し，濾過液から生体の必要に応じて電解質などを再吸収（ときには，排泄）することにより，その機能を果たしている．第3章では，利尿薬を使用するうえで最も重要なナトリウム（Na）と水の調節を中心に，生理学的な観点から概説する．

1 Na 摂取と排泄

健常人であれば，水や電解質の摂取量が大きく変化しても，細胞外液量や電解質濃度変化はきわめて小さいことが知られている[1]．たとえば，1日のNa摂取量が50 mEq（塩分摂取量でほぼ3 g）から300 mEq（塩分として18 g）に急激に変化したとしても，2～3日でNa排泄量も300 mEqへと増加し，Naの出納は平衡状態になる．逆に，急激にNa摂取量が50 mEqへ戻った場合も，Na排泄量は2～3日で50 mEqに低下する（図1a）．Na摂取量と排泄量が平衡に達するまでの間に，Na蓄積およびそれに伴う体液量増加，もしくはNa喪失およびそれに伴う体液量減少が生じるが，その後は体液量の変化は生じない．

一方，利尿薬を投与すると，Na排泄量は急激に増加するが，その後は徐々に漸減し，Na摂取量と平衡状態に達する[1]．この間に体液量の減少を伴うが，その後は利尿薬服用を継続しても体液量は変化しない（図1b）．このような腎臓におけるNa排泄量の調整には，細胞外液量減少に伴う血圧低下や糸球体濾過量（glomerular filtration rate：GFR）の減少，レニン・アンジオテンシン（RA）系の活性化，他の尿細管でのNa再吸収亢進などが影響している．

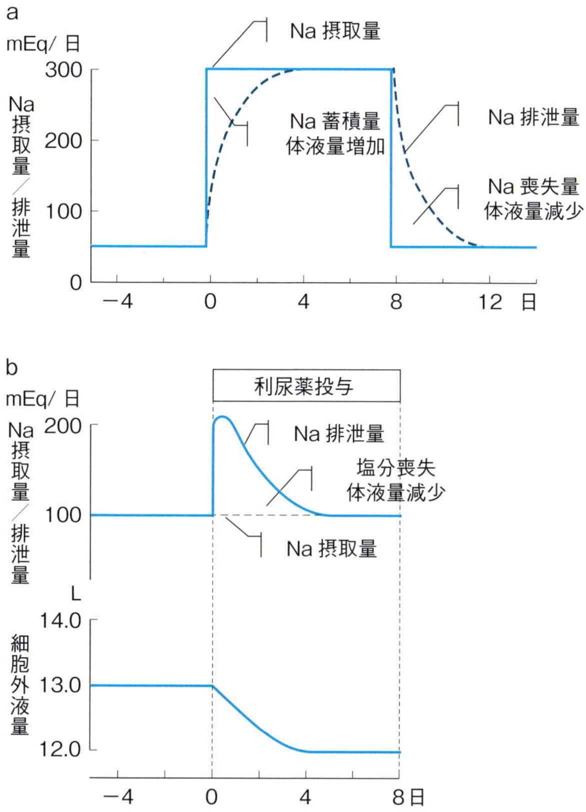

図 1 Na 摂取量と排泄量のバランス
塩分摂取量が変化した場合（a）と利尿薬を投与した場合（b）

2 Na 摂取と血圧

腎臓は長期的な高血圧の発症と維持も重要な役割を担っている．図2aは正常血圧の健常者と本態性高血圧患者における血圧と Na 排泄量の関係を示したものである（いわゆる Guyton の圧–利尿曲線である）[2)]．本態性高血圧患者は，塩分感受性を示す患者と，塩分非感受性を示す患者に分けられるが，いずれの患者も，圧–利尿曲線は右にシフトしている．正常血圧の健常者（実線）では，Na 摂取量が増加した場合（点 A→点 B），血圧があまり上昇しなくても Na は排泄される．塩分非感受性高血圧患者（点線）では，同じ Na を排泄するために，高い血圧（それぞれ点 C および点 D）を要するが，Na 摂取量が増加しても，血圧はあまり上昇

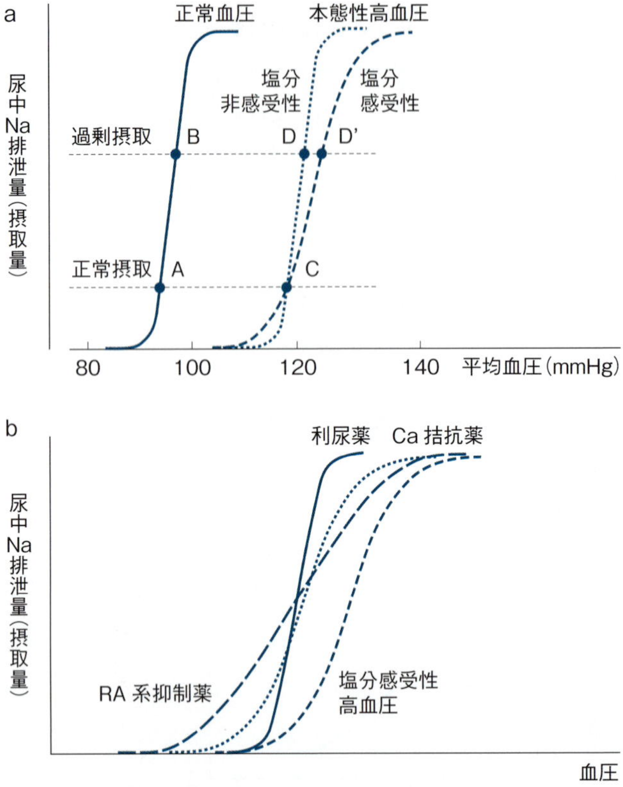

図 2● 圧-利尿曲線の概略

健常者と本態性高血圧患者の違い（a）と各種降圧薬の圧-利尿曲線へ与える影響（b）

しない．これは，心臓から糸球体輸入細動脈までの血管が，動脈硬化などにより器質的あるいは機能的に狭窄しているために，糸球体にかかる圧を健常者と同等に保つためには，血圧を上昇させる必要があるためである．一方，塩分感受性高血圧患者では，塩分摂取量が増加した場合に，血圧をより上昇させないと（点 D'），Na を排泄することができない．塩分排泄量＝(糸球体で濾過される Na 量)－(尿細管で再吸収される Na 量）であることを考慮すると，塩分感受性高血圧患者は，GFR が低下している，もしくは尿細管での Na 再吸収が亢進している（糖尿病や RA 系が亢進した病態など）ために，Na 摂取過剰な状態では，同じ Na 排泄量を得るためには血圧をより上昇させる必要がある．

図 2b は上記の圧-利尿曲線に対する各種降圧薬の影響を示している．利尿薬は，尿細管での Na 再吸収を阻害することにより，塩分感受性を塩分非感受性に戻す作用を有する．Ca 拮抗薬は輸入細動脈までの動脈拡張作用により，圧-利尿曲線を左にシフトさせる．一方，RA 系抑制薬では，より塩分感受性が強くなり，Na 摂取量が少ない場合は，降圧効果が大きいが，Na 摂取量が多い場合は，降圧効果が小さいという特徴をもつ[3)].

3 水摂取と水利尿

健常者は，前述した Na などの電解質のみならず，水の摂取量が大きく変動した場合も，溶質排泄量をほとんど変えることなく，水排泄量を調整することができる[1)]．腎臓は尿を血漿浸透圧の約 1/6 である 50 mOsm/kg まで希釈することにより体内の過剰な水を排出することができる．逆に尿の浸透圧を 1,200 mOsm/kg まで濃縮することにより水の排泄量を抑えることも可能である．たとえば，水 1 L を飲むと，血漿浸透圧が低下することにより抗利尿ホルモン（ADH）が抑制さ

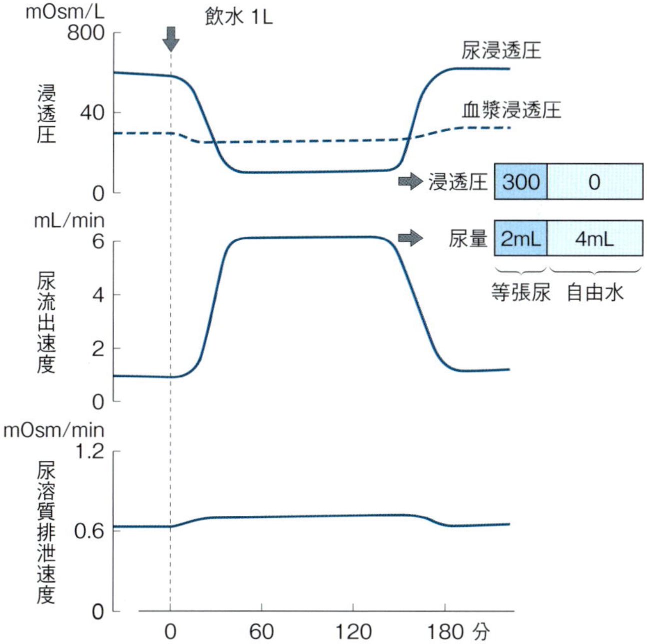

図 3 水を摂取した場合の腎臓の反応

れ，尿の浸透圧は600 mOsm/kgから100 mOsm/kgへと低下する．溶質排泄量はほとんど変わらないため，尿量は6倍になる．尿の浸透圧が100 mOsm/kgであるということは，血漿と等張の尿と浸透圧が0 mOsmの自由水が1：2で混ざっていると考えてよく，尿量6 mL/minのうち，4 mL/minは自由水が排泄されていることになる（図3）．このように腎臓は，自由水を排泄することにより過剰な水を排泄する．

文献
1）Hall JE. Text Book of Medical Physiology. Philadelphia：Saunders；2011.
2）Guyton AC. Blood pressure control--special role of the kidneys and body fluids. Science. 1991；252：1813-6.
3）Hall JE. The kidney, hypertension, and obesity. Hypertension. 2003；41：625-33.

（猪阪善隆，楽木宏実）

B 糸球体の生理学

はじめに

尿の生成は，糸球体毛細血管からボウマン（Bowman）嚢へ大量の体液が濾過されることにより始まる．糸球体毛細血管は細胞成分や多くの蛋白質は濾過しないが，電解質や有機物（ブドウ糖やアミノ酸など）の糸球体濾過液の濃度は血漿中の濃度とほぼ等しくなる．しかし，アルブミンなどと結合しているCaや脂肪酸などは糸球体で濾過されない．前項で解説した水や電解質の出納を一定に制御するためにGFRを一定に維持することはきわめて重要である．本項ではGFRの維持機構について概説する．

1 GFRの決定因子

GFRは他の毛細血管と同様に，糸球体毛細血管内外の静水圧と膠質浸透圧および濾過係数によって決定されるが，糸球体静水圧と濾過係数が他の毛細血管に比べて高いために，濾過される血漿量の割合はきわめて高く，腎血漿流量の約20%に相当する[1)]．

GFRは糸球体毛細血管静水圧（P_G），ボウマン嚢静水圧（P_B），糸球体膠質浸透圧（Π），および糸球体濾過係数（K_f）により，

$$GFR = K_f \times (P_G - P_B - \Pi) \quad \cdots ①$$

と表すことができる（図1）．これらのヒトにおける静水圧などは直接測定されていないが，正常条件下では$P_G = 60$ mmHg，$P_B = 18$ mmHg，$\Pi = 32$ mmHg程度と推察されており[1)]，糸球体における濾過圧は

$$P_G - P_B - \Pi = 60 - 18 - 32 = 10 \text{ mmHg}$$

程度である．前述したように，他の毛細血管に比べるとK_f値はきわめて高いことが知られているが，糖尿病性腎症による糸球体基底膜の肥厚や糸球体硬化病変が起こるとK_f値は低下し，GFRは低下する．

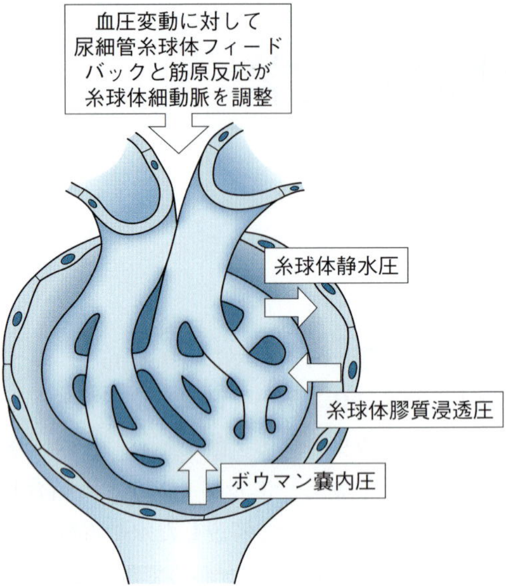

図 1●GFR の決定因子

2 GFR の自動調節機構

仮に，全身血圧の変動がそのまま糸球体毛細血管静水圧に影響すると，全身血圧が 10 mmHg 上昇しただけで $P_G = 70$ mmHg となり，糸球体における濾過圧は

$$P_G - P_B - \Pi = 20 \text{ mmHg}$$

と 2 倍に上昇し，GFR も 2 倍に増加することになる．このような変動があると体液量を一定に保つことができないため，動脈圧が変動しても腎血流量と GFR はほぼ一定に保たれる自動調節機構が働いている（図 2）．図 2 に示すように，平均血圧が 80〜150 mmHg の間で変動しても，GFR はわずか数％変動するにすぎない．一般に腎血流量も GFR とともに自動調節されているが，GFR の方がより厳密に制御されている．

3 尿細管糸球体フィードバック機構

GFR の自動調節機構として，マクラデンサ（緻密斑）で再吸収される NaCl 濃度に反応して糸球体細動脈の抵抗を制御するフィードバック機構があり，これを尿細管糸球体フィードバック機構（tubuloglomerular feedback：TGF）とよぶ（図 3）．マクラデンサは輸入細動脈と輸出細動脈に近接するヘンレの太い上行脚

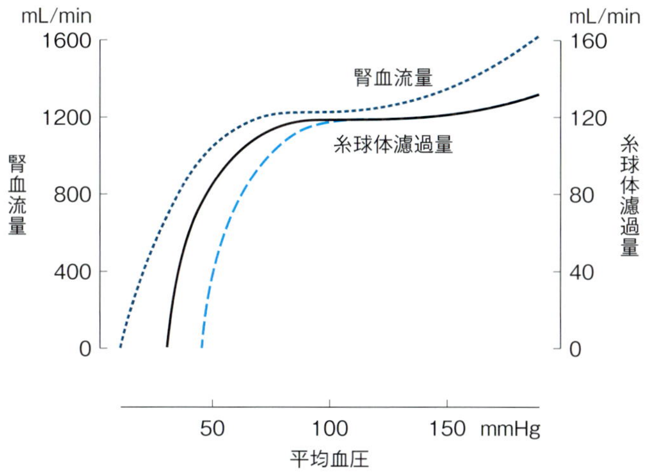

図 2 GFR と腎血流量の自動調節機構

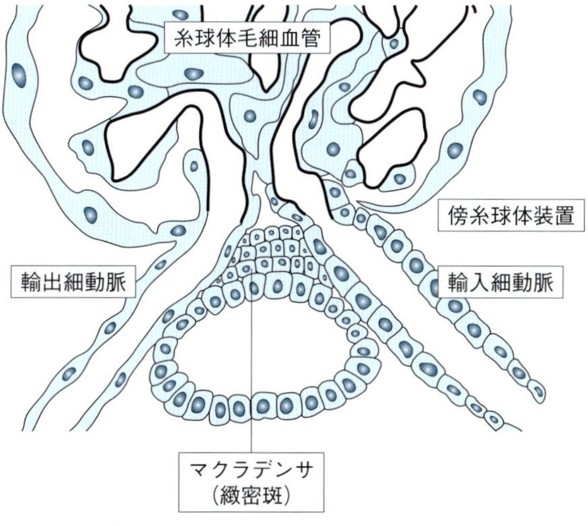

図 3 尿細管糸球体フィードバック機構に関わる傍糸球体装置

終端部の特別な細胞である[2)]. マクラデンサとそれに近接する細動脈の細胞から構成される傍糸球体装置は, 遠位尿細管に到達する NaCl をほぼ一定に保つために, 糸球体細動脈の抵抗を変化させる仕組みを有する.

動脈圧の低下などにより，GFR が低下すると，近位尿細管で再吸収される NaCl が増加し，マクラデンサに到達する NaCl が減少する．すると，マクラデンサで再吸収される Cl^- を感知して輸入細動脈が弛緩するとともに，輸入細動脈からレニンが分泌される．レニンによりアンジオテンシンⅡ濃度が上昇し，輸出細動脈が収縮する．このような細動脈の変化により，GFR が維持される．

腎血流と GFR を一定に維持するための，もう 1 つの機構が輸入細動脈の筋原反応である[3]．これは，血管壁の伸展により細胞外液から細胞内へ Ca イオンが流入することにより血管収縮が起こる反応である．この反応は輸入細動脈に限らず，すべての血管で機能していると考えられ，GFR の維持機構にどの程度筋原反応が関与しているか，疑問視する意見もある．

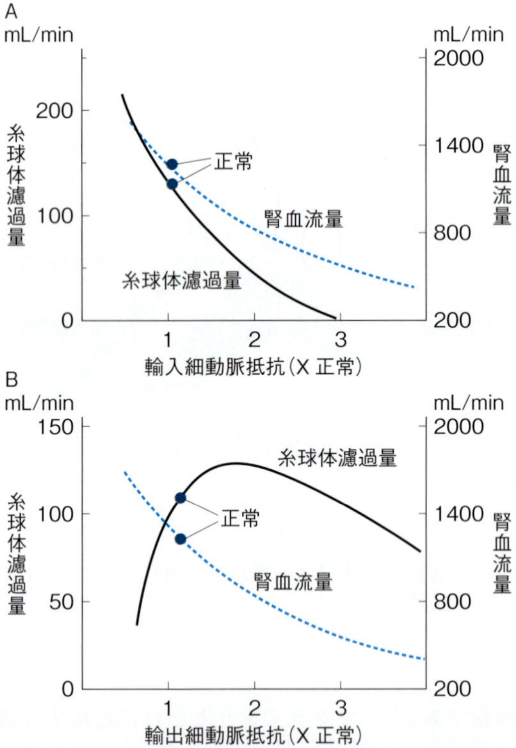

図 4 糸球体細動脈血管抵抗による GFR と腎血流量の変化

4 GFR に対する糸球体細動脈の影響

糸球体静水圧は，輸入細動脈と輸出細動脈の血管抵抗により調整される[1]．輸入細動脈の血管抵抗が上昇した場合は，腎血流量が低下するとともに，糸球体内圧が低下するので①式より GFR も低下する（図 4A）．輸出細動脈が収縮した場合も腎血流量は低下するが，糸球体内圧は相対的に上昇するために，腎血流量の減少が軽度であれば GFR は上昇するが，輸出細動脈がさらに収縮して腎血流量が中等度低下した場合は，GFR は低下に転じる（図 4B）．

GFR の低下には，①式における膠質浸透圧の上昇も関与する．輸入細動脈から輸出細動脈に至る毛細血管の間で，血漿が濾過されるに従い徐々に蛋白の濃度が上昇するため，糸球体膠質浸透圧は上昇していく．輸出細動脈が著しく収縮した場合は，ドナンの法則により膠質浸透圧が非直線的に上昇するため，①式より GFR の低下はさらに顕著となる．

文献
1）Hall JE. Text Book of Medical Physiology. Philadelphia：Saunders；2011.
2）Bell PD, Lapointe JY, Peti-Peterdi J. Macula densa cell signaling. Annu Rev Physiol. 2003；65：481-500.
3）Cupples WA, Braam B. Assessment of renal autoregulation. Am J Physiol Renal Physiol. 2007；292：F1105-23.

（猪阪善隆，楽木宏実）

C 尿細管の生理学

はじめに

糸球体で濾過されたNaの約60%が近位尿細管で再吸収され，ループ利尿薬の作用するヘンレ係蹄の太い上行脚（thick ascending limb：TAL）で約30%が再吸収される．一方，サイアザイド系利尿薬やK保持性利尿薬の作用する遠位尿細管，集合管でのNaの再吸収量はそれぞれ7%，2～3%にすぎない（図1）[1]．なお，尿細管再吸収における最も基本的なメカニズムは，尿細管への流入が増加すると再吸収も増加するということである．たとえば，GFRが20%増加すると近

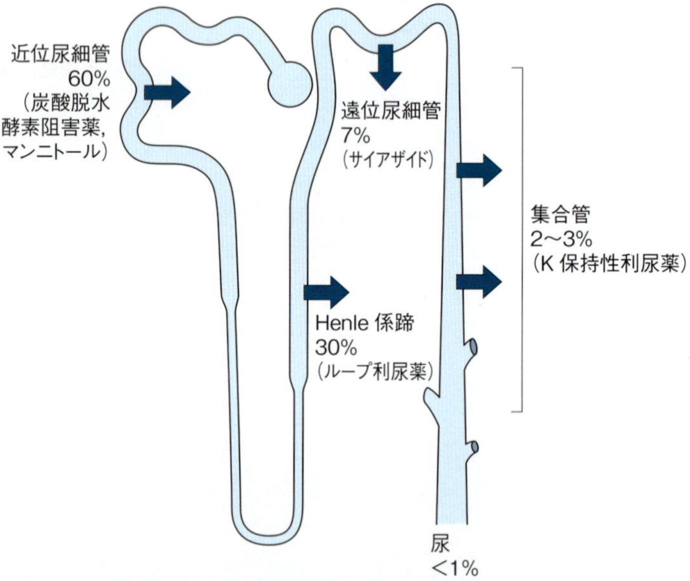

図1●尿細管各部位におけるNa再吸収量と作用する利尿薬
（Mount DB, et al. In：Brenner BM, et al, editors. The Kidney. Philadelphia：Saunders；2008. p.156-213[1]を改変）

位尿細管で再吸収されるNaの割合は60%と同じでも，再吸収量は20%増加する．これを糸球体-尿細管バランスという[2]．

いわゆる利尿薬（水利尿薬を除く）は，Na利尿薬であり，Naの再吸収を抑制することにより，体液量を減少させる薬剤である．ループ利尿薬がサイアザイド系利尿薬やK保持性利尿薬に比べて強力な利尿作用を有するのは，このような各尿細管におけるNa再吸収量の違いによるものである．糸球体で濾過されたNaの60%が近位尿細管で再吸収されることから，近位尿細管で作用する炭酸脱水酵素阻害薬やマンニトールはより強力な利尿作用を有すると思うかもしれない．しかし，TAL以降におけるNa再吸収量は，管腔液流量に比例して増加可能なため，近位尿細管のNa再吸収を抑制しても実質的な利尿効果は得られず，通常利尿薬といえば，TAL以降のNa再吸収を抑制する薬剤をさす．したがって，本稿ではTAL以降の尿細管の生理的機能について，利尿薬の観点から概説する．

1 尿細管における利尿薬の作用

多くの利尿薬は，尿細管腔側のNa輸送体に作用してNa再吸収阻害作用を示す（図2）．尿細管血管側にあるNa^+, K^+-ATPaseによりNaが細胞外に汲み出され

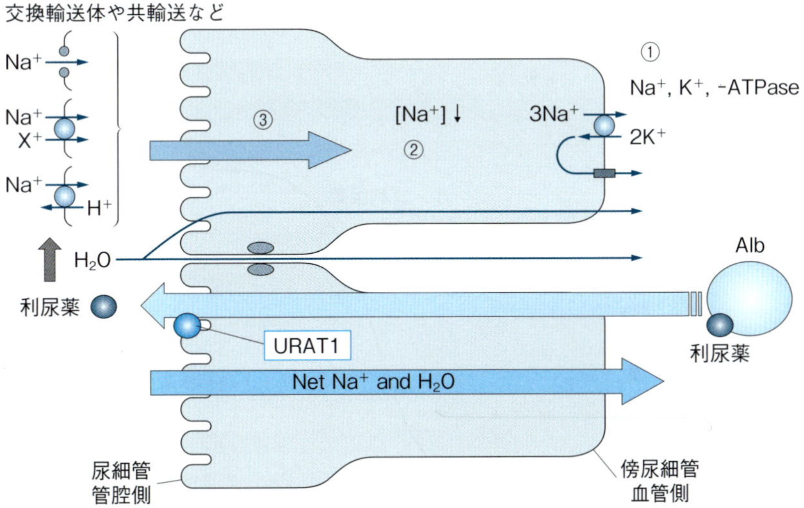

図2 尿細管細胞におけるNa再吸収のメカニズムと利尿薬の作用
利尿薬はURAT1（urate transporter 1：尿酸トランスポーター）を介して尿細管腔に排泄される．

ると，細胞内の Na 濃度が低下し，Na の電気化学的勾配に従って，尿細管腔側の Na 輸送体を通して Na が細胞内に拡散する．利尿薬は，この Na 輸送体の機能を阻害することにより，Na 利尿作用を示す．水はヘンレ上行脚など一部を除いて細胞透過性が高いため，Na 再吸収に伴い，細胞内を通過し（一部は尿細管細胞間を通して）再吸収される．

2 ループ利尿薬とサイアザイド系利尿薬

ループ利尿薬とサイアザイド系利尿薬にはいくつか生理的な特性の違いがある．第一にその作用する尿細管の違いである．前述したような各尿細管での Na 再吸収量の違いに加えて，ループ利尿薬はマクラデンサでの NaCl 再吸収を抑制するために，レニン分泌が亢進し，RA 系が活性化される（第 3 章-B 参照）．

さらに，用量依存性と腎機能依存性も異なる．ループ利尿薬は高用量まで投与量に依存して利尿効果が直線状に増加する（図 3）．したがって，高用量投与すれば，高い利尿効果が得られる．しかし，サイアザイド系利尿薬は低用量で利尿効果は飽和し，用量を増加しても利尿効果が増えず，かえって副作用が増強するだけである．また，ループ利尿薬は腎機能が低下していても，利尿効果を発揮することができるのに対し，サイアザイド系利尿薬は GFR<20 mL/min では無効である．

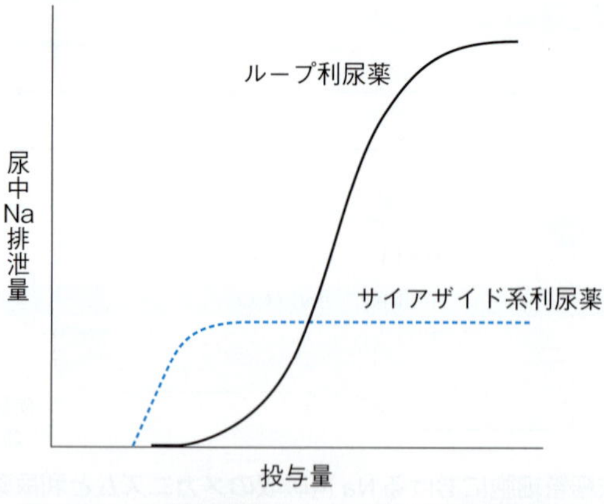

図 3 ループ利尿薬とサイアザイド系利尿薬の濃度依存性

3 K 保持性利尿薬

皮質集合管の主細胞は，Na と水を再吸収し，K を分泌する．アルドステロンが作用すると，管腔側に Na チャネルが誘導される．集合管での Na 再吸収量の割合はわずかであるが，最終的な排泄量を決定するために重要である．ループ利尿薬やサイアザイド系利尿薬を使用すると，集合管での Na 再吸収が増加し，K 排泄が増加するため，低 K 血症をきたす．逆に K 保持性利尿薬（抗アルドステロン薬やトリアムテレン）は高 K 血症となる．

4 代償性抗利尿効果

糸球体-尿細管バランスと同様に，尿細管での Na 再吸収を抑制すると，それより遠位側の尿細管に到達する Na が増加するために，遠位側にある尿細管での Na 再吸収が亢進し，これを代償性抗利尿効果という．ループ利尿薬は，代償性抗利尿効果が現れやすい．ループ利尿薬のフロセミドを朝 1 回投与すると，投与後 6 時間は強力な利尿作用を発揮するが，その後の 18 時間は逆に利尿は減弱する．また，初日投与時よりも 2 日目以降は利尿効果が少なくなる（図 4）[3]．ループ利尿薬を連用していると，遠位尿細管の肥大や Na^{+}-Cl^{-} 共輸送体（NCC）の活性化が起こることも報告されており[4]，利尿薬の投与を持続していても，Na バランスは徐々に相殺される（第 3 章-A，図 1b 参照）．ループ利尿薬を連用している患者が

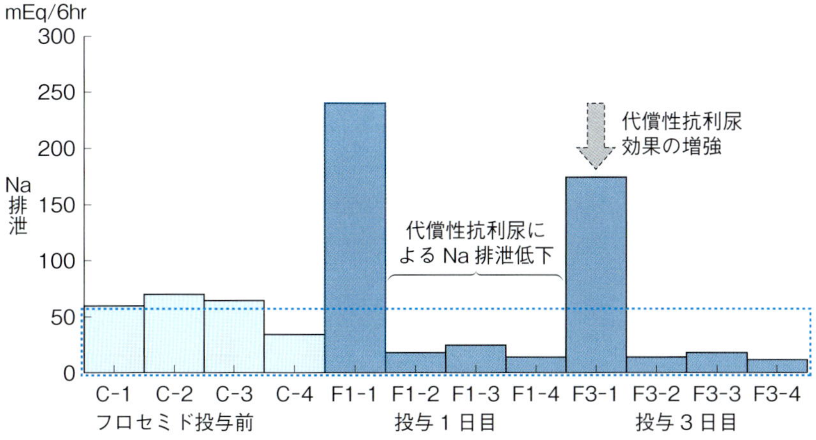

図 4 270 mEq/day の Na 摂取時の健常人にフロセミド 40 mg 投与前後の 6 時間毎の Na 排泄量
（Ellison DH. Cardiology. 2001；96：132–43[3]を改変）

急に利尿薬を中止すると浮腫が増強するのも，代償性抗利尿のためである．

逆に，ループ利尿薬投与時の利尿薬抵抗性の際に，より遠位部での Na 再吸収を抑制するサイアザイド系利尿薬や抗アルドステロン薬を投与すると，遠位尿細管や集合管での Na 再吸収が抑制され，利尿の相乗効果を得ることができる．サイアザイド系利尿薬使用時も代償性抗利尿効果が現れるが，サイアザイド系利尿薬は薬剤効果持続時間が長いことと，もともと遠位尿細管以降で再吸収される Na は多くないため，代償性抗利尿の効果が顕著となることは少ない．

文献
1）Mount DB, Yu ASL. Transport of Inorganic Solute：Sodium, Chloride, Potassium, Magnesium, Calcium, and Phosphate. In：Brenner BM, Rector FC, editors. The Kidney. Philadelphia：Saunders；2008. p.156-213.
2）Hall JE. Text Book of Medical Physiology. Philadelphia：Saunders；2011.
3）Ellison DH. Diuretic therapy and resistance in congestive heart failure. Cardiology. 2001；96：132-43.
4）Kaissling B, Bachmann S, Kriz W. Structural adaptation of the distal convoluted tubule to prolonged furosemide treatment. Am J Physiol. 1985；248：F374-81.

（猪阪善隆，楽木宏実）

D 水再吸収の生理学

はじめに

学生に「なぜ心不全患者では水制限が必要か？」と質問すると，大概は「心不全が悪化するから」という答えが返ってくる．第3章-Aで概説したように，健常人であれば，溶質排泄量をほとんど変えることなく，水排泄量を調整することができるが，心不全患者ではADH分泌異常により，水排泄異常をきたしている．利尿薬投与患者でも，しばしば低Na血症をきたすが，その多くは自由水排泄低下による水過剰が原因であり，利尿薬によるNa喪失が原因ではない（第3章-Aの図1参照）．本項では，水バランスの調整機構について生理学的に概説する．

1 濃縮尿の排泄と抗利尿ホルモン

血漿よりも濃縮された尿を排泄することは，ヒトが陸地で生活するうえで必要不可欠である．一般的に，摂取した食事の代謝産物や電解質など，尿として排泄される溶質は10 mOsm/kgとされる．60 kgの健常人であれば，毎日600 mOsmの溶質を排泄する必要がある．最大尿濃縮力が1,200 mOsm/Lであれば，必要最小尿量は

$$600\ \text{mOsm/day} \div 1{,}200\ \text{mOsm/L} = 0.5\ \text{L/day}$$

となる[1]．

水が不足すると，血漿浸透圧の上昇あるいは，循環血漿量の低下を感知して，抗利尿ホルモン（antidiuretic hormone：ADH）の分泌や口渇感が生じ，飲水量の増加や腎臓での自由水排泄抑制が起こり，水不足が解消される（図1A）．健常人では，血漿浸透圧が280 mOsm/kg未満であれば，ADHは分泌されないが，浸透圧が280 mOsm/kgを超えると，ADHが分泌され，尿の浸透圧が上昇する[2]．血漿浸透圧が295 mOsm/kgに達すると，尿の浸透圧が最大濃縮レベルに達するため，ADHがさらに産生されても，それ以上は尿を濃縮できない．したがって，295 mOsm/kg以上であれば，口渇感による飲水量の増加が必要となる．

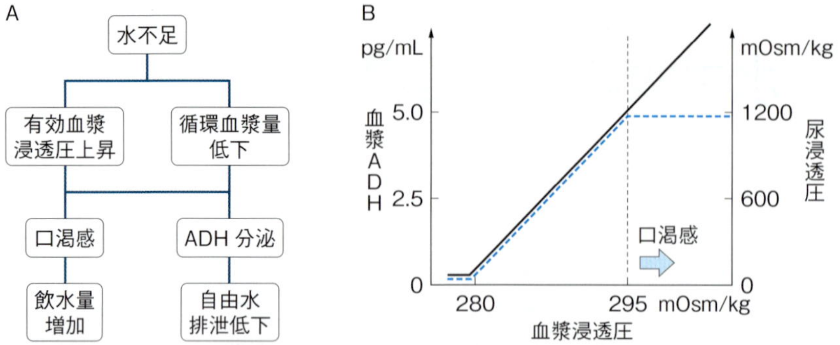

図 1●水不足に対する生体の反応（A）と血漿および尿浸透圧と ADH の関係（B）
（Narins RG, et al. In：Stein JH, editor. Internal Medicine. Boston：Little Brown；1987[2]を改変）

濃縮尿を形成するための必要条件として，ADH が分泌されることと，腎髄質部での高浸透圧環境が形成されることがあげられる．ループ利尿薬を服用している場合は，ヘンレ係蹄の太い上行脚での Na 再吸収が抑制されるため，髄質での高浸透圧が形成されにくい．高齢者でも腎髄質への相対的な血流増加のために，高浸透圧が形成されず，尿の濃縮能が低下する．

2 希釈尿の排泄

逆に ADH 分泌が抑制されると，希釈尿が排泄される．最大尿希釈力が 50 mOsm/L であれば，最大排泄尿量は

600 mOsm/day ÷ 50 mOsm/L = 12 L/day

となる．希釈尿を排泄するための条件は ADH 分泌が抑制されることと，尿の希釈部（遠位尿細管）で水を再吸収せずに，Na を再吸収することである．ADH 分泌は加齢の影響を受けないとされるが，プロスタグランジン産生抑制のために高齢者では尿の希釈能が低下する．さらに，尿の希釈部である遠位尿細管の Na 再吸収を抑制するサイアザイド系利尿薬は尿の希釈能をさらに低下させる（図 2）[3]．

3 心不全と ADH

ADH は，血漿浸透圧だけでなく，有効循環血漿量の低下により分泌が刺激される．有効循環血漿量が軽度低下しただけでは，ADH はあまり分泌されないが，中等度以上低下した場合は，その分泌は急速に増加する（図 3）．

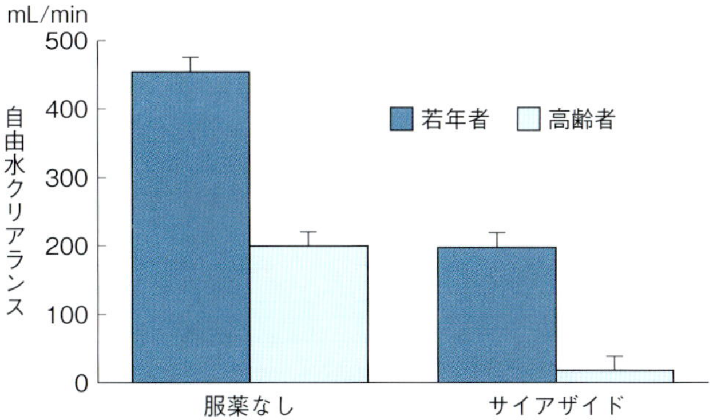

図 2 若年者および高齢者における，サイアザイド系利尿薬服用時の自由水排泄
（Clark BA, et al. J Am Soc Nephrol. 1994；5：1106-11[3]を改変）

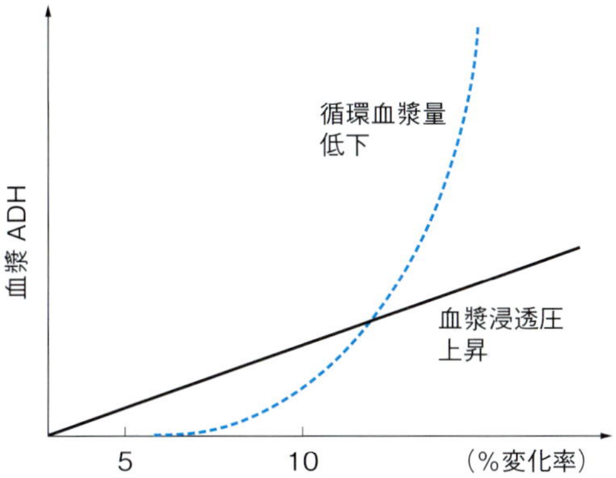

図 3 ADH 分泌に対する血漿浸透圧と循環血漿量の変化の影響

たとえば，心不全患者で ADH 分泌により尿の希釈能が低下し，尿の浸透圧を 400 mOsm/L 以下に低下させることができないとすると，最大排泄尿量は

600 mOsm/day ÷ 400 mOsm/L = 1.5 L/day

となる．代謝などにより産生される水を 0.2 L として，1 日 1.3 L 以上の水分を摂取すると，過剰な水は排泄できず，水の蓄積が起こる．

上記の条件は，溶質排泄量を 10 mOsm/kg とした場合であるが，心不全患者など利尿薬を服用している患者では Na 制限を行っていることが多い．塩分制限下

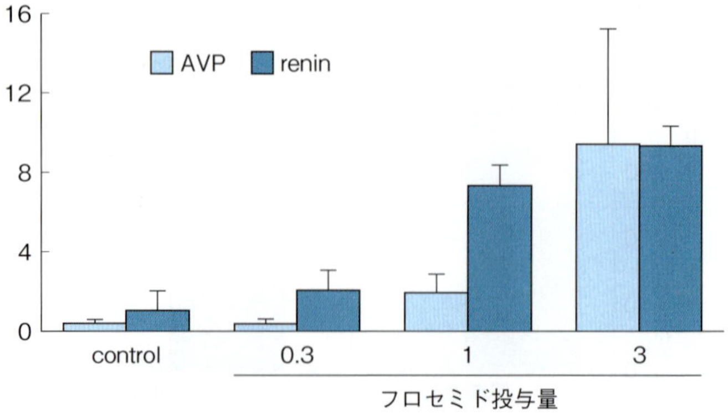

図4● フロセミド（0.3, 1, 3 mg/kg）経口投与したときの，AVPおよびレニン濃度の変化
（Miyazaki T, et al. Cardiovasc Drug Rev. 2007；25：1-13[4]を改変）

では，溶質排泄量は低下しており，それに伴い排泄できる水の量も低下する．心不全が悪化した場合は，食欲が低下していることも多く，そのような患者に対して，過剰な塩分制限を行うと，かえって水の排泄量が低下し，心不全が増悪することもあるので注意を要する．

4 利尿薬とADH

図4に示したように，フロセミドを投与すると，有効循環血漿量の低下によりADHが上昇する[4]．通常，ループ利尿薬を服用すると血漿浸透圧の1/2の浸透圧の尿が排泄されるといわれている．したがって，ループ利尿薬を服薬した場合は，通常Na濃度は上昇する．しかし，ADH分泌上昇により，過剰に水を摂取すると水が排泄できなくなり，低Na血症をきたす．遠位尿細管は尿の希釈部に相当し，サイアザイド系利尿薬服用時は，尿の希釈が起こりにくい，すなわち自由水排泄が困難となり，水貯留がより起こりやすくなる（図3）[3]．サイアザイド系利尿薬服用時は，脱水にならないように水分摂取を指導するが，過剰な水分摂取は低Na血症を招く．特に高齢者は自由水排泄が低下しており，注意を要する．水貯留が高度の場合は，水利尿薬投与も考慮する必要がある．

文献
1）Hall JE. Text Book of Medical Physiology. Philadelphia：Saunders；2011.
2）Narins RG, Krishna GC. Disorder of water balance. In：Stein JH, editor. Internal

Medicine. Boston： Little Brown； 1987.
3）Clark BA, Shannon RP, Rosa RM, et al. Increased susceptibility to thiazide-induced hyponatremia in the elderly. J Am Soc Nephrol. 1994； 5： 1106-11.
4）Miyazaki T, Fujiki H, Yamamura Y, et al. Tolvaptan, an orally active vasopressin V_2-receptor antagonist-pharmacology and clinical trials. Cardiovasc Drug Rev. 2007； 25： 1-13.

（猪阪善隆，楽木宏実）

E 全身の中で腎臓の役割をどう考えるか？

はじめに

第3章 A〜D では，利尿薬を使用する上で Na や水のコントロールに対する腎臓の生理学的な機能を中心に概説した．しかし，薬剤代謝を考える上で腎臓の役割は重要であり，利尿薬の投与量を決定するために腎機能を考慮する必要がある．また，腎臓は Na 以外の電解質の調整にも重要な役割を担っており，利尿薬の使用は K（第3章-C を参照）や Ca など他の電解質バランスにも影響を与える．さらに，第3章-B で概説した GFR の自動調節機構や尿細管糸球体フィードバック機構が利尿薬の使用時に，どのように維持されるかを理解することは重要である．本稿では，全身の中で腎臓の役割について概説する．

1 利尿薬の用量反応曲線

通常，薬剤代謝における腎機能の影響は，腎機能が低下すると，薬剤の血中濃度が上昇して副作用が起こりやすいということである．しかし，利尿薬の場合は，第3章-C の図2で説明したように，尿細管腔に分泌されて効果を与える薬剤であり，同じ効果を得るためには，腎機能が低下している場合は，用量を増加させる必要がある．ただし，他の薬剤と同様に腎機能が低下すると血中濃度が上がることにより，副作用のリスクが増加するため，投与量における薬効と副作用が逆になることに注意が必要である．

薬剤濃度と利尿効果の用量反応曲線は，3つの成分から構成される[1)]．有効血中濃度がある閾値に到達しなければ(図1A)，作用すべき尿細管に到達しないため，Na 再吸収を有意に阻害することができない．腎機能が低下した患者（破線）では，尿細管腔への分泌が低下するために，同じ利尿効果を得るためには，高用量を投与する必要がある．この閾値を超えると，利尿効果は薬物濃度に応じて直線的な相関関係がみられる（図1B）．しかし，ある程度以上の濃度に達すると（図1C），利尿薬に感受性のある輸送体が完全に抑制され，利尿効果は飽和状態とな

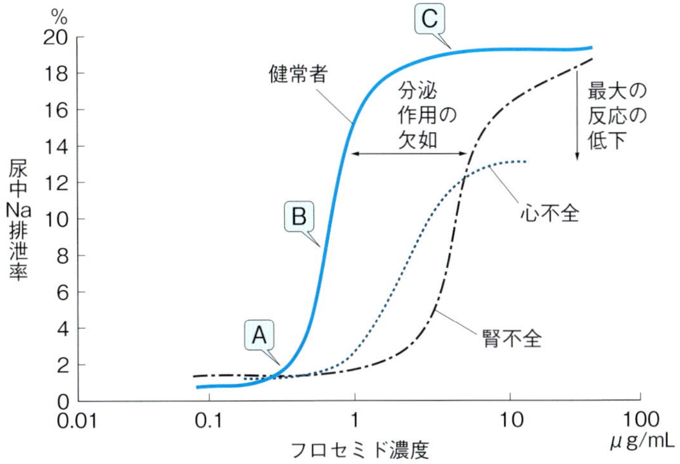

図 1● 利尿効果の用量反応曲線
（Ellison DH. Cardiology 2001；96：132-43[1]を改変）

り，濃度が増加しても，さらなる利尿効果を得ることはできず，むしろ，副作用発現率が増加しかねない．

腎機能が低下した場合も，高用量を投与すれば，健常者と同様の最大利尿効果を得ることができるが，心不全患者（点線）では，最大利尿効果が低下しており，これは第3章-Bで解説した尿細管糸球体フィードバック機構が関与する．心不全では腎灌流圧低下により，近位尿細管における NaCl 再吸収は亢進し，尿細管遠位部に到達する NaCl 量が減少する（図 2）．すると，マクラデンサ（第3章-Bの図3）で再吸収される Cl が減少するためにレニンが分泌される．心不全では交感神経の活性化によるレニン分泌刺激などと相まって，レニンの下流のアンジオテンシンⅡは近位尿細管における Na 再吸収を亢進させ，さらに下流のアルドステロンは皮質集合管における Na 再吸収を亢進させるために，最大利尿効果が低下している．

2 腎臓における Ca の調整

Ca は，腎において濾過と再吸収が行われるが，分泌はされない．血漿中の Ca の約 50%がイオン化しており，残りはアルブミンなどと結合している．イオン化された Ca のみが糸球体で濾過され，近位尿細管で約 65%，ヘンレ係蹄で 25～30%，遠位尿細管や集合管で 4～9%再吸収され，最終的に約 99%が再吸収され

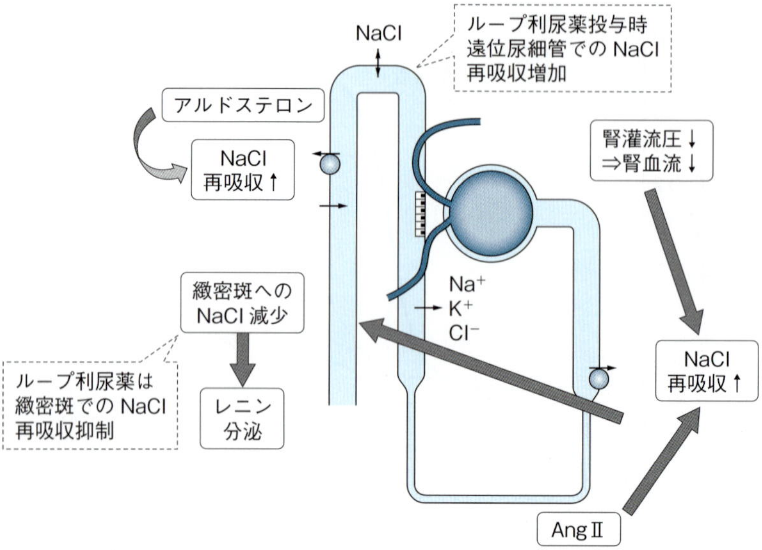

図 2●心不全における尿細管糸球体フィードバック機構の破綻

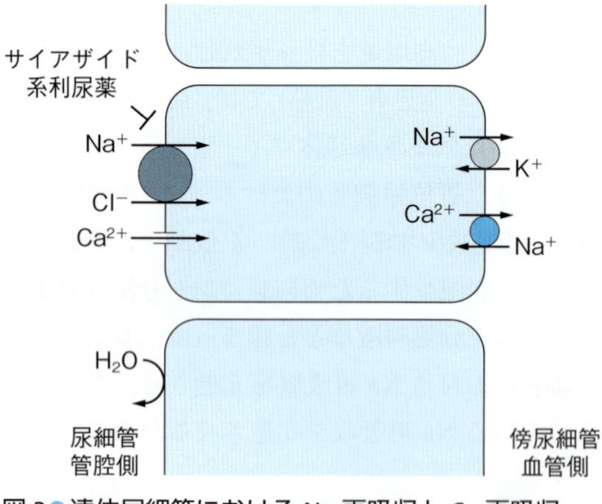

図 3●遠位尿細管における Na 再吸収と Ca 再吸収

る．健常者では副甲状腺ホルモン（PTH）と尿細管に存在する Ca 感受性受容体が主に Ca の再吸収の調整を行い，Ca レベルを正常域に保つ．

利尿薬は Ca 再吸収に影響を与える．サイアザイド系利尿薬は遠位尿細管での Na 輸送体を阻害するために，尿細管腔の陽イオン濃度が高まり，Ca の再吸収が増加する（図3）．したがって，サイアザイド系利尿薬は骨粗鬆症や Ca 系尿路結石のリスクが低下する．しかし，高齢者などでビタミン D 製剤や Ca 製剤を併用していると，高 Ca 血症，腎不全，アルカローシスを呈するミルク・アルカリ症候群をきたすことがある．ループ利尿薬を服用している場合は，逆に遠位尿細管での Na 再吸収増加に伴い，Ca 排泄が増加し骨粗鬆症のリスクが増加する．

3 正常血圧虚血性急性腎障害

CKD 患者の治療目的は，CKD の進展を抑制するとともに，心血管病の発症や再発を予防することにある．CKD 進展に関しては，糸球体内圧上昇による糸球体障害が主なメカニズムと考えられている（糸球体過剰濾過仮説）[2]．第3章-B で概説したように，健常者では GFR の自動調節能が働いている．しかし，高血糖などの作用により輸入細動脈が拡張すると，もしくは，RA 系の活性化により輸出細動脈が収縮すると，糸球体内圧は上昇し，蛋白尿や糸球体障害を惹起する．このような病態では，糸球体内圧を適切に低下させることが必要である．RA 系抑制薬は糸球体輸出細動脈の拡張を介して糸球体内圧を低下させ，蛋白尿軽減・糸球体傷害進展抑制効果を有する．一方，L 型 Ca 拮抗薬は輸入細動脈を拡張さ

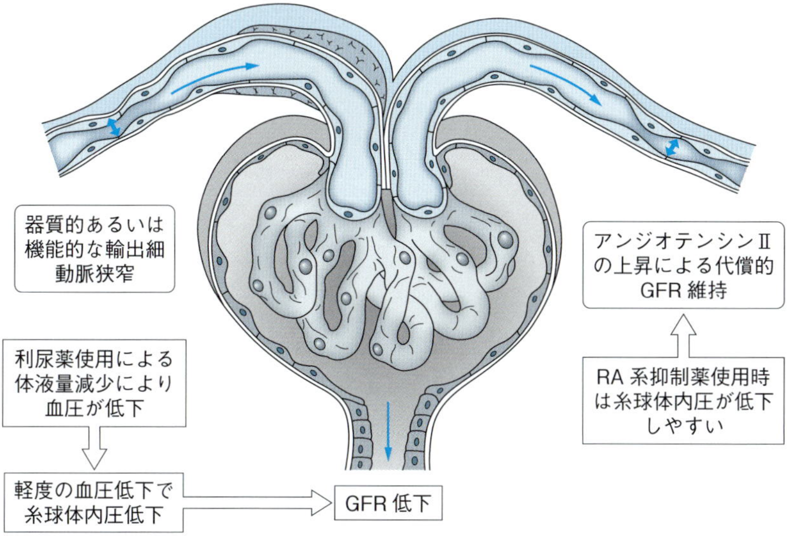

図 4 正常血圧虚血性急性腎障害のメカニズム
（Abuelo JG. N Engl J Med. 2007；357：797-805[3]を改変）

せるため，糸球体内圧を低下させるためには，十分な全身血圧の低下が必要とされている．しかし，動脈硬化病変が強く，糸球体輸入細動脈に至る血管系の内腔が狭小化しているような病態では，糸球体高血圧をきたしにくいため，蛋白尿も軽度にとどまることが多く，上述したようなRA系抑制薬による腎保護作用については期待しがたい．また，利尿薬使用により，体液量の減少が起こると，軽度血圧が低下しただけで，GFRの自動調節機構が破綻し，腎髄質への血流低下による尿細管虚血障害をきたすことになる（正常血圧虚血性急性腎障害）[3]．RA系抑制薬の過剰使用により，糸球体内圧の過降圧をきたし，正常血圧虚血性急性腎障害をきたすこともある（図4）．

文献
1）Ellison DH. Diuretic therapy and resistance in congestive heart failure. Cardiology. 2001；96：132-43.
2）Brenner BM, Lawler EV, Mackenzie HS. The hyperfiltration theory：a paradigm shift in nephrology. Kidney Int. 1996；49：1774-7.
3）Abuelo JG. Normotensive ischemic acute renal failure. N Engl J Med. 2007；357：797-805.

（猪阪善隆，楽木宏実）

A 腎不全の病理学

はじめに

腎不全とは腎臓疾患を生理学的にとらえた病態で，腎機能低下によって老廃物の排泄，水・電解質調節，酸塩基平衡維持などが障害された状態を示す．臨床経過から急性腎不全と慢性腎不全に分類される．近年，ベースラインからわずかな腎機能低下でも急性腎不全の予後に影響するとの知見から，予後改善を目的に早期段階の腎障害を含めた急性腎障害（acute kidney injury：AKI）という概念が提唱され，血清クレアチニン濃度と尿量での診断基準と重症度分類が示されている[1]．一方，腎障害が慢性に持続する病態をとらえた慢性腎臓病（chronic kidney disease：CKD）も定義され，重症度から第1～5期に分類されている．慢性腎不全は第3期以上にあたる[2]．このCKDは日常に遭遇する頻度の高いcommon diseaseで，AKI発症の危険因子であると同時に，AKIの発症もその後のCKD進行に大きく影響する[3]．

ここでは，急性・慢性腎不全の病態生理・病理像を概説し，病態把握や治療薬の選択に繋がる情報を述べる．

1 原因

a）急性腎不全

病態を理解し鑑別診断を進める際は，原因により腎前性・腎性・腎後性の急性腎不全に大別して行われている．腎前性は，腎灌流圧低下により，腎後性は尿路の通過障害により生じる病態である．腎実質障害により生じる腎性は，その障害部位により糸球体障害型，血管障害型，尿細管間質障害型に分類される．院外での発症は腎前性が，院内では腎性の原因が多くなる．これまで虚血や腎毒性物質による急性尿細管壊死（acute tubular necrosis：ATN）は，病理組織像，予後，治療方針がその他の原因によるものと異なることから，狭義の急性腎不全として扱われてきた．

b）慢性腎不全

すべての腎疾患が原因となりうる．発症頻度は，糖尿病を含む全身の血管障害をきたす疾患の罹患率上昇に伴い増加しており，血管障害と慢性腎不全の強い関連を反映している．腎濾過機能が糸球体毛細血管の血流に依存していると考えると，慢性腎不全は，濾過機能の廃絶した腎血管障害の最終段階である．現時，末期腎不全に進行するCKDの原因疾患としては，糖尿病性腎症，慢性糸球体腎炎，腎硬化症，多発性嚢胞腎の順に多い[2]．

2 病態生理

腎不全の病態生理は，腎機能単位であるネフロンからとらえると理解しやすい．急性腎不全は急激にすべてのネフロン機能の低下を特徴とし，腎臓のサイズは正常から腫大している．一方，慢性腎不全ではネフロン数が徐々に減少し，残存するネフロンは代償して過剰に働く．腎サイズは，糖尿病性腎症，アミロイド腎，多発性嚢胞腎の例外はあるが，一般に萎縮している．

a）急性腎不全[4]

腎臓の機能単位であるネフロンの複合的機能障害による機能低下ととらえると，①糸球体血流の低下，②糸球体係締壁の透過性低下，③尿細管腔からの間質への原尿逆拡散，④尿細管腔の閉塞，⑤傍尿細管毛細血管に循環不全，などが関連し血清クレアチン濃度の上昇や尿量低下を臨床表現として示す（図1）．

b）慢性腎不全

CKDは原疾患にかかわらず，ある腎機能低下から一定のスピードで不可逆的な進行を示し末期腎不全に至る．この過程に共通のメカニズム（final common pathway）が提唱されている．

（1）糸球体内高血圧および糸球体過剰濾過[5]

糸球体の輸入細動脈には圧調節能が存在し，全身血圧が直接糸球体に伝わらない．高血圧や糖尿病などにより輸入細動脈の圧調整機構の障害が惹起されると糸球体内圧の上昇と過剰濾過が生じる．また，長期的に糸球体硬化から残存ネフロンの代償機転により糸球体内圧の上昇が生じて残腎糸球体にも障害が進行する．

（2）蛋白尿による尿細管間質障害[6]

尿細管間質障害は，糸球体病変より腎機能障害の進行に相関する．また，臨床的に蛋白尿が多いと予後が不良であることも知られている．これらの事象から蛋白尿自体が尿細管・間質性障害を惹起することが示唆された．その機序は，蛋白

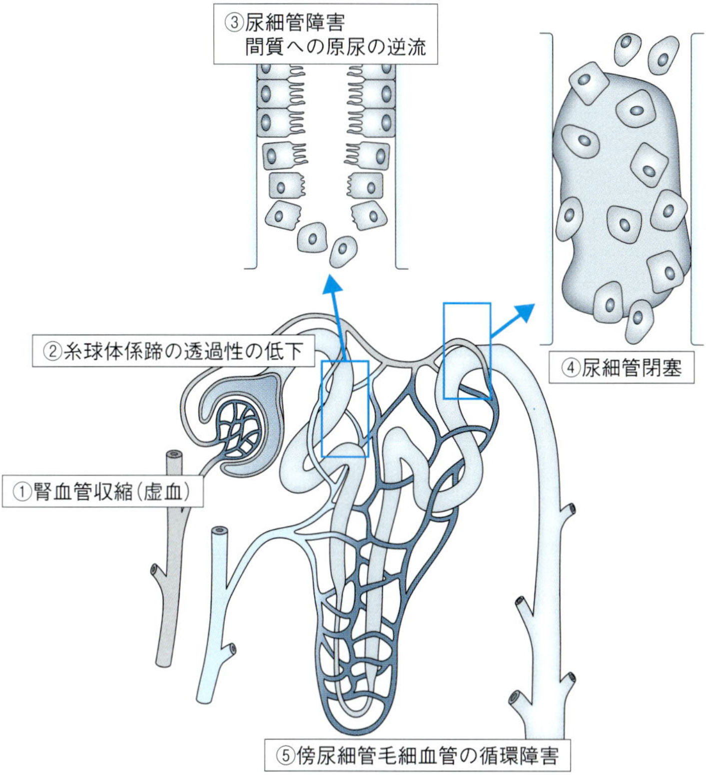

図 1 急性腎性腎不全の病態生理（発症機序）
（西　慎一．In：下条文武，監修，内山　聖，他編．専門医のための腎臓病学．第 2 版．東京：医学書院；2009．p.186-94[4]より作成）

尿の過剰は再吸収によるエネルギー不足，リソソームからのサイトカイン放出，尿細管から分泌されるアンモニアによる尿中の補体の活性化，などが推測されている．

（3）腎の慢性低酸素仮説[7]

腎における酸素の供給は，輸出細動脈の下流の尿細管周囲毛細血管によって行われるが，Nangaku は尿細管間質の慢性低酸素の環境が腎障害進行に関連するとの仮説を提唱した．腎不全の組織から以下のような機序が推察されている．①腎間質の線維化で尿細管周囲毛細血管数が減少し，②尿細管上皮細胞と尿細管周囲毛細血管の距離が拡がり酸素の拡散能が低下する．さらに，③糸球体硬化による

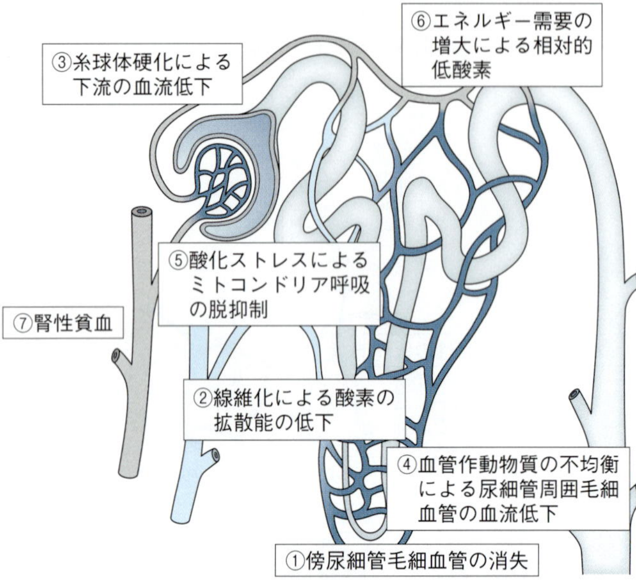

図 2 慢性腎不全進行の最終共通経路　腎の慢性低酸素仮説
（Nangaku M. J Am Soc Nephrol. 2006；17：17-25[7]より）

下流の尿細管周囲毛細血管の血流低下，④血管作動物質の不均衡による尿細管周囲毛細血管の血流低下，⑤酸化ストレスによるミトコンドリア呼吸の脱抑制，⑥エネルギー需要の増大による相対的低酸素，⑦腎性貧血による酸素運搬能の低下，などにより慢性虚血，低酸素による悪循環が形成される（図 2）．

3 病理像

a）急性腎不全

（1）急性尿細管壊死（acute tubular necrosis：ATN）

臨床的に高頻度に観察され，特に ICU において発症した多臓器不全の AKI は多くは ATN 像である．肉眼的に腎は腫大し，皮質は虚血を呈し髄質部ではうっ血を認める．急性腎不全の剖検腎における検討から，尿細管の病変は tubulorrhexic lesion と nephrotixic lesion の 2 種類に大きく分類される[8]．前者は虚血性腎不全と腎毒性腎不全の双方にみられ，尿細管上皮細胞の壊死とともに尿細管基底膜の破壊を伴い，近位尿細管から遠位尿細管まで局所性に観察される．一方，nephrotoxic lesion は近位尿細管の広範囲な細胞壊死であるが，尿細管基底膜は

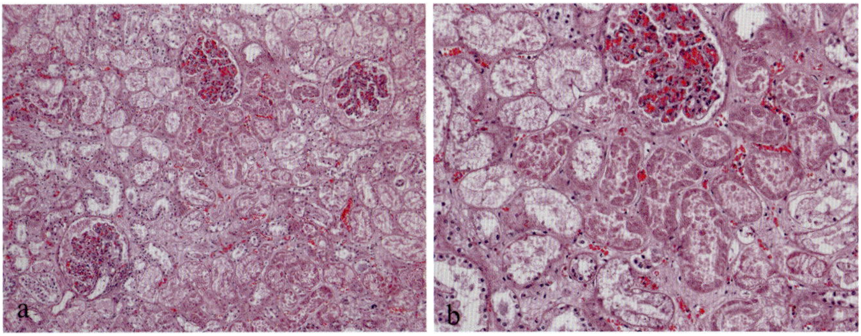

図 3 急性尿細管壊死の剖検組織
(川崎医科大学病理学教室 I 講師 西村広健先生より提供)
a: 尿細管上皮細胞の腫大, 尿細管腔の拡大, 尿細管腔への尿細管上皮細胞の刷子縁脱落, 細胞片脱落がみられる.
b: 尿細管上皮細胞の刷子縁の平坦化・消失, さらには上皮細胞の壊死・脱落がみられる.

破壊されない. ATN を経時的にながめると急性期には, 尿細管上皮細胞の腫大が起こり, 尿細管腔の拡大, 尿細管腔への尿細管上皮細胞の刷子縁脱落, 細胞片脱落がみられる. 尿細管上皮細胞内にはリソソームの腫大, 増加がみられる. 進行すると尿細管上皮細胞の壊死や, アポトーシスが観察される. 硝子円柱, 顆粒円柱が尿管腔にみられる. 間質には浮腫および単核球の浸潤がみられる (図 3). 回復期には尿細管の回復像, 基底膜に沿った上皮細胞増殖と細胞丈が回復してくる像が観察される. 不可逆性の場合は, 尿細管萎縮と間質の線維化に進む.

動物モデルにおける病理像を観察した最近の研究では, 種々の直接的障害により尿細管上皮細胞の壊死像が認められるが, ヒト腎性 AKI では空砲変性は観察されるものの, 必ずしも壊死像を認めないとの報告がある[9]. ATN の存在を正確に把握できるバイオマーカーが求められる.

(2) 糸球体障害型

管内増殖性糸球体腎炎 (図 4a), 管外増殖性糸球体腎炎 (図 4b) の組織像を示すことが多い.

(3) 血管障害型

細動脈, 糸球体の血管内皮細胞障害により血栓性微小血管障害をきたし, 溶血性貧血や腎機能障害を生じる (図 4c).

(4) 尿細管間質障害型

急性間質性腎炎が原因の場合には, 尿細管炎, 傍尿細管毛細血管炎, 間質細胞

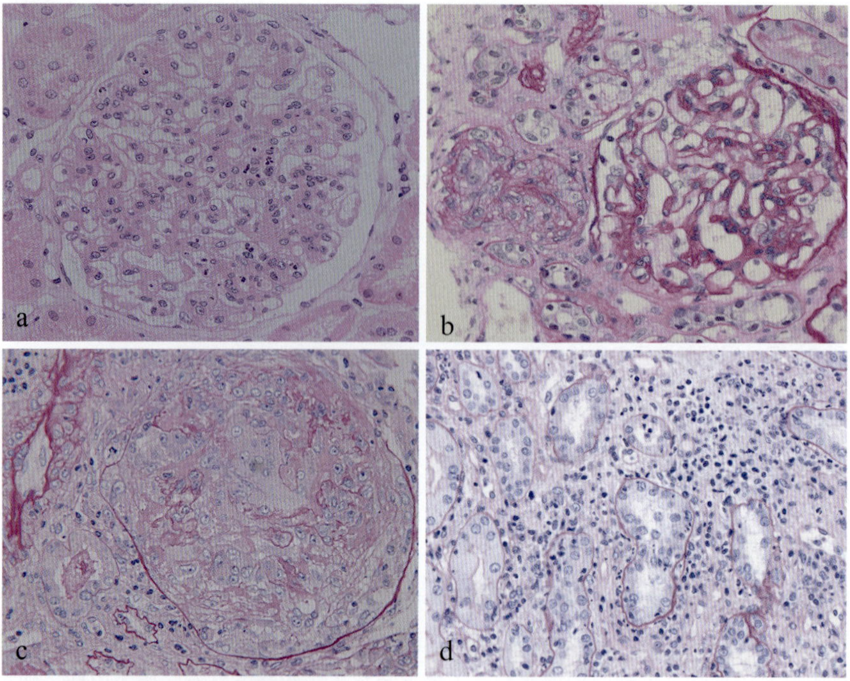

図4●腎性急性腎不全の組織像
a：管内増殖を呈し糸球体濾過量の低下をきたす溶連菌感染後糸球体腎炎
b：悪性高血圧症による小葉間動脈の層状粘液様内膜肥厚
c：管外増殖性糸球体腎炎による腎機能低下をきたす ANCA 関連腎炎
d：尿細管炎と間質の細胞浸潤を認める薬剤性尿細管間質性腎炎

浸潤，間質の肉芽形成と線維化などの所見がみられる（図4d）．血管炎が原因の場合は，腎内血管の炎症性変化と急性間質性腎炎にみられる所見が共存する．

b）慢性腎不全

病理学的に基礎疾患を診断することは困難なことが多い．腎の表明には瘢痕化して凹凸を示し，形も萎縮していることが多い．組織像では，糸球体は高度に障害されて萎縮や硝子化を認める．また，ボウマン嚢の肥厚，線維化も観察される．しかし，一方で比較的障害の少ない肥大した糸球体の混在も認めることもある．尿細管は高度に萎縮し，部分的に管腔の著明な拡張・肥大があり円柱が存在する．間質は線維化や細胞浸潤が目立つ．血管系では細動脈の硝子化と小葉間動脈の内膜肥厚が認められる（図5）．

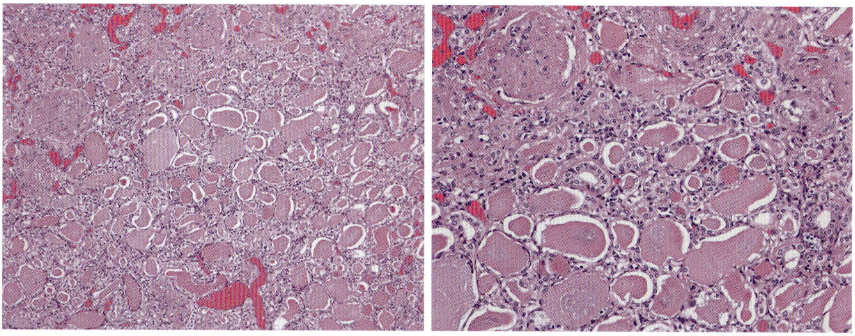

図 5 慢性腎不全像
糸球体は高度に障害されて萎縮や硝子化を示している．尿細管にも高度の萎縮性変化を認め，部分的に管腔の著明な拡張・肥大があり，間質は線維化や細胞浸潤が目立つ．
（川崎医科大学病理学教室Ⅰ講師　西村広健先生より提供）

まとめ

腎臓は全身の臓器の中で血流豊富な臓器で，その病理像を推測することのできる尿という窓口がある．尿からの警鐘，メッセージにより腎機能障害を早期にとらえ，病態を時間軸で考察することにより，腎不全の腎病理像の理解が深まり治療戦略の立案に繋がる．

文献
1）Mehta RL, Kellum JA, Shah SV, et al. Acute Kidney Injury Network：report of an initiative to improve outcomes in acute kidney injury. Crit Care. 2007；11：R31.
2）日本腎臓学会，編．CKD 診療ガイド 2012．東京：東京医学社；2012.
3）Hsu CY, Chertow GM, McCulloch CE, et al. Nonrecovery of kidney function and death after acute on chronic renal failure. Clin J Am Soc Nephrol. 2009；4：891-8.
4）西　慎一．急性腎不全．In：下条文武，監修，内山　聖，他編．専門医のための腎臓病学．第 2 版．東京：医学書院；2009．p.186-94.
5）Rennke HG, Anderson S, Brenner BM. Structural and functional correlations in the progression of renal disease. In：Tisher CC, Brenner BM, editors. Renal Pathology. Philadelphia：Lippincott；1989. p.43.
6）Nath KA, Hostetter MK, Hostetter TH. Pathophysiology of chronic tubulo-interstitial disease in rats. Interactions of dietary acid load, ammonia, and complement component C3. J Clin Invest. 1985；76：667-75.
7）Nangaku M. Chronic hypoxia and tubulointerstitial injury：a final common pathway to end-stage renal failure. J Am Soc Nephrol. 2006；17：17-25.
8）Oliver J, MacDowell M, Tracy A. The pathogenesis of acute renal failure associated with traumatic and toxic injury；renal ischemia, nephrotoxic damage and the ischemic episode. J Clin Invest. 1951；30：1307-439.
9）Langenberg C, Bagshaw SM, May CN, et al. The histopathology of septic acute

kidney injury: a systematic review. Crit Care. 2008; 12: R38.
10) Endre ZH, Kellum JA, Di Somma S, et al. Differential diagnosis of AKI in clinical practice by functional and damage biomarkers: workgroup statements from the tenth Acute Dialysis Quality Initiative Consensus Conference. Contrib Nephrol. 2013; 182: 30-44.

（佐々木環，柏原直樹）

JCOPY 498-11702

B CKDの病態生理学，診断，治療

1 慢性腎臓病の概念

生活習慣の変化，高齢化を背景にして日本人の疾患構成，成因は大きく変化している．腎臓病もその例外ではない．腎臓病は，長年月を経て末期腎不全に至る以前に，心血管疾患（cardiovascular disease：CVD）発症と関連していることが判明してきたのである．日常診療において早期から腎障害を検出し治療介入することの重要性が認識され，慢性腎臓病（chronic kidney disease：CKD）という概念が提唱されるに至った．一般成人におけるCKDの有病率は10〜13%前後と推計される．CVD発症の高リスク状態としてCKDを再定義するならば，必要な要件は，①アルブミン尿・蛋白尿と，②GFR低下である．CKDは高血圧の結果としての臓器障害であると同時にCVD発症の危険因子でもある．したがって，何らかの生活習慣病を有する患者ではCKDのスクリーニング（アルブミン尿測定，eGFR測定）が必要である．

a）CKDの定義と臨床的意義

アルブミン尿とGFR低下が中核概念である

CKD定義（表1）[1)]の中でも，①アルブミン尿・蛋白尿と，②GFR 60 mL/min/1.73 m^2未満の腎機能障害の2つは独立してCVDと関与している[2)]．「CVD発症の高リスク状態」としてCKDを再定義するならば，①アルブミン尿・蛋白尿の存在と，②GFRが低下した状態として定義できる．

CVDリスク因子として尿中アルブミン排泄量の測定が望まれるが，保険適応

表1 CKDの定義

①尿異常，画像診断，血液，病理で腎障害の存在が明らか―特に蛋白尿の存在が重要
②GFR ＜60 mL/min/1.73 m^2
①，②のいずれか，または両方が3カ月以上持続する

（日本腎臓学会，編．エビデンスに基づくCKD診療ガイドライン2013．東京：東京医学社；2013[1)]を改変）

は早期糖尿病性にのみ限定されているため，尿蛋白で評価する．尿蛋白濃度と尿中クレアチニン濃度を定量し，尿蛋白を g/gCr で評価することが推奨される．

b）CKD と高血圧

CKD と高血圧とは双方向性の関係にある．高血圧は腎臓に対して機能的，器質的変化を及ぼし，一方で腎障害はさまざまな機序を介して高血圧の原因ともなりうる．軽微であっても腎障害が存在すると腎求心系交感神経路が活性化され，交感神経中枢活性化，レニン・アンジオテンシン系活性化を介して高血圧の成因の一部を形成する[3]．腎交感神経を遮断することで降圧効果が得られることも示され注目されている[4]．CKD では血圧が食塩感受性を示すため，食塩制限が不十分な場合は，夜間血圧異常（non-dipper など）を呈する．高血圧は腎障害を進展させる最大要因であり，逆に厳格な血圧管理により腎障害の進展を抑制することが可能である．

CKD 合併高血圧患者における降圧療法の 3 原則は，①降圧目標の達成，②レニン・アンジオテンシン系の抑制，③尿アルブミン・尿蛋白の減少・正常化にあることが示されている．

c）降圧目標：厳格な降圧療法が必要

CKD 全般において高血圧が腎障害を加速することは間違いなく，24 時間にわたる厳格な降圧目標の達成により腎保護効果が得られることも確かである．降圧目標値は，原疾患（糖尿病の有無）と蛋白尿の有無によって規定される．

糖尿病を合併する場合（糖尿病合併 CKD）は，より厳格な降圧が望ましく，降圧目標値は130/80 mmHg未満である[1]．糖尿病非合併例では蛋白尿の存在が降圧目標値を規定する．軽度蛋白尿以上を有する場合，130/80 mmHg 未満とされ，蛋白尿を有さない場合は，140/80 mmHg 未満が降圧目標値に設定されている．

腎機能は加齢とともに低下する．日本人の場合は加齢による腎機能低下速度は欧米人の約 1/3 と緩徐である（約 0.3 mL/分/年）．高血圧を合併すると腎機能低下速度が加速される．メタ解析によると降圧によりGFR低下速度は遅延し，GFR低下速度と降圧レベルは直線的な逆相関関係を示す．130/80 mmHg 未満の厳格な降圧が達成されると，加齢相当の腎機能低下速度にまで遅延できることが判明した[5]．

過降圧による腎障害の悪化，いわゆる J-カーブ現象は CKD においては示されていない．しかしながら，急激な降圧により腎機能が悪化する危険もあり，緩徐な降圧を原則とする．高齢者や動脈硬化などによって腎血流量低下が危惧される患者においてはとりわけ注意が必要である．

2 CKD 患者の生活習慣の適正化目標

CKD の成因は，耐糖能障害・糖尿病，高血圧，メタボリックシンドローム，肥満，脂質代謝異常，喫煙など，生活習慣の異常と加齢であることが判明している．CKD は生活習慣病と加齢に起因する血管障害であると把握することも可能である．CKD の発症を予防し，進展を阻止するためには生活習慣の適正化が重要である．

アルブミン尿が CKD の定義の重要な要素であることを前項で述べた．アルブミン尿は生活習慣病を基盤とした CKD において共通した初期所見であり，現在の微量アルブミン尿の正常下限値以下の超微量域から，CVD 出現のリスク因子であることが明らかになっている．アルブミン尿は生活習慣病に起因する CKD の診断，重症度評価，治療効果の判定に有用である．

（1）食塩摂取量：減塩

食塩 6 g/日未満の減塩が推奨されている．食塩過剰摂取が血圧上昇と密接な関係があり，逆に減塩により降圧が可能であることも確立されている．減塩 1 g/日ごとに収縮期血圧が約 1 mmHg 減少することも示されている．食塩過剰摂取は心血管病リスクを増加させることも示され，減塩により CVD リスクが低減する．特に減塩の効果は脳卒中リスクの減少に顕著である．本邦での食塩摂取量は漸減傾向を示しながらも，依然として 10 g/日を越えている．

減塩により尿蛋白が減少し，腎機能予後が改善することも示されている[6]．また RA 系阻害薬の蛋白尿減少効果が減塩により増強することも報告されている．高齢者 CKD では，Na 保持能力が低下していることもあり，夏季の過度の減塩に注意を要する場合もある．

（2）肥満：体重適正化が重要

肥満・内臓肥満は CKD 発症のリスク因子である．沖縄県の調査では，BMI 25 kg/m^2以上の肥満が血圧や蛋白尿とは独立した末期腎不全の独立したリスク因子であることが示された[7]．

また肥満は固有の腎組織障害を惹起する（肥満関連腎臓病・肥満関連腎症 obesity related glomerulopathy：ORG）．肥満は腎結石，腎細胞癌も含めた広範な腎臓病の発症リスクでもある[8]．正常体重と比較して過体重（25≦BMI＜30），肥満（BMI≧30）では，CKD 発症リスクは，各々 1.40，1.83 倍に増大する．

減量によるアルブミン尿，蛋白尿の抑制効果も示されている[9]．過体重，肥満者を対象としてカロリー制限による減量治療を実施した臨床研究をメタ解析すると，減量治療により蛋白尿が平均1.7 g，アルブミン尿が14 mg減少することが示された．

肥満者は体格指数（BMI：［体重（kg)］÷［身長（m)］^{2}）で25 kg/m^{2}未満を目指して減量し，非肥満者はこのレベルを維持することが推奨される．

(3) 栄養素

高血圧では，野菜・果物を積極的に摂取し，コレステロールや飽和脂肪酸の摂取を控えることが推奨されている．食塩過剰摂取に対してKが拮抗的に作用することが示されている．魚油の積極的摂取も推奨される．しかしながら，腎機能が低下する（CKDステージ3以降）と高K血症をきたすことがあるため，生果物・野菜の積極的な摂取は推奨されない．

CKDでは腎機能低下抑制を目的として食事の蛋白質制限が行われてきた．蛋白質制限を画一的に行うことは望ましくなく，ステージG3b期以降の進行したCKDを対象として，0.6～0.8 g/kg・標準体重/日で指導することが推奨されている[1]．軽度腎機能障害の場合は，0.8～1.0 g/kg・標準体重/日から開始してもよい．

(4) 禁煙

禁煙自体の降圧効果については十分に証明されていないが，喫煙（受動喫煙を含めて）が，強力なCVDリスク因子であることは確立されており，禁煙することが推奨される．喫煙が蛋白尿発症，GFR低下と関係することが報告されており，喫煙がCKDの発症，進展と関係することが示されている．

(5) 運動

有酸素運動が降圧効果を有することが確立されている．運動療法は体重適正化・適正体重維持にも有用であり，インスリン抵抗性改善，脂質異常改善効果も示されている．身体活動低下がCVDリスクを増加させることも示されている．一方，運動がCKDの進展を加速させることは示されていない．CKDにおける運動療法の意義と実施方法は一様ではなく，運動耐応能，CVDリスクを評価して行う必要がある．

(6) アルコール

一定量以上の飲酒習慣は血圧上昇リスクとなる．大量飲酒はCVD発症リスクであり生命予後不良因子となる．少量飲酒がCVDリスクを低減させたり，CKD発症リスクを低下させることを示唆する疫学研究結果があるが，そのメカニズムについては不明であり，CKD患者への少量飲酒を推奨するものではない．

エタノールで男性20〜30 mL（日本酒1合，ビール中瓶1本，ウイスキー・ブランデーダブル1杯，ワイン2杯弱に相当）/日以下，女性はその約半分の10〜20 mL/日以下にすることが推奨されている．

(7) その他

短時間睡眠，睡眠障害，睡眠時無呼吸症候群が，CVD・CKD発症と関連することが示されている．良質な睡眠が可能となるように環境を調整する．

まとめ

CKDはCVDの独立した強力なリスク因子である．生活習慣上，高齢者の診療においては，CKD合併の有無を常に念頭に置く必要がある．生活習慣の適正化を含めて包括的な治療が重要である．

文献

1）日本腎臓学会，編．エビデンスに基づくCKD診療ガイドライン2013．東京：東京医学社；2013.

2）Matsushita K, van der Velde M, Astor BC, et al. Association of estimated glomerular filtration rate and albuminuria with all-cause and cardiovascular mortality in general population cohorts: a collaborative meta-analysis. Lancet. 2010; 375: 2073-81.

3）DiBona GF. Nervous kidney. Interaction between renal sympathetic nerves and the renin-angiotensin system in the control of renal function. Hypertension. 2000; 36: 1083-8.

4）Schlaich MP, Sobotka PA, Krum H, et al. Renal sympathetic-nerve ablation for uncontrolled hypertension. N Engl J Med. 2009; 361: 932-4.

5）Bakris GL, Williams M, Dworkin L, et al. Preserving renal function in adults with hypertension and diabetes: a consensus approach. National Kidney Foundation Hypertension and Diabetes Executive Committees Working Group. Am J Kidney Dis. 2000; 36: 646-61.

6）Lin J, Hu FB, Curhan GC. Associations of diet with albuminuria and kidney function decline. Clin J Am Soc Nephrol. 2010; 5: 836-43.

7）Iseki K, Ikemiya Y, Kinjo K, et al. Body mass index and the risk of development of end-stage renal disease in a screened cohort. Kidney Int. 2004; 65: 1870-6.

8）Wang YH, Shi CX, Dong F, et al. Inhibition of the rapid component of the delayed rectifier potassium current in ventricular myocytes by angiotensin II via the AT1 receptor. Br J Pharmacol. 2008; 154: 429-39.

9）Afshinnia F, Wilt TJ, Duval S, et al. Weight loss and proteinuria: systematic review of clinical trials and comparative cohorts. Nephrol Dial Transplant. 2010; 25: 1173-83.

（柏原直樹，佐藤　稔）

C 腎不全の病態生理学，診断，治療

1 急性腎不全の病態生理

急激な腎機能の低下の結果，体液の恒常性が維持できなくなった状態を急性腎不全（ARF）という．ARF の原因は腎前性，腎性および腎後性に分類できる（表1）．いずれの場合も血中のクレアチニンと尿素が数日にわたって蓄積し，水分および電解質の異常が発生する．これらの異常のうち最も重大なのは高 K 血症および水分過負荷（肺水腫を起因しうる）である．リン酸塩貯留は，高リン血症の原因となる．アシドーシスは，水素イオンの排泄不能により発症する．著明な尿毒症では，血液凝固が低下し，心膜炎が発症する場合がある．尿量は ARF の種類と原因によって異なる．

a）腎前性急性腎不全

腎血流量の減少が原因となる．主な原因は，細胞外液量減少および循環器疾患である．腎前性病態は ARF の約 50～80％の原因であるが，重度の低灌流が尿細管性虚血を引き起こす場合以外，腎機能は回復する．腎の低灌流は，腎における Na と水分の再吸収亢進の原因となり，尿浸透圧高値および尿中 Na 低値を伴う乏尿が認められるようになる．

b）腎性急性腎不全

原因は腎実質の障害である．最も多い原因は，長期にわたる腎虚血および腎毒性物質である．糸球体疾患は，糸球体濾過率（GFR）の低下と糸球体毛細血管の蛋白透過性上昇を招くが，炎症または虚血による血管障害が原因となっている場合がある．尿細管も，虚血によって障害する場合がある．また細胞の壊死組織片，蛋白，結晶沈着および細胞性または間質性の浮腫によって尿細管は閉塞しうる．尿細管の障害は Na の再吸収を損なうため，尿中 Na が上昇する傾向がみられる．間質の炎症は，通常免疫またはアレルギー現象に起因する．これらの要因は複合し，また相互に依存する．

表 1 急性腎不全の原因

腎前性	
細胞外液量減少	過度の利尿，出血，消化管からの喪失，細胞間液蓄積（腹水，腹膜炎，膵炎，熱傷）
心拍出量減少	心筋症，心筋梗塞，心タンポナーデ，肺塞栓症
全身血管抵抗減少	敗血症，肝不全，降圧薬
腎血管抵抗上昇	肝不全，非ステロイド系消炎鎮痛薬，シクロスポリン，タクロリムス，麻酔，腎動脈閉塞，腎静脈血栓症，敗血症，肝腎症候群
腎性	
急性尿細管障害	虚血（長期のまたは重篤な腎前性状態）：手術，出血，動脈または静脈の閉塞，NSAID，ACE 阻害薬，シクロスポリン，タクロリムス，放射線造影剤，アムホテリシン B 毒素：アミノ配糖体，アムホテリシン B，ホスカルネット，放射線造影剤，エチレングリコール，ヘモグロビン尿，ミオグロビン尿，イホスファミド，重金属，メトトレキサート，ストレプトゾトシン
急性糸球体腎炎	ANCA 関連腎炎：半月体形成性糸球体腎炎，結節性多発性動脈炎，ウェゲナー肉芽腫症 抗 GBM 糸球体腎炎：グッドパスチャー症候群 免疫複合体性腎炎：ループス糸球体腎炎，感染後糸球体腎炎，クリオグロブリン血症性糸球体腎炎
急性尿細管間質腎炎	薬物反応（βラクタム，NSAID，スルホンアミド，シプロフロキサシン，サイアザイド系利尿薬，フロセミド，シメチジン，フェニトイン，アロプリノール，その他），腎盂腎炎，乳頭壊死
急性血管性腎症	血管炎，悪性高血圧，血栓性微小血管障害，強皮症，アテローム塞栓症
腎後性	
尿細管内凝集	尿酸，スルホンアミド，トリアムテレン，アシクロビル，インジナビル，メトトレキサート，シュウ酸カルシウム，骨髄腫蛋白，ミオグロビン
尿細管閉塞	内因性：結石，血塊，腎組織脱落，真菌塊，浮腫，悪性腫瘍，先天性欠損 外因性：悪性腫瘍，後腹膜線維症，手術または重大な外傷による尿管外傷
膀胱閉塞	機械：前立腺の肥大または癌，膀胱癌，尿道狭窄，包茎，尿道弁，留置カテーテルの閉塞 神経性：抗コリン薬，上位または下位運動ニューロン損傷

c）腎後性急性腎不全

腎以降の尿流障害が原因であり，症例の約 5〜10％を占める．閉塞は結晶性または蛋白性物質の凝集により尿細管内でも起こる．この種類の腎不全は機序が閉塞性であるため，しばしば腎後性不全に分類される．尿細管または，より遠位の閉塞における濾過液は糸球体内圧を高め，GFRを低下させる．24時間の閉塞が軽減した後，腎血管性抵抗が回復して正常化するまでには，最高で1週間かかる場合がある．両側性の尿管レベルの閉塞があると，著明な高窒素血症が認められる．

d）尿量

腎前性原因は，典型的には無尿ではなく乏尿を呈する．無尿は通常，閉塞性尿路疾患のみにおいて起こる．その他，両側性腎動脈閉塞，急性皮質壊死または急速進行性糸球体腎炎で起こる．腎性原因では大半が，当初1～2.4 L/日という尿量を維持している．急性尿細管障害では，尿量は3期に分けられる．前駆期には，通常尿量は正常で，原因となる因子によって異なる．乏尿期の尿量は典型的には50～400 mL/日の間で，平均10～14日続く．しかし，乏尿が認められない患者も多い．乏尿後期には，尿量は徐々に正常に戻るが，血清Cr（クレアチニン）および尿素レベルはさらに数日を経ないと下がらないことがある．尿細管機能不全は持続し，Na喪失，バソプレシン不応答性多尿，あるいは高Cl性代謝性アシドーシスの形で現れる．

2 急性腎不全の症状・診断

a）症状

当初は，体重増加と末梢の浮腫のみが所見の場合がある．後に，窒素生成物が蓄積するにつれて，食欲不振，悪心，嘔吐，脱力感，ミオクローヌス性運動，けいれん，混乱，昏睡といった尿毒症の症状が発現する場合があり，診察で羽ばたき振戦と反射亢進が認められる場合がある．もし尿毒症性心膜炎が存在するならば，胸痛，心膜の摩擦音および心膜タンポナーデの所見が認められる場合がある．肺の水分貯留は，呼吸困難および聴診時の湿性ラ音を生じる場合がある．その他の所見は，原因に応じて異なる．糸球体腎炎またはミオグロビン尿症では尿がコーラのような色を呈する場合がある．膀胱が触知可能な場合は頸部閉塞が存在しうる．

b）診断

急激な血清尿素窒素（BUN）値や血清Cr値の上昇が認められればARFと診断される．評価に際しては，ARFの存在および型を判定し，基礎原因を追求する．血液検査は一般的に，CBC，BUN，Cr，電解質（CaおよびPO_4を含む）につい

表 2 急性腎不全の原因鑑別に有用な所見

1．腎前性を示唆する所見
1）脱水（下痢，嘔吐，食欲低下など）や心機能低下（急性心筋梗塞）をきたす明らかな病歴
2）体重減少，血圧低下，起立性低血圧，頻脈，皮膚乾燥など脱水，心機能低下を示唆する身体所見
3）尿量減少（400 mL/day），尿浸透圧高値（＞500 mOsm/L），尿 Na 濃度低値（＜20 mEq/L）
4）尿蛋白所見や尿沈所見はほぼ正常
2．腎後性腎不全を示唆する所見
1）前立腺肥大症，骨盤内手術，繰り返す膀胱炎などの既往
2）乏尿・多尿を繰り返す
3）尿蛋白所見や尿沈渣所見はほぼ正常
4）エコーによる腎盂・尿管の拡大
3．急性尿細管障害を示唆する所見
1）血圧低下術や尿細管壊死を起こす薬剤の投与歴
2）尿浸透圧は 300 mOsm/L 前後，尿 Na 濃度は 20 mEq/L 以上
4．急速進行性糸球体腎炎を示唆する所見
1）尿蛋白，血尿，尿沈渣の異常所見
2）他の原因の除外
3）抗基底膜抗体や ANCA（抗好中球細胞質抗体）陽性
4）膠原病の経過中に発症
5．急性間質性腎炎を示唆する所見
1）薬剤投与中の発症
2）尿 α_1-ミクログロブリンや β_2-ミクログロブリンの著増
3）尿中・血液中の好酸球増加
4）ガリウムシンチでの腎への取り込み増加

て行う．尿検査は，Na および Cr 濃度および尿沈渣の顕微鏡検査を行う．早期発見および治療により，腎不全から回復する見込みが上昇する．血清 Cr の日々進行性の増加は ARF の診断につながる．血清 Cr は Cr 産生（除脂肪体重によって異なる）および総体内水分量に依存して 2 mg/dL/日まで増加しうる．尿素窒素は 10～20 mg/dL/日まで上昇することがある．その他の検査所見は，進行性アシドーシス，高 K 血症，低 Na 血症および貧血である．アシドーシスは通常は中等度で，血漿 HCO_3^- 濃度は 15～20 mmol/L である．血清 K 濃度は緩徐に上昇するが，異化が著明に加速する場合は 1～2 mmol/L/日まで上昇する場合がある．低 Na 血症は通常は中等度（血清 Na 125～135 mmol/L）で，水分過剰に関連する．血液像は Hct 25～30%の正色素性正球性貧血像である．同じ ARF でもその原因

により治療方針が異なり，治療方針の適否が腎機能の予後に大きく影響する．このため ARF の原因の鑑別（表2）は重要である．

3 急性腎不全の治療

a）一般的な方法

腎毒性薬物は中止し，腎によって排泄されるすべての薬物は減量する．水分摂取は前日の尿量に等しい量に不感蒸泄喪失分（500〜1,000 mL/日）を加えた量に制限される．水分摂取量は低 Na 血症ではさらに制限し，高 Na 血症では増加させる場合がある．体重増加から過剰な水分が示される場合，正常な血清 Na が維持されていれば水分摂取量を減少せず，食事中の Na を制限する．食事は十分与え1日の蛋白摂取量を 0.8〜1 g/kg とする．Ca 塩または Ca を含まない合成リン吸着剤を食前に摂取し，血清 PO_4を 5 mg/dL 未満に維持する．透析をしない場合血清 K を 6 mmol/L/日未満に抑えるため陽イオン交換樹脂であるポリスチレンスルホン酸 Na 15 g 経口または経直腸にて水またはシロップの懸濁液として1日1〜4回投与する．乏尿後期においては水分および電解質バランスに対する綿密な対応が必須である．乏尿後の利尿が認められた場合，尿量の約 75％に相当する 0.45％生理食塩水を補充することで体液量減少と自由水の喪失過剰を予防する．急性腎不全患者でも利尿薬に反応して尿量の増加を得ることが少なくない．水，Na の尿中排泄量が増加すれば摂取量を増やすことが可能になり，それだけ水，Na 管理は容易になるので利尿薬によって尿量の増加を図ることは1つの治療法となりうる．しかし，尿量の減少の原因が体液量の減少である場合（脱水による腎前性腎不全はその代表）に利尿薬を投与すると脱水を強めることになりかねない．利尿薬を投与する前には体液量の評価を十分行う必要があることに留意すべきである．

b）救急治療

肺水腫は酸素投与，血管拡張薬静脈内投与および利尿薬で治療する．高 K 血症は 10％グルコン酸 Ca 10 mL 静注し，グルコース 50 g およびインスリン 5〜10 単位の輸液で治療する．体内の総 K 量を減少させるためポリスチレンスルホン酸 Na 30 g 経口または直腸投与による追加的治療を開始する．炭酸水素 Na によるアニオンギャップ代謝性アシドーシスの中和については，重度の代謝性アシドーシス（pH7.20 未満）の場合に，緩徐な静脈内輸液（5％グルコース水溶液1L 中に炭酸水素 Na 150 mEq 以下）で治療する．血液透析または血液濾過は，これ以外の方法では重度の電解質異常をコントロールできない場合（例：K が 6.0 超）または肺水腫，薬物治療に不応答性の代謝性アシドーシス，または尿毒症症状が生じた場合（例：尿毒症によると思われる嘔吐，羽ばたき振戦，脳症，心膜炎，けいれん）に開始される．

4 慢性腎不全の病態生理

慢性腎不全（CRF）とは，進行性の腎機能障害により，数カ月ないし数年以上にわたって持続的に腎予備能力が低下し，回復の可能性がない不可逆的な腎機能の低下のため，体液の恒常性が保てなくなり，多彩な症状を呈する症候群である．明確な定義はないが，一般的にGFRが正常の50%以下に低下した場合か，血清Cr値が2.0 mg/dL以上をいうことが多い．CRFは大まかに腎予備能低下，腎機能障害，腎不全（末期腎不全）に分類される．初期においては腎組織が機能を失ってもほとんど異常は認められないが，これは残存する組織が機能を上昇させるためで（腎の機能的適応），75%の腎組織を喪失してもGFRの低下は正常時の50%にとどまる．ときに続発性の副甲状腺機能亢進症が早期の徴候として認められる．

慢性腎不全の原因疾患としては，原発性の腎疾患，全身性疾患に伴うもの，感染症，動脈硬化など多くのものが存在する（表3）．透析導入の原因疾患としては，糖尿病性腎症が最も多く，ついで慢性糸球体腎炎，腎硬化症の順となっている．

a）保存期慢性腎不全

進行性に腎臓が障害されると，①代謝性老廃物の排泄，②細胞外液組成の調節（水・電解質・酸塩基平衡の調節），③細胞外液量の調節（血圧調節，レニン産生，Na代謝），④骨代謝調節（ビタミンD活性化，Ca・リン代謝，副甲状腺ホルモン），⑤造血調節（エリスロポエチン産生），⑥種々のホルモン代謝調節（インスリン分解）などの機能が失われる．そのため，腎不全では生体の恒常性が維持で

表3 慢性腎不全の原因

原発性	
糸球体障害	慢性糸球体腎炎（IgA腎症，膜性増殖性腎炎など），急速進行性糸球体腎炎（ANCA関連腎炎など），アルポート症候群
間質尿細管障害	間質性腎炎，多発性囊胞腎
全身性疾患に伴うもの	糖尿病性腎症，ループス腎炎，骨髄腫腎，溶血性尿毒症症候群
動脈硬化	腎硬化症，腎動脈狭窄症
感染症	慢性腎盂腎炎
急性腎不全からの移行	

きなくなる．破綻した腎臓機能が，全身臓器へ影響することにより多彩な病態を認めることとなる．

b）尿毒症

尿毒症は，腎不全末期の患者に出現する臨床症状・所見を総称した症候群であり，精神・神経系，循環器，呼吸器，消化器，造血器，水，電解質，酸－塩基平衡などにさまざまな影響を及ぼす．

5 慢性腎不全の症状・診断

a）症状

腎予備能が軽度に低下した患者は無症候性であり，腎機能の障害は臨床検査においてのみ検出される．軽度から中等度の腎機能障害がある患者でさえ，BUNおよびCr上昇にもかかわらず症状が認められないことがある．尿濃縮能の不全による夜間頻尿が顕著である．倦怠感や疲労，精神的な集中力の低下は尿毒症の最も早期の徴候である．より著明な腎機能障害では，神経筋症状として，粗大な筋攣縮，知覚と運動症状を伴う末梢神経障害，筋肉のけいれんが認められる．食欲不振，悪心，嘔吐，口内炎，および口中の不快な味覚はほぼ一様に存在する．皮膚が黄褐色を呈する場合がある．ときに，汗からの尿素が皮膚上に尿素霜として結晶化することがある．瘙痒症は特に不快なことがある．栄養不良が引き起こす全身性の組織の消耗は慢性尿毒症の顕著な特徴である．進行したCRFでは，心膜炎，消化管潰瘍と出血が一般的である．高血圧は腎機能障害が進行した患者の80％以上にみられ，通常は体液過剰に関連し，ときにレニン・アンジオテンシン・アルドステロン(RAA)系の活性化に起因する．心筋症（高血圧性，虚血性）およびNaと水分の腎貯留により，付随する浮腫と心不全が起こる場合もある．腎性骨異栄養症(副甲状腺機能亢進，カルシトリオールの欠乏，血清PO_4上昇や，血清Ca低値または正常値に起因する異常な骨石灰化）は，通常，副甲状腺機能亢進性骨疾患（線維性骨炎）の形態をとる．

b）診断

CRFは血清クレアチニンの上昇によりはじめて推測される．最初の段階では，腎不全が急性か，慢性か，慢性に急性が重積しているかを判定する．診断は，しばしば病歴，身体診察および簡単な臨床検査に基づいて行い，臨床検査には，顕微鏡的評価を含む尿検査，電解質，尿素窒素およびクレアチニン，リン，CaおよびCBCが含まれる．ときに，特異的な血清学的検査が必要となる．急性腎不全と慢性腎不全の鑑別に最も有用なのは，Cr 上昇または尿検査異常の病歴である．腎の超音波検査は，通常閉塞性尿路疾患の評価および腎の大きさに基づく急性腎不全と慢性腎不全の鑑別に有用である．一部の病態以外では，慢性腎不全の腎は小さく萎縮し，皮質は薄く高エコーである．正確な診断は患者が末期腎不全に近づくにつれ，ますます困難になる．確定診断の手段は腎生検であるが，超音波検査において，小型で線維性の腎組織が疑われる場合には推奨されない．

6 慢性腎不全の治療

a）原疾患の治療

基礎疾患および因子をコントロールしなくてはならない．特に糖尿病性腎症における高血糖，すべての患者における高血圧のコントロールは GFR の低下をかなり遅らせることができる．

b）生活指導

通常疲労と倦怠により患者の運動能力は限定されるものの，運動制限をする必要はない．

c）食事療法

高カロリー，低蛋白食（0.6 g/kg/日），減塩，K・リン制限が推奨される．

d）降圧療法

保存期慢性腎不全患者の管理に最も重要である．腎機能障害および尿蛋白は末期腎不全および心血管事故の独立した危険因子である．腎機能の悪化を抑制するために，血圧を十分に下げること，および尿蛋白を減少させることが重要である．RAA 系抑制薬は尿蛋白を減少させ腎機能の悪化を抑制するとともに，心血管事故の発症も抑える．

e）貧血治療

貧血を治療して Hb を 11～12 g/dL に保つ．貧血は遺伝子組換え型ヒトエリスロポエチンで治療する．赤血球産生が促進され鉄の利用が高まるため，通常は非経口的に鉄を投与して鉄貯蔵を補充する．鉄濃度鉄結合能およびフェリチン濃度の綿密な経過観察が必要である．

f）アシドーシス治療

軽度のアシドーシス（pH 7.30～7.35）は治療しない．しかしながら慢性の代謝性アシドーシス（pH 7.30 未満）は通常は血漿 HCO_3 濃度が 15 mmol/L 未満で食欲不振，倦怠感，呼吸困難，蛋白異化作用亢進および腎性骨異栄養症といった諸症状を伴う．症状が軽減する（HCO_3濃度が約20 mmol/L）まで，炭酸水素Na 2 g経口にて1日1回から漸増する．

g）ミネラル代謝異常

血清リンが5 mg/dLを超える場合リン酸塩と結合するCa塩またはCaを含まないリン酸塩結合剤を開始し血清リンを4.5～5.5 mg/dLに維持すべきである．ビタミンDは1,25-ジヒドロキシビタミンD(カルシトリオール)またはその誘導体の形で副甲状腺ホルモン(PTH)レベルを参照しながら投与する．投与前のPTHレベルが慢性腎疾患の3期で65 pg/mL超または4期で100 pg/mL超の場合はカルシトリオール0.25 μg/日を経口にて開始する．血清リンが有意に上昇しない限りは継続すべきである．4期および末期腎不全においてはPTHレベルを100～300 pg/mLに維持するため，用量を漸増すべきである．無形成骨症を避けるため，PTHレベルを正常値に修正することはしない．

h）脂質異常

食生活の変更は高トリグリセリド血症に対して有用な場合がある．高コレステロール血症をもつ患者においてはスタチン薬が有効である．フィブラート系薬剤は，特にスタチン薬と併用した場合に腎不全における横紋筋融解症のリスクを上昇させる．エゼチミブはCRFにおいては比較的安全である．高コレステロール血症の是正により，腎の基礎疾患の進行速度を遅らせ冠疾患のリスクを低下しうる．

i）心不全治療

左心室の収縮能が低下している場合はACE阻害薬などのレニン・アンジオテンシン系阻害薬を用いる．フロセミドなどの利尿薬は，腎機能が著しく減少した場合であっても効果的であるが，高用量が必要となる場合がある．中等度または重度の高血圧は，心機能および腎機能に対する有害な影響を防ぐため，治療が必要である．

（佐藤　稔，柏原直樹）

D 腎不全と浮腫

1 はじめに：浮腫のメカニズム

浮腫とは組織における体液量が過剰になった状態を指す．細胞内液が過剰になる細胞内浮腫と組織間液が過剰に貯留する細胞外浮腫に大別されるが，本稿では細胞外浮腫を浮腫として記述する．

組織間液の体液量は毛細血管レベルでの血管内外の水分移動によって決定される．浮腫（細胞外浮腫）は，A）毛細血管での水分の過剰濾過，あるいは，B）リンパ流を介した間質液の還流不全，のいずれかによって生じる．後者は術後のリンパ流の低下などによって生じるものであり，腎疾患・腎不全時に生じる浮腫はA）の機序に基づく．

腎不全時の浮腫のメカニズムの理解は毛細血管濾過量の調節機構を理解することが役立つ．毛細血管の濾過量は次式によって決定される．

毛細血管濾過量＝$Kf \times (\Delta P - \Delta \pi)$

Kf値（濾過係数）は毛細血管血管壁の水伝導率（k）と血管壁の有効総濾過面積（S）で決定される．ΔPは毛細血管静水圧と間質液静水圧の差で規定される有効静水圧差である．Δπは血漿と間質液の膠質浸透圧差である．

毛細血管濾過量が増大し浮腫を生じるメカニズムは以下の3つに大別される．

①毛細血管濾過係数（Kf値）の増大

②毛細血管静水圧の増大

③血漿膠質浸透圧の低下

①による浮腫は血管透過性が亢進するアレルギー反応，炎症，感染症，火傷などによって生じる．

②毛細血管静水圧増大は，(1) 腎における水・塩分の排泄不全（腎不全，アルドステロン症），(2) 静脈圧の増大（心不全，静脈閉塞，静脈弁機能不全など），(3) 細動脈血管抵抗低下・毛細血管血流増大（高体温，Ca拮抗薬などの血管拡張薬使用）で生じる．

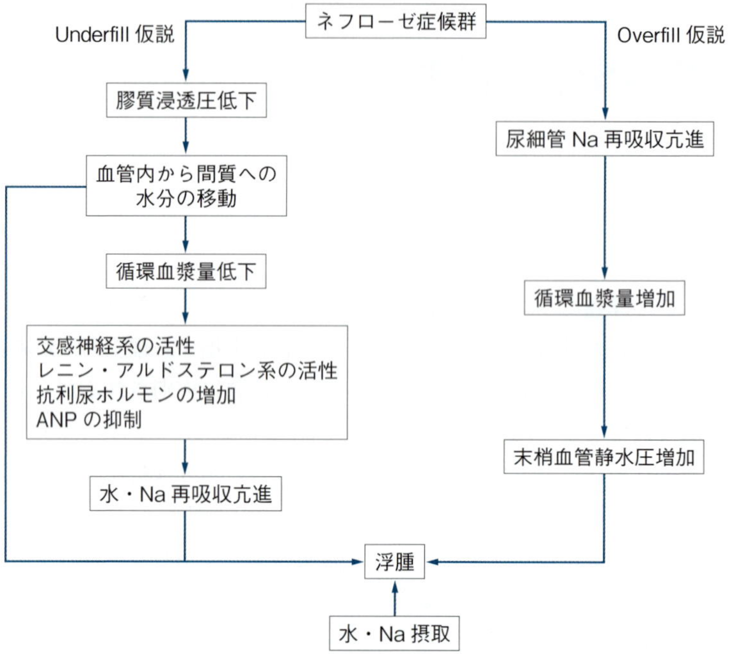

図 1 ネフローゼ症候群の浮腫に対する Underfill 説と Overfill 説

③血漿膠質浸透圧低下は，(1) 血漿蛋白の尿中への漏出（ネフローゼ症候群），(2) 蛋白産生能低下（肝疾患，重度の栄養不良），(3) 皮膚からの蛋白の喪失（火傷，重症外傷）によって生じる．

2 腎疾患における浮腫

a) ネフローゼ症候群

ネフローゼ症候群では大量の蛋白尿（3.5 g/日以上）による低アルブミン血症（血清アルブミン値 3.0 g/dL 以下）を生じる．ネフローゼ症候群の浮腫のメカニズムは，通常前述した低蛋白血症による血漿膠質浸透圧低下に基づくものとして説明される（Underfill 説）[1-3]．血漿膠質浸透圧が低下すると，Starling の法則に従い血管内より間質へ水分移動が亢進し，浮腫を生じる．さらに有効循環血漿量低下によって，レニン・アンジオテンシン・アルドステロン系（RAAS）や交感神経系活性化，抗利尿ホルモンの分泌が促進され，二次的に Na・水再吸収が亢進し，さらに浮腫が増悪するとされる．

しかしながら，実際には血漿膠質圧・有効循環血漿量の低下が認められず，RAAS 活性化も認められない場合も多い．Overfill 説は遠位尿細管や集合管における Na 排泄低下・再吸収亢進を浮腫の一義的な原因とする考えである．Na 貯留により循環血漿量が増加し，毛細血管レベルで血管静水圧が上昇し浮腫を生じる．

実際にはネフローゼ症候群の浮腫の機序を Underfill 説，Overfill 説どちらか一方で説明することが困難な場合が多い．

b）糸球体腎炎

急性糸球体腎炎や急速進行性糸球体腎炎に代表されるような急速で高度な糸球体障害により，急速に糸球体濾過量が低下し，NaCl・水貯留の結果，浮腫を生じる．さらに尿細管における Na 再吸収が一層亢進し，体液過剰の状態となりやすい．特に溶連菌感染後急性糸球体腎炎は浮腫が主要な症状の 1 つとなり，2/3 に浮腫が伴う．しかし，IgA 腎症を代表とする慢性糸球体腎炎の場合は糸球体障害の進行とともに各種の代償機転が作動し，ネフローゼ症候群合併や腎不全へ移行しない限り著明な浮腫を認めない．

3 慢性腎不全

慢性腎不全による浮腫の発症は主に糸球体濾過量（glomerular filtration ratio：GFR）低下による NaCl・水の排泄不全に基づく．糸球体濾過量の低下が，直線的に体液過剰に結びつくわけでない．糸球体障害による糸球体濾過量の減少時には，尿細管での NaCl 再吸収抑制による代償機転が働き，また併存する尿細管の機能障害による再吸収量の減少が同時に生じる場合が多い．また，残存する糸球体も代償的に過剰濾過状態となり単一ネフロン GFR も増加し尿量維持を図る．そのため多くの慢性腎不全患者において，末期腎不全に近くなるまで尿量が維持され浮腫は軽度にとどまることが通例である．過剰に貯留した NaCl・水は間質液に移動するが，同時に有効循環血漿量も増大するため，腎不全時には高血圧を呈する．

慢性腎不全で浮腫が発症するのは腎機能低下が進行した状態である．末期腎不全に近い状態まで糸球体濾過量が低下し，尿細管での代償能を凌駕するレベルまでに至って，はじめて尿量の減少が認められ，体液の貯留を引き起こす．実際，体液過剰による胸水や腹水の貯留，うっ血性心不全の出現が透析導入の主要な理由の 1 つとなる．

進行した腎機能障害時では NaCl・水の調節域が狭くなるため，食塩・水の摂取許容範囲が狭くなる．より厳格な食塩摂取制限が必要となる．糖尿病性腎症による慢性腎不全は著明な浮腫をきたす場合が多い．糖尿病性腎症の慢性腎不全ではネフローゼ症候群による低アルブミン血症や心不全の合併，インスリンによるNa再吸収の亢進などにより浮腫が高度化するものと推測される．

4 急性腎不全

急性腎不全は，①腎血流や糸球体内圧の低下により糸球体濾過量が低下する腎前性急性腎不全，②糸球体や尿細管などの腎実質の障害により腎機能が低下する腎性急性腎不全，③腎盂・尿管以降の尿流の障害による腎後性急性腎不全に分類される．それぞれの要因により浮腫の程度や発症頻度も異なる．しかし，最終的に尿量減少（乏尿～無尿）を呈すると，体液過剰となり浮腫を発症する場合が多い．また，ストレス下においては異化亢進により代謝水が増加することも浮腫の発症に関与する．

急性腎不全は病因により浮腫の発症機序は異なる．腎前性の場合，脱水など全身の細胞外液減少を伴う場合，浮腫は認めないが，心不全や肝硬変による場合は浮腫を伴うことが多い．心不全で，左室収縮能・心拍出量低下をきたす場合は腎血流低下，糸球体濾過量低下，またRAAS活性化のために体液量が増大し浮腫を生じる．また，左室拡張能が低下し静脈還流量が低下した場合も，毛細血管静水圧が増大し浮腫を生じる．心不全による腎機能悪化に中心静脈圧上昇や腹圧の上昇が関連していることが報告されている．心不全時には心拍出量低下による「腎前性腎不全」機序のみならず，「腎うっ血」も関与し，心不全と腎不全が双方向性に増悪因子として働いている（心腎連関）．

腎性の急性腎不全は急性糸球体腎炎のような高度の糸球体障害であれば糸球体濾過量低下，尿細管からの再吸収亢進により浮腫が発症する．尿細管間質障害が原因の場合は浮腫を認める頻度は少ないが，腎機能低下が重篤化し，乏尿から無尿を呈した場合は浮腫が出現する．腎後性腎不全の場合も乏尿から無尿を呈する場合は体液過剰となり浮腫を呈する．

文献
1) Perico N, Remuzzi G. Edema of the nephrotic syndrome: the role of the atrial peptide system. Am J Kidney Dis. 1993; 22: 355-66.
2) Humphreys MH. Mechanisms and management of nephrotic edema. Kidney Int. 1994; 45: 266-81.
3) Schrier RW, Fassett RG. A critique of the overfill hypothesis of sodium and water

retention in the nephrotic syndrome. Kidney Int. 1998; 53: 1111-7.
4) Koomans HA, Kortlandt W, Geers AB, et al. Lowered protein content of tissue fluid in patients with the nephrotic syndrome: observations during disease and recovery. Nephron. 1985; 40: 391-5.

（藤本壮八，柏原直樹）

E 腎不全でどのような利尿薬を使うべきか？

はじめに

利尿薬は尿細管での水・電解質の再吸収抑制を介して尿量を増加させる薬剤である．Na 利尿薬と水利尿薬に大別され，作用する尿細管部位の相違により利尿作用が規定される．サイアザイド系利尿薬の利尿作用は弱いが血管拡張作用も有し降圧作用が強く，降圧薬として使用される．ループ利尿薬の利尿作用は強力であるが，作用持続時間が短く降圧作用は弱い．浮腫性疾患に用いられる．アルドステロン拮抗薬には心血管保護作用（心筋梗塞後の心不全発症予防など）が示されているが，利尿作用は弱く高 K 血症リスクもあることから腎不全時に使用する頻度は少ない．血清 Cr 値 2.0 mg/dL 以上の腎不全時にはサイアザイド系利尿薬は無効であり，腎不全の浮腫軽減目的にはループ利尿薬が通常使用される．ループ利尿薬は腎機能障害時にも有効であるが，無尿では利尿作用は期待できず，副作用リスクだけが増大するため禁忌である．

1 利尿薬の種類と作用機序

利尿薬は腎臓に作用し，尿量を増加（利尿作用）させる薬剤の総称である．主として尿細管での電解質・水再吸収抑制作用を介して利尿作用を発揮する．作用部位，作用機序に基づいて分類される（図 1）．

糸球体で濾過された水，NaCl は尿細管の各所で再吸収され，尿が濃縮される．濾過された Na の約 70％が近位尿細管，20％が太いヘンレのループ上行脚，7％が遠位尿細管，3％が集合管で再吸収される．利尿薬の利尿作用の効力は，作用する尿細管部位の Na 再吸収量によって規定される．

a）サイアザイド系利尿薬

サイアザイド系利尿薬は遠位尿細管の Na^+/Cl^- 共輸送体に作用し，Na^+ の再吸収を抑制し利尿作用を発揮する．投与開始当初は循環血漿量，心拍出量が減少するが，次第に Na^+ 排泄量と摂取量は均衡状態に至る．この次期にはサイアザイド

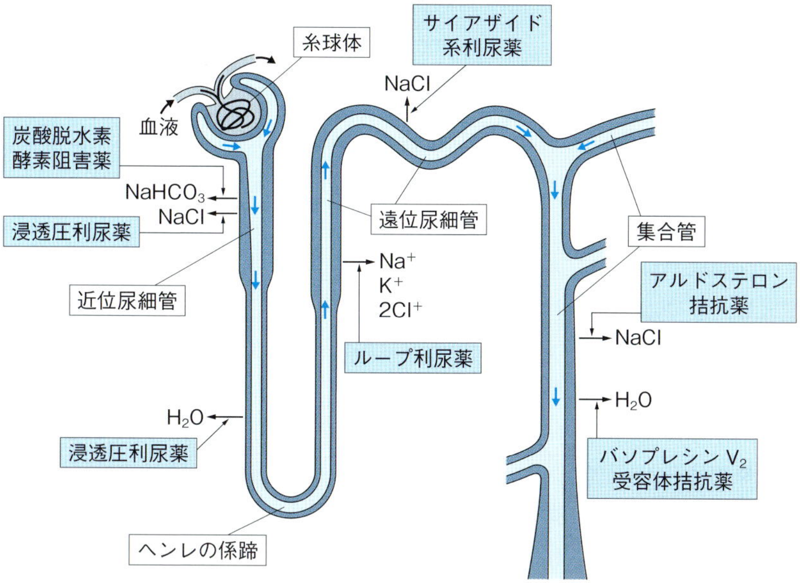

図 1● 利尿薬の作用点

系利尿薬は血管拡張作用を発揮し，これが降圧効果をもたらす．サイアザイド系利尿薬は血管平滑筋に存在するCa依存性Kチャネルを活性化し，膜を過分極させることで血管平滑筋を弛緩することが示されている．遠位尿細管でのNa^+再吸収が抑制されるため，集合管へのNa^+負荷が増大し，アルドステロン作用によってK^+再吸収が抑制され，低K血症がもたらされる．低K血症は血糖値上昇と関連する．滴定酸排泄は増加し，逆にCa排泄は減少する．

サイアザイド系利尿薬によって血清尿酸値が上昇する．これは利尿薬使用によるGFR低下による尿酸排泄の減少および，尿細管（S3セグメント）における再吸収増加に基づいている[1)]．

サイアザイド系利尿薬はCa拮抗薬などと並んで，降圧薬としての第1選択薬の1つである．またARB/ACE阻害薬あるいはCa拮抗薬との併用薬としても推奨されている．降圧薬としてはサイアザイド系利尿薬が通常用いられる[2)]．

サイアザイド系利尿薬の副作用には，低K血症，高尿酸血症，耐糖能障害，脂質異常症があり，低Na血症，高Ca血症（Ca^{2+}排泄を減少させる），低Mg血症，顆粒球減少症をきたすこともある．

腎機能が中等度以上に低下し，Na 排泄が減少した状態では，サイアザイド系利尿薬に有効な利尿作用は期待できない．

クロルタリドンを除くサイアザイド系利尿薬は，開発時期が古く用量設定が最適化されていない．低 K 血症，高尿酸血症，耐糖能障害などの副作用は用量に依存するが，降圧効果は少量（1/4〜半量）で十分な作用が得られる．

b）ループ利尿薬

ループ利尿薬はヘンレループの太い上行脚に存在する $Na^+/K^+/2Cl^-$ 共輸送体を阻害し，N^+ 排泄量を増加させる．同時に K^+，Ca^{2+}，Mg^{2+}，滴定酸排泄量も増加する．ループ利尿薬は有機酸であるために，近位尿細管で有機アニオン輸送体を介して尿細管腔内に排泄され，作用を発揮する[3)]．

Na 利尿作用の観点からは，ループ利尿薬の利尿作用が最も強力である．遠位尿細管に作用するサイアザイド系利尿薬の利尿作用は弱い．サイアザイド系利尿薬，ループ利尿薬ともに腸管から吸収され，主としてアルブミンと結合し腎に運ばれ，尿細管から分泌され，尿細管管腔側からトランスポーターに作用する．低アルブミン血症時には作用が減弱する．尿酸排泄促進薬プロベネシドはループ利尿薬の尿細管腔への分泌を阻害するため，利尿効果を減弱させる．

ループ利尿薬の副作用には，低 K 血症，高尿酸血症，耐糖能障害があり，低 Na 血症，低 Mg 血症，顆粒球減少症，聴力障害をきたすこともある．ループ利尿薬は腎機能障害時にも有効である．無尿では利尿作用は期待できず，副作用リスクだけが増大するため禁忌である．

サイアザイド系利尿薬，ループ利尿薬の低 K 血症予防には K 製剤，K 保持性利尿薬の併用などで対処する．

c）K 保持性利尿薬

抗アルドステロン薬は，遠位尿細管〜集合管のミネラルコルチコイド受容体（MR）へのアルドステロンの結合を阻害し，尿中 Na 排泄を促進し，同時に K 排泄を抑制する．トリアムテレンは上皮型 Na チャネル（epithelial Na channel: ENaC）を直接阻害することで，尿中 Na 排泄を増加させる．エプレレノンは MR への作用がより選択的で，女性化乳房などの副作用が少ない．

アルドステロン拮抗薬の利尿作用は弱いが，他の K 低下性利尿薬との併用，あるいは原発性・2 次性アルドステロン症で用いられる．アルドステロン拮抗薬には心血管保護作用（心筋梗塞後の心不全発症予防など）も示されている．

c) バソプレシン V_2受容体拮抗薬

トルバプタンは，集合管に存在するバソプレシンV_2受容体を選択的に阻害し同部における水再吸収を抑制し，利尿作用（水利尿）を発揮する.「ループ利尿薬などの他の利尿薬で効果不十分な心不全・肝硬変における体液貯留」を効能・効果として認可されている.

多くの場合，腎不全と心不全は共存し，双方向性に病態を悪化させる関係にある（心腎連関）. 心不全患者に腎機能障害を合併することも多く，腎機能障害例にも本剤が使用される機会も少なくないと思われる. 本剤は無尿には禁忌であり，重篤な腎障害のある患者も慎重な投与が求められている.

トルバプタンが作用する腎髄質集合管は，腎虚血にも比較的抵抗性を示すため，進行した腎障害においても機能が温存されやすい. さらに集合管上皮細胞の血管側に存在するV_2受容体が作用部位であるため，尿細管腔へ分泌されることなく作用を発揮できるため，GFR，尿量の影響を受けない. トルバプタンには腎血流量増加作用も一部では認められており，ループ利尿薬と併用した場合，ループ利尿薬の作用部位への到達量が増加し，利尿効果が再増強することも期待できる.

一方で，腎髄質血流が低下する病態（高度の脱水，心不全など）では，トルバプタンの効果は減弱し，尿細管障害が高度となり尿希釈能が低下した場合も，効果は限定され，トルバプタン抵抗性の一因となるであろう.

Na 利尿薬の場合は循環血漿量低下による GFR 低下，レニン活性化，交感神経系活性化，血圧低下などの好ましくない作用が付随したが，トルバプタンの場合は，これらの副作用が認められない. またNa 利尿薬と併用することで低Na 血症リスクを軽減することができる.

頻度はまれであるがトルバプタンによる高度高 Na 血症が報告されている. 橋中心髄鞘崩壊症を起こす可能性があり，口渇反応が低下する高齢者，意識障害，乳幼児では注意が必要である.

2 個々の利尿薬の使用法と使用上の注意点

a) サイアザイド系利尿薬

(1) トリクロルメチアジド

サイアザイド系利尿薬は降圧薬として第１選択薬の１つであるが，心不全，腎不全，脳血管障害慢性期，高齢者がより積極的適応となる. Ca 拮抗薬，ARB/ACE 阻害薬との併用薬としても推奨される. 低 K 血症，高尿酸血症，耐糖能障害などの副作用は用量に依存するが，降圧効果は少量 1/4～1/2（0.5～2 mg）で十分な作用が得られる．

(2) ヒドロクロロチアジド

通常用量の 1/4～1/2 量（6.25～12.5 mg/日）を使用する．ARB＋利尿薬配合剤にはすべて本薬剤が使用されており，いずれかの用量が選択されている．

b) サイアザイド類似薬

(1) インダパミド

0.5～2 mg/日を使用する．他のサイアザイド系利尿薬と異なり，本薬剤の用量は低く設定（1 mg/錠）されており，1/2～2 錠使用する．

(2) クロルタリドン

6.25～25 mg/日を使用する．

高齢者を対象とした SHEP 試験ではクロルタリドン群はプラセボ群と比較して，脳卒中，主要心血管イベントを有意に抑制した[6]．ALLHAT 試験では心不全の発症はクロルタリドン群でアムロジピン，リシノプリル群と比較して有意に低く，脳卒中発症率もクロルタリドン群がリシノプリル群よりも低値であった．

c) ループ利尿薬

(1) フロセミド

作用持続時間が短く（4～6 時間）降圧作用は弱い．利尿効果は用量に依存する．うっ血性心不全，腎不全などの浮腫性疾患の浮腫軽減目的で使用する．無尿には禁忌である．副作用として低 K 血症，高尿酸血症，耐糖能障害低 Na 血症，低 Mg 血症，顆粒球減少症，聴力障害をきたす．

1 回静注投与で満足な利尿効果が得られない場合には，持続静注のほうが有効であるとされる．一方，DOSE 試験では急性心不全患者を対象として，フロセミドの 12 時間ごとの 1 回静注と持続注入療法が比較され，両者間に有意な相違を認めなかった[7]．

(2) トラセミド

ループ利尿薬作用と抗アルドステロン効果を有しており，フロセミドと比較して低 K 血症リスクが低いことが示されている．

(3) アゾセミド

ループ利尿薬の中で半減期が 6～8 時間と最も長い．

d）K 保持性利尿薬

(1) スピロノラクトン

利尿作用は弱いが，他の利尿薬と併用することで低 K 血症の補正に適している．心不全患者の予後を改善することが示されている．

無尿または急性腎不全の患者，高 K 血症の患者では禁忌であり，重篤な腎障害のある患者に対しても慎重投与が求められる．

(2) エプレレノン

選択的アルドステロン拮抗薬であり，女性化乳房などの副作用がない．心不全の予後改善，心血管保護作用が示されている．

高 K 血症の患者もしくは本剤投与開始時に血清 K 値が 5.0 mEq/L を超えている患者，微量アルブミン尿または蛋白尿を伴う糖尿病患者，中等度以上の腎機能障害（クレアチニンクリアランス 50 mL/分未満）のある患者では禁忌である．

e）バソプレシン V_2 受容体拮抗薬

トルバプタン

他の利尿薬で効果不十分な心不全における体液貯留の改善目的で使用する．水利尿薬であり，他の利尿薬と併用する．15 mg/日経口投与するが，血清 Na 濃度が 125 mEq/L 未満では半量から開始する．漫然と投与しない．

まとめ

腎機能障害の進行とともに細胞外液量が増加し，浮腫，血圧上昇，心肥大・心不全の原因ともなる（心腎連関）．適切な体液量を管理し QOL と生命予後を改善するためには利尿薬は必須の薬剤である．個々の利尿薬の特性を熟知して有効かつ安全に使用したい．

文献

1）Ellison DH, Loffing J. Thiazide effects and adverse effects：insights from molecular genetics. Hypertension. 2009；54：196-202.

2）日本高血圧学会高血圧治療ガイドライン作成委員会，編．高血圧治療ガイドライン 2009．東京，ライフサイエンス出版；2009.

3）Leto L, Aspromonte N, Feola M. Efficacy and safety of loop diuretic therapy in acute decompensated heart failure：a clinical review. Heart Fail Rev. 2014；19：237-46.

4）Yamamura Y, Ogawa H, Chihara T, et al. OPC-21268, an orally effective, nonpeptide vasopressin V1 receptor antagonist. Science. 1991；252：572-4.

5）Miyazaki T, Fujiki H, Yamamura Y, et al. Tolvaptan, an orally active vasopressin V(2)-receptor antagonist- pharmacology and clinical trials. Cardiovasc Drug Rev.

2007；25：1-13.
6) Curb JD, Pressel SL, Cutler JA, et al. Effect of diuretic-based antihypertensive treatment on cardiovascular disease risk in older diabetic patients with isolated systolic hypertension. Systolic Hypertension in the Elderly Program Cooperative Research Group. JAMA. 1996；276：1886-92.
7) Felker GM, Lee KL, Bull DA, et al. Diuretic strategies in patients with acute decompensated heart failure. N Engl J Med. 2011；364：797-805.

（柏原直樹，佐々木環）

A 急性心不全における利尿薬の使い方の原則

1 1st line の初期治療薬としてのループ利尿薬の静脈内投与

急性心不全の中心となる病態はうっ血である．その背景には大なり小なり水分の貯留があり，うっ血の解除，すなわち除水は急性期治療の重要な治療目標である．2012 年に改訂されたヨーロッパ心臓病学会のガイドラインによれば，ショック症状を伴わない肺うっ血や肺水腫を認める症例では呼吸困難感やうっ血の改善のためループ利尿薬の静脈内投与が 1st line の治療としてすすめられている（クラス I，レベル B）．このループ利尿薬の反応によって次の治療法をどう展開するかがみえてくる．しかし，エビデンスレベル B が示す通り，“ループ利尿薬”の“静脈内投与”は必ずしも必須のものではない．安静，酸素投与，非侵襲的陽圧換気療法（NPPV），硝酸薬の舌下投与や静脈内投与，場合によってはループ利尿薬の“経口”投与により十分の利尿やうっ血の解除が得られることもある．

1st line の治療だけで，急性心不全から脱し，エビデンスに基づいた心不全治療薬に容易に移行できる場合もあるが，基本的にはループ利尿薬の静脈内投与は体内水分量が正常体液量（euvolemia）に復帰するまで継続する．静注投与を中止し，経口薬のみでも体液量が再増加してこないかを24時間はモニターしておく[1]．

2 ループ利尿薬の投与方法

うっ血の解除にループ利尿薬が有用であるのはこれまでの日常臨床で実感されてきたところではあるが，副作用を危惧して静脈内持続投与や高用量の投与は比較的避けられてきた．DOSE 試験は有効なループ利尿薬の使用方法を検証したはじめての試験である[2]．この試験では，急性心不全で 24 時間以内に入院した患者に対して，投与方法〔持続投与か 12 時間毎の単回投与（間歇投与）〕と投与量（高用量か低用量）をそれぞれ 2 通りに設定して投与し，72 時間後の自覚症状の改善度と腎機能の変化を評価した．その結果，いずれの投与方法や投与量でも自覚症状の改善や腎機能の変化には変わりがないことが示された．しかし，この試験の目的と対象の背景を確認して試験結果の意義を確認してみよう．対象は1日80〜240 mgのフロセミドあるいはフロセミド相当量が投与されていたこと，収縮期血圧が約120 mmHgであったこと，左室駆出率が約35%であったこと，初期治療として血管拡張薬や強心薬が必要と考えられた症例は除外され，ループ利尿薬の効果が十分期待される症例が選択されたとのことであった．このような対象のもとでは，急性心不全患者にループ利尿薬を使用するときには，静脈内持続投与は従来の単回投与の反復に劣らないこと，うっ血の解除には必要十分量のフロセミドを使用してもよいことがわかった．

3 うっ血の改善薬としてのループ利尿薬の有用性と限界性

ループ利尿薬が容量負荷による症状や徴候を改善するのは間違いなく[3,4)]，急性心不全治療に不可欠の薬剤であるが，ループ利尿薬が予後を改善するという明らかなエビデンスはない．むしろ，大量の利尿薬は死亡率の増加や腎機能の悪化につながるとの報告がある[5,6)]．たとえば，395人の急性心不全患者に対する血行動態モニターの有用性を検討したESCAPE試験のサブ解析によれば，入院中のループ利尿薬の使用量が多いほど入院後180日以内の死亡率が高かったと報告している[6)]．この試験の対象は収縮期血圧が約106 mmHg，平均EFが21%と低心機能症例が大部分であったと思われる．しかし，この結果の解釈には注意を要する．この試験では，1日投与量が600〜1,200 mgの投与を必要とした患者で予後が悪化したことになっている．もし1日700 mgを使用したとしたら，1週間の入院で，1日100 mgのフロセミド（1 A＝20 mg）を，すなわち5 Aを使用し続けたことになる．これほど大量のフロセミドを使用するような患者の予後が到底よいとは思えない．フロセミドの大量使用そのものが悪いのではなく，基礎となる心不全が重篤であったのではないかと誰もが推測するに違いない．実際，ALARM-HF登録研究によれば，急性心不全で入院した患者において，入院後24時間で＞1 mg/kgのループ利尿薬を使用した症例はより少ない投与量の患者よりも30日間の総死亡率が高かった[7)]．しかし，年齢，うっ血の程度，腎機能などをそろえたpropensity score解析を行うと，両群間で死亡率に差がなくなり，ループ利尿薬の入院日の投与量そのものが死亡率を左右するものではないとしている．十分にうっ血を解除するためには，十分量のループ利尿薬が必要であるが，ループ利尿薬だけでは十分にうっ血を解除できない症例が存在することも日常臨床で経験するとおりである．

4 利尿薬抵抗性の予測

ループ利尿薬はその薬理学的な効果を発揮するためには必要十分な量を要する（図 1）．また，腎臓でのループ利尿薬の作用点のどこに障害があっても利尿薬抵抗性となりうる．利尿薬抵抗性の背景には，1）経口利尿薬の腸管からの吸収不良，2）利尿薬の腎への輸送障害（腎血漿流量の低下や低アルブミン血症），3）GFR の低下，4）ヘンレループに達する Na 量の減少，5）Na の過剰摂取などがある．利尿薬抵抗性の患者は予後が不良のため，早期にその予知をし，対策を講じることが必要であろう．心不全ではこの用量-効果曲線が下方，右方へ偏位しており通常と同等の Na 排泄量を得るためには高用量が必要である[8]．ループ利尿薬を反復投与すると利尿効果が減少する現象のことを“braking phenomenon”とよぶ．この現象には糸球体における血行動態の変化，遠位ネフロンの変化，レニン・アンジオテンシン（RA）や交感神経活性など神経体液性因子の影響などが関与しているといわれている．O'connor らは PROTECT 試験の患者を用いて，急性心不全入院後 7 日間の死亡，心不全の再入院，心不全の悪化，腎機能の悪化，人工透析の開始に至った患者の予測因子を解析した[9]．この予測因子は入院後 24 時間以内に集められたもので，BNP 高値，アルブミンやコレステロールや血圧の

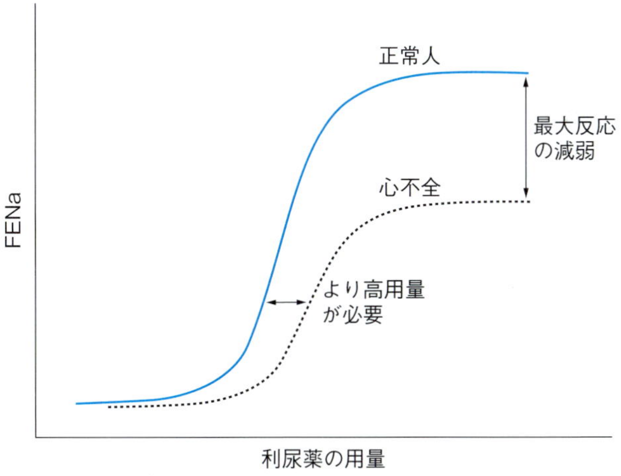

図 1 正常人と心不全患者でのループ利尿薬の用量-効果曲線
心不全患者ではある尿量を得るにはより多くの利尿薬が必要だけでなく，利尿薬の最大効果が減弱している（FENa：fractional excretion of Na）．

低値，心拍数や呼吸数の高い値などがあった．今後，このような指標から得られるスコアリングシステムで，簡便に利尿薬抵抗性が予測できることが望まれる．

5 ループ利尿薬抵抗性の対応

DOSE試験の結果，体内の至適水分量に到達するためには，高用量でも低用量でも効果に差がないことがわかったが，利尿薬抵抗性の状態を避けるためにも，可能であれば高用量を長期間使うことは避けたい．これまで，利尿薬抵抗性の予防や対策のためにいろいろな対策がなされてきた．

ループ利尿薬抵抗性の場合は間歇投与を持続投与に変更することは尿量の増加をもたらし，入院期間の短縮，腎機能悪化の減少などに有効との報告はあるが[10)]，大規模臨床試験では実証されなかった[2)]．しかし，症例によっては試みる価値はあると思われる．サイアザイドは通常はループ利尿薬の約1時間前に内服する．ループ利尿薬にサイアザイド系利尿薬を追加すると利尿薬抵抗性の患者の尿量の増加が得られるのはよく経験するところである[11)]．しかし，この併用は体内水分量やNa，K，Mgなどの電解質をしっかりモニターし，脱水や電解質異常をきたさないようにしなければならない．基本的には，短期的な使用にとどめるべきである．

アルドステロン拮抗薬（MRA）は慢性収縮性心不全や心筋梗塞後の左室収縮不全に有効であることが明らかになっている．この有効性の原因の1つはレニン・アンジオテンシン系の抑制によるものと考えられることから，MRAの効果は拡張不全（HFpEF）や急性心不全でも期待された．

TOPCAT試験においてスピロノラクトンは拡張不全患者の心血管死亡を減少させていないが，心不全入院を減少させており，HFpEF治療に有望である．一方，急性心不全においては，その効果は期待されるものの大規模研究が実施されておらず不明である[12)]．MRAは利尿効果は強くなく，小規模の試験では利尿薬抵抗性の心不全患者に使用する場合は比較的高用量が必要との報告もある[13)]．高用量では高K血症をきたす可能性があり，急性心不全におけるMRAの使用方法は有用である可能性が高いがきわめて慎重でなければならない．

腎機能が中等度に低下している症例ではループ利尿薬のみでは，腎機能がさらに悪化し，十分な除水を得られないことが多い．相反する報告もあるが，低用量のドパミンや低用量のNa利尿ペプチド（ネシリチド：nesiritide）の追加投与はより多くの利尿が得られ，かつ腎機能の悪化を防ぐとの報告もある．この仮説を検証するためにROSE試験が施行された[14]. この試験では360人の急性心不全患者がドパミン, ネシリチド, プラセボに割付けられた. 左室駆出率は25〜35%で, 入院時収縮期血圧は約115 mmHg, クレアチニンは1.6〜1.7 mg/dLであった. その結果, 低用量のドパミンもネシリチドも投与後72時間の累積尿量を増加させていないし, シスタチンCレベルの増減もプラセボと変わらないとの結果であった. すなわち, 低用量ドパミンやネシリチドはループ利尿薬との併用でさらなる利尿を得るための補助薬として積極的に使用する意義は示されていない.

トルバプタンはバソプレシン受容体 (V_2) に拮抗して水利尿をもたらすため, 我が国ではうっ血を認める心不全に使用することができる. トルバプタンはハイリスク群の腎機能悪化を抑える可能性が示唆されている[15]. また, トルバプタンとNa利尿ペプチドの併用はお互いの長所と短所を補い合って, 腎機能, 血行動態, 神経体液性因子に好都合に作用する可能性がある[16].

Licataらは難治性心不全患者にフロセミドと同時に高張食塩水を点滴することによって, より早期に除水やBNPの低下をもたらし, 早期の退院につながることを報告している[17-19]. 高張食塩水の点滴静注は利尿薬抵抗性を示す患者に有効な補助手段になる可能性がある.

文献

1) Felker GM. Loop diuretics in heart failure. Heart Fail Rev. 2012; 17: 305-11.
2) Felker GM, Lee KL, Redfield MM, et al. Diurertic strategies in patients with acute decompensated heart failure. N Engl J Med. 2011; 364: 797-805.
3) Gupta S, Waywell C, Gandhi N, et al. The effects of adding torasemide to standard therapy on peak oxygen consumption, natriuretic peptides, and quality of life in patients with compensated left ventricular systolic dysfunction. Eur J Heart Fail. 2010; 12: 746-52.
4) Braunschweig F, Linde C, Eriksson MJ, et al. Continous haemodynamic monitoring during withdrawal of diuretics in patients with congestive heart failure. Eur Heart J. 2002; 23: 59-69.
5) Metra M, Nodari S, Parrinello G, et al. Worsening renal function in patients hospitalised for acute heart failure: clinical implications and prognostic significance. Eur J Heart Fail. 2008; 10: 188-95.
6) Hasselblad V, Gattis Stough W, Shah MR, et al. Relation between dose of loop diuretics and outcomes in a heart failure population: results of the ESCAPE trial. Eur J Heart Fail. 2007; 9: 1064-9.
7) Yilmaz MB, Gayat E, Salem R, et al. Impact of diuretic dosing on mortality in acute heart failure using a propensity-matched analysis. Eur J Heart Fail. 2011; 13: 1244-52.
8) Ellison DH. Diuretic therapy and resistance in congestive heart failure. Cardiology. 2001; 96: 132-43.

9) O'Connor CM, Mentz RJ, Cottor G, et al. The PROTECT in-hospital risk model: 7-day outcome in patients hospitalized with acute heart failure and renal dysfunction. Eur J Heart Fail. 2012; 14: 605-12.
10) Salvador DR, Rey NR, Ramos GC, et al. Continuous infusion versus bolus injection of loop diuretics in congestive heart failure. Cochrane Database of Syst Rev Issue 3, Art. No.: CD003178. doi: 10.1002/14651858: CD003178: pub3
11) Jentzer JC, Dewald TA, Hernamdez AF, et al. Combination of loop diuretics with thiazide-type diuretics in heart failure. J Am Coll Cardiol. 2010; 56: 1527-34.
12) Albaghdadi M, Gheorghiade M, Pitt B. Mineralcorticoid receptor antagonism: therapeutic potential in acute heart failure syndromes. Eur Heart J. 2011; 32: 2626-33.
13) Bansai S, Lindenfeld J, Schrier RW. Sodium retention in heart failure and cirrhosis. Circ Heart Fail. 2009; 2: 370-6.
14) Chen HH, Anstrom KJ, Givertz MM, et al. Low-dose dopamine or low-dose nesiritide in acute heart failure with renal dysfunction: the ROSE acute heart failure randomized trial. JAMA. 2013; 310: 2533-43.
15) Matsue M, Seya M, Iwatsuka R, et al. Tolvaptan reduces the risk of worsening renal function in patients with acute decompensated heart failure in high-risk population. J Cardiology. 2013; 61: 169-74.
16) Costello-Boerrigter LC, Boeririgter G, Cataliotti A, et al. Renal and anti-aldosterone action of vasopressin-2 receptor antagonism and B-type natriuretic peptide in experimental heart failure. Circ Heart Fail. 2010; 3: 412-9.
17) Licatta G, Di Pasquale P, Parrinello G, et al. Effects of high-dose furosemide and small-volume hypertonic saline solution infusion in comparison with a high dose of furosemide as bolus in refractory congestive heart failure: long term effects. Am Heart J. 2003; 145: 459-66.
18) Paterna S, Di Pasqale P, Parrinello G, et al. Changes in brain natriuretic peptide levels and bioelectrical impedance measurements after treatment with high-dose furosemide and hypertonic saline solution versus high-dose furosemide alone in refractory congestive heart failure. J Am Coll Cardiol. 2005; 45: 1997-2003.
19) Parrinello G, Paterna S, Di Pasquale P, et al. Changes in estimating echocardiography pulmonary capillary wedge pressure after hypersaline plus furosemide versus furosemide alone in decompensated heart failure. J Cardiac Fail. 2011; 17: 331-9.

〈安村良男〉

B HFrEF による急性心不全と利尿薬

HFrEF（heart failure with reduced ejection fraction）の患者はまれに組織低灌流による症状で入院するが基本的にはうっ血症状で入院する．収縮不全でも拡張不全でも，特に収縮不全ではその発症の前駆として水分貯留がある．体液貯留に対して初期の段階ではNa利尿ペプチド系が作動し，体液貯留の進行を抑制するが[1]，その進行が抑制しきれない場合には水分は貯留し，急性心不全を発症してしまう．水分貯留のメカニズムを図1に示す．そのきっかけは何であれ，急性心不全発症の上流には交感神経活性の亢進やRA系の亢進があり[2,3]，水分貯留に働く．HFrEF症例は拡張機能不全を合併していることが多く，左室容量の増加のみで肺うっ血をきたしうる．同時に，右室と左室の拡大は右左連関を介して[4]，あるいは左室の拡大は心内膜虚血，機能的僧帽弁逆流を介してさらにうっ血を助長する．拡張能の低下は左室への流入の低下を介して心拍出量の低下をもたらす．心拍出量の低下は圧受容器を介するarterial underfillingによって[5]，交感神

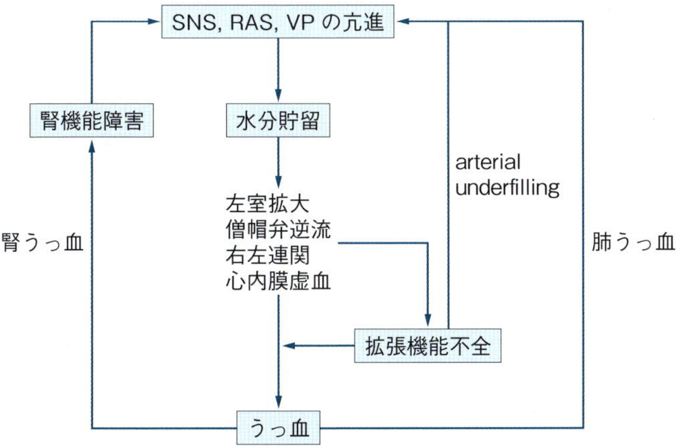

図1 水分貯留のメカニズム

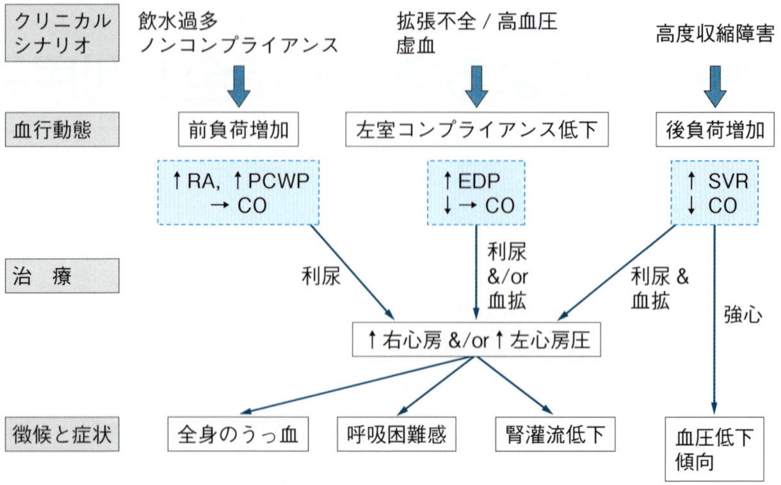

図 2 非代償性心不全の病態と治療
RA: 右心房圧, PCWP: 肺動脈楔入圧, CO: 心拍出量, EDP: 左室拡張末期圧,
SVR: 末梢血管抵抗, 利尿: 利尿薬, 血拡: 血管拡張薬, 強心: 強心薬
(Yancy CW. J Am Coll Cardiol. 2008; 52: 208-10[8]を改変)

経系 (SNS) や RAS の亢進, ときにバソプレシンの分泌を増加する. これらの亢進は肺うっ血によってももたらされる[6]. 右心系のうっ血では腎うっ血を介して, 腎機能が低下し[7], SNS や RAS の亢進が増強する.

急性心不全の初期治療は酸素化とうっ血の解除である. うっ血の解除のためには利尿薬が 1st line の治療薬であるが, 図 2 のように病態によっては, 血管拡張薬や強心薬が不可欠である[8].

症例 1　74 歳男性

【主訴】 夜間発作性呼吸困難感.

【合併症】 高血圧, 発作性心房細動, 腎機能障害

【現病歴】 拡張型心筋症にて通院中であった. 2006 年 10 月に出血性胃潰瘍を契機に心不全が増悪し 1 回目の心不全入院. 2007 年 1 月に感冒を契機に 2 回目の心不全入院. 退院時体重 47 kg, BNP 561 pg/mL. 以後, 通常の生活に戻り, 労作時息切れが再出現し, PND (paroxysmal nocturnal dyspnea: 発作性夜間呼吸困難) も出現したため 5 月 24 日緊急入院となった. 入院時体重 52 kg.

【身体所見】 身長 163 cm, 体重 52 kg, 血圧 102/73 mmHg, 脈拍 96/分・不整.

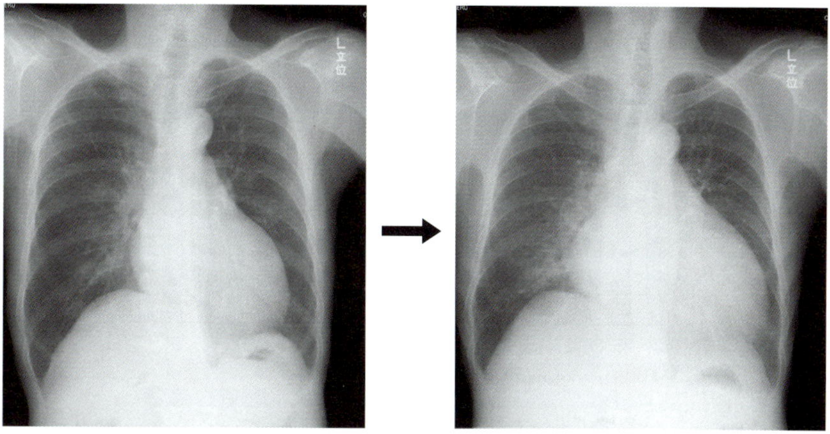

図 3● 胸部 X 線写真（症例 1）

左（2007 年 3 月 1 日）に比し，右の入院時 X 線写真（2007 年 5 月 24 日）は肺のうっ血と CTR の拡大（54%から 64%へ）が認められる．

心音・心雑音：特記なし，呼吸音：ラ音聴取せず，下腿浮腫，肝 3 横指触知，冷汗（－），冷感（－）．

【血液検査】 ALP 257 IU/L，AST 320 IU/L，ALT 276 IU/L，LDH 533 IU/L，γ-GTP 70 IU/L，T-Bil 1.7 mg/dL，CPK 448 IU/L，CPK-MB 18 IU/L，T-Chol 109 mg/dL，LDL 65 mg/dL，HDL 38 mg/dL，TG 49 mg/dL，Glu 153 mg/dL，Cr 2.34 mg/dL，UN 55 mg/dL，UA 6.1 mg/dL，Na 138 mEq/L，K 4.9 mEq/L，Cl 109 mEq/L，TP 6.6 g/dL，Alb 3.2 g/dL，CRP 0.97 mg/dL，WBC 6.2×10^3/μL，RBC 316 万/μL，Hb 10.9 g/dL，Hct 32.2%，Plt 5.2 万/μL，BNP 1,840 pg/mL

【血液ガス所見】 pH 7.404，PCO_2 24.1 Torr，PO_2 79.8 Torr，HCO_3 14.7 mmol/L，ABE －8.3 mmol/L，SAT 95.2%，GAS-LA 19.0 mg/dL

【胸部 X 線】 図 3 参照

【心エコー】 LAD 59 mm，IVS/PW 8/9 mm，LVDd/Ds 69/62 mm，EF/FS 21/0.1，IVC 24/21 mm，Mr 3/4，Tr 3/4，TRPG 37 mmHg，左室壁運動 generalized hypokinesis

入院時病態の解析と臨床経過（図 4）

高血圧性心筋症と考えられる左室収縮障害が基礎疾患である．過労をきっかけとして水分貯留をきたしたものと考えた．腎機能障害と低左心機能のため少量の強心薬で心機能を底上げし，二次性肺高血圧に対して，血管拡張薬（カルペリチ

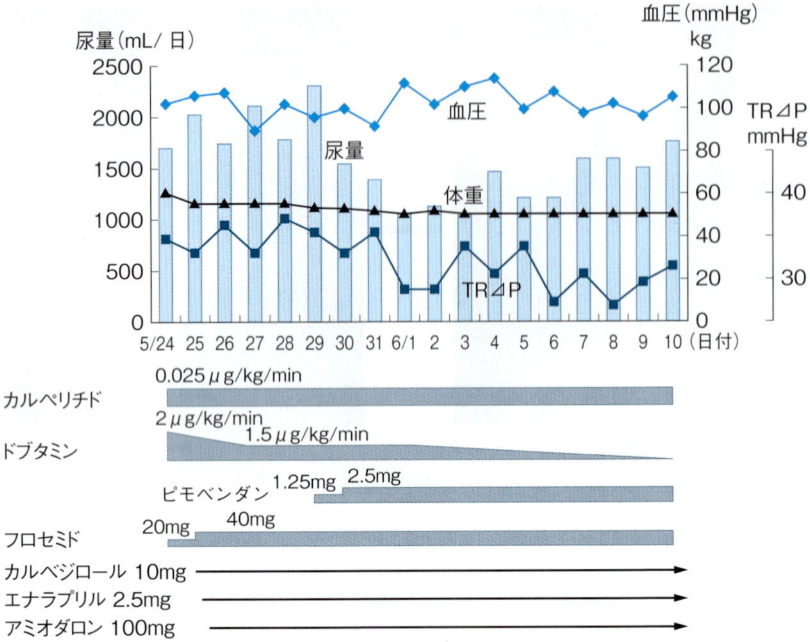

図 4●臨床経過（症例 1） TR⊿P: 経三尖弁圧較差

ド）を併用した．除水のためのループ利尿薬は急性心不全では静脈内投与が基本であるが，ドブタミンとカルペリチドで初期の利尿が良好であったため，経口フロセミドの増量で対応し十分の利尿が得られた．

症例 2　62 歳男性

【主訴】 全身倦怠感

【現病歴】 2006 年 2 月に胸腹水貯留にて消化器科へ入院．利尿薬（ラシックス® 20 mg，アルダクトン A® 25 mg）にて体液貯留は軽快したが，精査を希望されず退院となった．退院後は近医へ通院し，利尿薬の内服のみで明らかな心不全症状なく経過していた．2009 年 12 月末より倦怠感，食欲不振あり，1 月 10 日頃からは食事もとれなくなり，近医を受診し 1 月 18 日に近医へ入院となった．入院時より胸水貯留，著明な浮腫を認め，全身状態が悪化傾向となったため，1 月 22 日に当院へ転院となった．

【身体所見】 身長 169 cm，体重 68.5 kg，血圧 92/72 mmHg，脈拍 140/分・整，

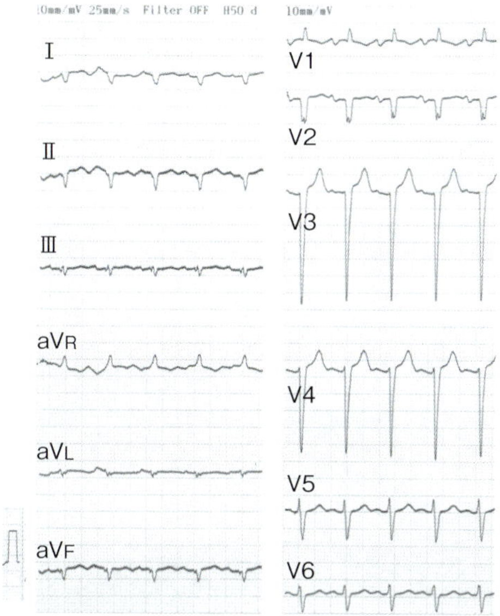

図 5 心電図（症例 2）

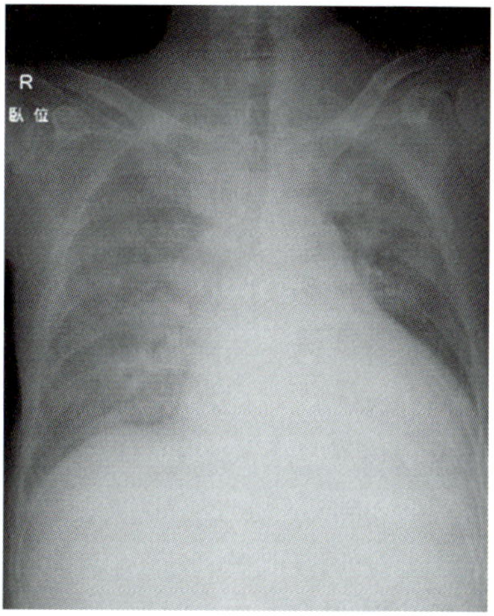

図 6 胸部 X 線写真（症例 2）
肺うっ血，胸水貯留，著明な心拡大が認められる．

呼吸数 32/分，SpO_2：97%（room air），四肢冷感（＋）

【心電図】 入院直後は心房頻拍があり，まもなく心室頻拍となったため電気的除細動を施行した．図 5 は除細動後の心電図である．心拍数 110/分，洞調律．すべての誘導で r 波は減高し，心筋が広範に障害されていることがうかがわれる．

【胸部 X 線】 CTR 60%，肺うっ血（＋）（図 6）

【検査所見】 ALP 369 IU/L，ALT 79 IU/L，AST 163 IU/L，T-Bil 2.8 mg/dL，LDH 325 IU/L，UN 83 mg/dL，Cr 1.50 mg/dL，Na 116 mEq/dL，K 6.4 mEq/dL，Cl 85 mEq/dL，CPK 223 IU/L，TP 5.3 g/dL，Alb 3.1 g/dL，T-Chol 116 mg/dL，LDL-Cho 77 mg/dL，HDL 25 mg/dL，TG 51 mg/dL，Glu 170 mg/dL，HbA1c 7.5%，UA 9.0 mg/dL，CRP 1.88 mg/dL WBC 12,100/μL，RBC 529 万/mL，Hb 15.2 g/dL，Hct 46.6%，Plt 25.3 万/μL，BNP 1,510 pg/mL

【心エコー】 LAD 48 mm，IVSd/LVPWd 6/7 mm，LVDd/Ds 69/65 mm，EF/FS 13/0.06，IVC 28/26 mm，左室心尖部に血栓様エコー像あり．

(1) 病態の整理

基礎に無治療の拡張型心筋症（DCM）があった．明らかなきっかけはないが，徐々に体液が貯留し，心拍出量も低下してきたと思われる．Nohria 分類の cold &

wetに相当する．低Na血症，T-Bilの上昇，血中クレアチニン濃度の上昇からcoldと判定し，全身の浮腫，胸水貯留，心エコーで計測した下大静脈径の拡大からwetと判定した．高度なcoldのため，強心薬として少量のドブタミンと少量のミルリノンの併用を選択し，利尿薬としてはカルペリチドと経口フロセミドの併用を選択した．

(2) 臨床経過1（図7）

強心薬のもとで，経口利尿薬を増量していったが，体重減少に至るまでの尿量は得られなかったため，フロセミドの静脈内投与を追加した．尿量は増加し，約5 kgの体重の減少が得られた．しかし，フロセミドの静脈内投与を中止し，ドブタミンを減量すると尿量は減少傾向となった．まだ除水が不十分と判断し，フロセミドの静脈内投与を再開したが，今度は十分な利尿が得られなかった．

(3) 臨床経過2（図8）

そこで，利尿薬抵抗性と考え持続的血液濾過透析（CHDF）で除水し，体重が

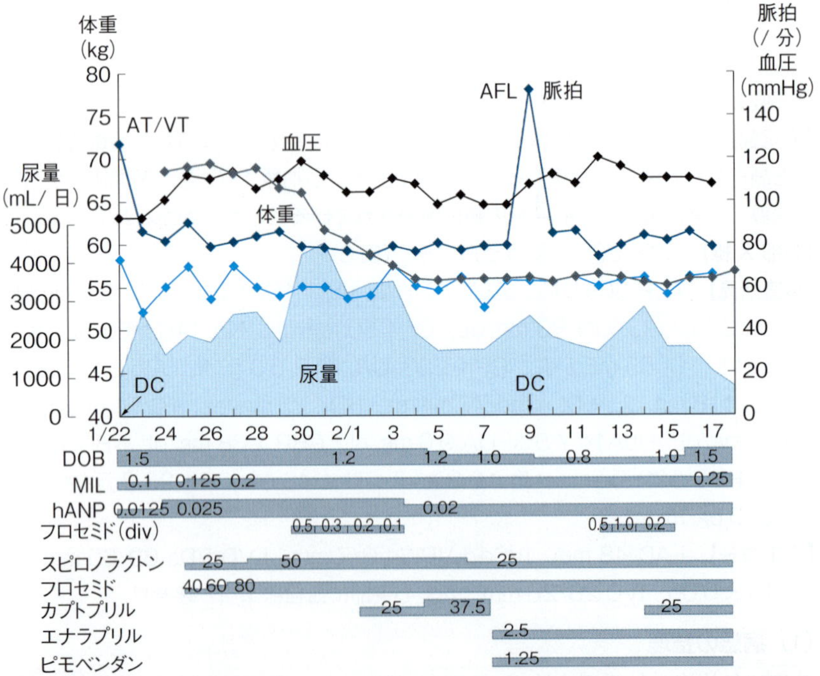

図7● 臨床経過1（症例2）
AT：心房頻拍，VT：心室頻拍，DC：電気的除細動，AFL：心房粗動

さらに約 5 kg 減少した．以後は，1 日尿量が 2,000 mL を維持することができ，β 遮断薬の導入を開始した．

(4) 臨床経過のまとめ（図 9）

本症例は著明な低心機能のもとで約 10 kg の水分貯留を貯留して入院したと考えられる．治療初期には利尿薬に反応し，Cr も大きく減少した．すなわち，入院時はいつもより腎機能が悪化しており，これは水分貯留により腎うっ血をきたしていたと考えられる（cardiorenal failure）．利尿薬抵抗性の場合には強心薬の追加，カルペリチドの投与などがなされるが，本症例は薬物治療の限界と考え，CHDF に踏み切り結果的に全身状態の改善が得られた．利尿薬抵抗性の時期には血中 Na 濃度は低下し，ADH は 5.6 pg/mL であり，入院時よりは低下しているものの，依然高値を呈していた．CHDF の除水後には Na は上昇に転じ，Hb が上昇した．この上昇は除水により血液濃縮ができたものと考えられる．総ビリルビン値のさらなる低下は肝うっ血の解除や肝臓の灌流の改善によるものと考えられる．

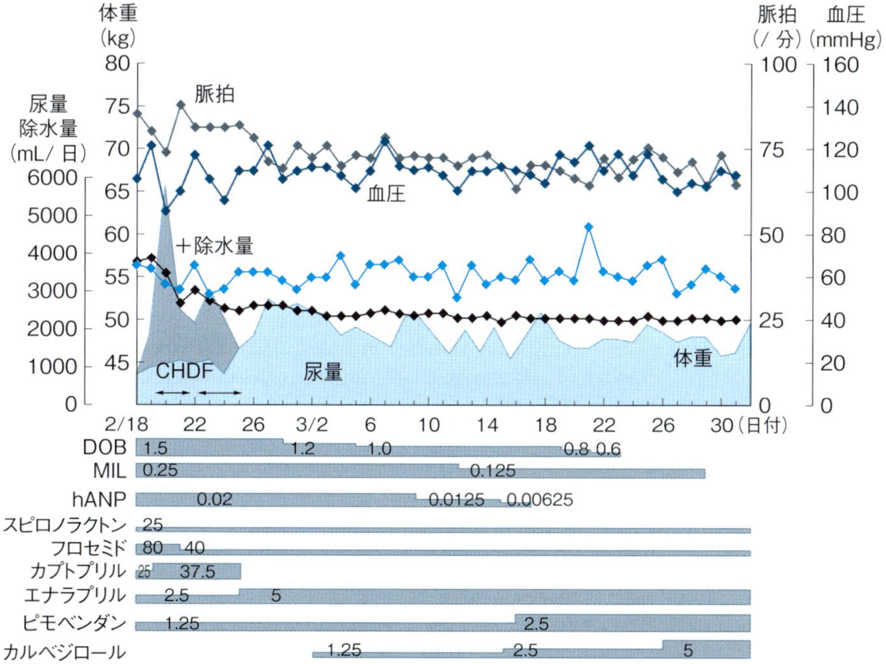

図 8 臨床経過 2（症例 2）

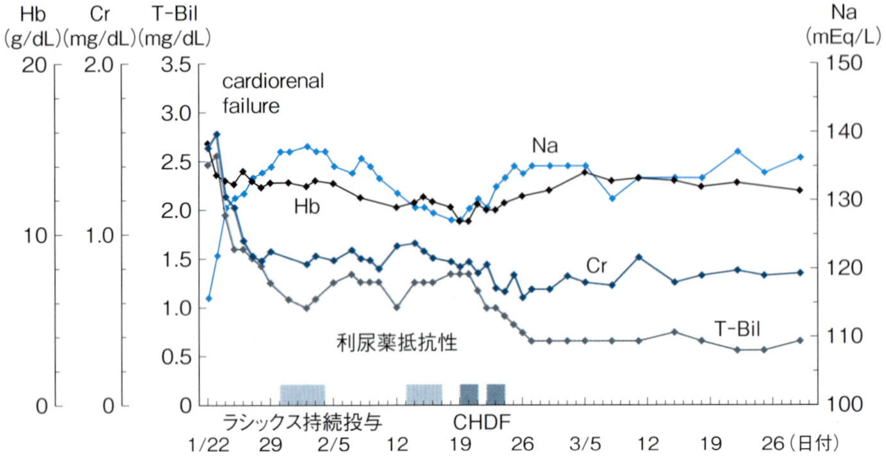

BNP（pg/mL）		1510	1168	356	377	249
レニン濃度（pg/mL）			49.4	16		14.5
アルドステロン（pg/mL）			148	184		154
ADH（pg/mL）	14		5.6	3.8		0.8
浸透圧（mOsm）	282		269	280		284

1/22　29　2/5　12　19　26　3/5　12　19　26（日付）

図9●臨床経過のまとめ（症例2）

Na：ナトリウム，Hb：ヘモグロビン，Cr：クレアチニン，T-Bil：総ビリルビン，BNP：脳性ナトリウム利尿ペプチド，ADH：抗利尿ホルモン（バソプレシン）

文献

1）McKie PM, Schirger JA, Costello-Boerrigter LC, et al. Impaired natriuretic and renal response to acute volume expansion in pre-clinical systolic and diastolic dysfunction. J Am Coll Cardiol. 2011；58：2095-103.

2）Schiff GF, Fung S, Speroff T, et al. Decompensated heart failure：symptoms, patterns of onset, and contributing factors. Am J Med. 2003；114：625-30.

3）Piccini JP, Hranitzky P. Diagnostic monitoring strategies in heart failure management. Am Heart J. 2007；153：S12-7.

4）Atherton JJ, Moore TD, Lele SS, et al. Diastolic ventricular interaction in chronic heart failure. Lancet. 1997；349：1720-4.

5）Schrie RW, Abraham WT. Hormone and hemodynamics in heart failure. N Engl J Med. 1999；341：577-85.

6）Mann DL, Bristow MR. Mechanisms and models in heart failure：the biomechanical model and beyond. Circulation. 2005；111：2837-49.

7）Dupont M, Mullens W, Tang W. Impact of systemic venous congestion in heart failure. Curr Heart Fail Rep. 2011；8：233-41.

8）Yancy CW. Vasodilator theapy for decompensated heart failure. J Am Coll Cardiol. 2008；52：208-10.

（安村良男）

C HFpEF による急性心不全と利尿薬

従来，体液の貯留が急性心不全発症の根底にあると考えられてきた．しかし，Cotter は水分の貯留が少なく，後負荷の急速な増大が引き金となって発症する急性心不全の存在を提案した．彼はこの急性心不全を“acute vascular failure（AVF）”とよび，従来の“acute decompensated heart failure（ADHF）”と区別した[1]．しかし，AVF ではなぜ急速に後負荷の増大が起こるかは今のところわかっていない．HFpEF（heart failure with preserved ejection fraction）では確かに AVF と思われる症例に遭遇するが，実際には HFpEF の急性心不全が必ずしも水分貯留が少ないわけではない．少ない水分貯留で顕著な肺うっ血や肺水腫をきたす理由として Cotter は動脈内の血液が静脈側へ，さらには中枢側にシフトするためと考えた．しかし，動脈側から静脈側へのシフトには否定的な見解が多い．Fallick らは交感神経活性の亢進により静脈が収縮し，血液が腸管などの静脈プールから中枢側へとシフトするためとしている[2]．この仮説は AVF の急性期治療として血管拡張薬が有効なことを説明しやすい．しかし，クリニカルシナリオ 1 や AVF がひとくくりに体液貯留の少ない急性心不全であると断定してしまうのは間違いである．HFrEF であれ，HFpEF であれ急性心不全発症時には多くの場合は水分は貯留している．ADHERE レジストリーの患者群で調べてみると，HFrEF も HFpEF も浮腫を認めた症例の割合はほぼ同じである（69％対 63％）[3]．また，肺動脈圧や胸郭内インピーダンスを連続モニターしていると，急性心不全発症には水分貯留が先行している．すなわち，AVF でも ADHF でも水分貯留は急性心不全発症に深くかかわっていると考えるのが妥当であろう．

アミロイドーシスや肥大型心筋症のような拡張不全は心臓の拡張能の低下が心不全の根幹である．一方，HFpEF は高血圧歴の長い，高齢女性に多く，腎機能障害など種々の合併症をもっている．HFpEF の患者で水分が貯留するのはなぜなのだろうか．HFpEF の患者は正常例や単なる高血圧症例と比べて，心拍出量が少ないことが報告されており[4]，arterial underfilling による水分貯留の可能性も完全には否定できない[5]．しかし，HFpEF 症例は前述のごとく腎機能障害例が多い．何らかの原因による腎機能の悪化が RAS や SNS の亢進を引き起こし，水分貯留をきたすのかもしれない（第5章-B の図1を参照）[6]．水分貯留が少ない症例や腎機能障害例が多い HFpEF 症例をループ利尿薬で除水する場合は血管内脱水や腎機能悪化に注意を払っておく必要がある．腎機能が悪化する可能性の高い症例の除水においてはトルバプタンが有効なのかもしれない[7]．

症例1 61歳女性

【主訴】 呼吸困難感

【現病歴】 近医にて高血圧にてフォロー中，仕事の関係で通院を自己中断されていた．最近，娘の結婚準備で忙しかった．2008年4月22日明け方目を覚ました際に呼吸困難感を自覚．近医受診したところ血圧が 220/104 mmHg であり，ISDN 錠を舌下投与されたが症状改善みられず．当院へ救急搬送され，急性心不全の精査加療目的にて緊急入院となった．

【既往歴】 若年性高血圧，糖尿病，高脂血症

【入院時現症】 身長 148 cm，体重 41.3 kg，血圧 244/120 mmHg，脈拍 100/分・整，呼吸数 22/分

【身体所見】 頸静脈怒張（−），下肢浮腫（−），両全肺野にて湿性ラ音を聴取．腹部は平坦，軟．肝臓，脾臓を触知せず．

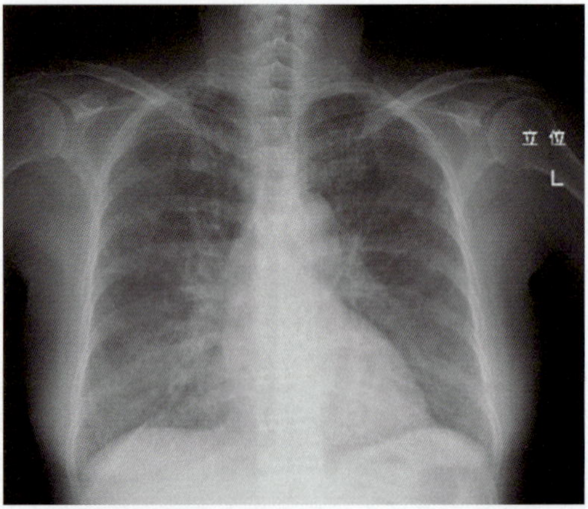

図1●胸部X線写真（症例1）
著しい肺うっ血像を呈する．

【血液ガス】 pH 7.426, PCO_2 39.6 Torr, PO_2 48.7 Torr, HCO_3 25.6 mmol/L, ABE 1.7 mmol/L, SAT 84%
【心電図】 洞調律, 高血圧性変化
【胸部 X 線】 図 1 を参照.
【心エコー】 Dd/Ds 42/27 mm, FS 0.36, LA 35 mm, IVC 13/9 mm, E/A 0.65, E/E′ 15, Mr (−), Tr (−)

(1) 病態の整理と治療方針

高血圧性心疾患をもち高血圧が持続していたものと考えられた. 過労をきっかけに比較的急速に発症した急性心不全で, X 線の肺水腫所見以外は水分貯留の臨床所見が乏しかった. 酸素化と, 動静脈の血管拡張をめざした.

(2) 臨床経過

酸素投与と硝酸薬の舌下および静脈内投与により, 血圧は 160〜180 mmHg に低下した. 血管拡張と利尿効果を期待し, カルペリチド 0.025 μg/kg/min を開始した. 血圧は硝酸薬の静脈内持続投与によりコントロールした. 尿量は維持でき, ループ利尿薬の静脈内投与は不要であった.

症例 2 78 歳女性

【主訴】 労作時息切れ, むくみ
【既往歴】 高血圧, 高脂血症
【現病歴】 2011 年 10 月中旬頃から全身倦怠感が徐々に増悪傾向にあった. 10 月 26 日家事をしている際に労作時呼吸困難を自覚, 改善しないため, かかりつけ医を受診, 両下腿浮腫を認めフロセミド 40 mg を処方された. 翌日, 同院再診時には, 前日の洞調律から頻脈性心房細動となっており当科緊急入院となった.
【身体所見】 身長 149 cm, 体重 62 kg, 血圧 160/80 mmHg, 脈拍 100〜120/分・不整, 両下腿浮腫 (+), SpO_2 97% (room air)
【血液検査】 AST 25 IU/L, ALT 28 IU/L, LDH 264 IU/L, T-Bil 0.5 mg/dL, CPK 215 IU/L, T-Chol 163 mg/dL, LDL 90 mg/dL, TG 118 mg/dL, HDL 58 mg/dL, Glu 125 mg/dL, BUN 9 mg/dL, Cr 0.62 mg/dL, UA 4.4 mg/dL, Na 144 mEq/L, K 3.7 mEq/L, WBC 7,300/μL, RBC 375 万/μL, Hb 11.5 g/dL, HCT 33.1%, BNP 198 pg/mL.
【心電図】 心房細動, 脈拍 110/分
【胸部 X 線】 図 2 を参照.
【心エコー】 LVDd/Ds 40/27 mm, EF/FS 61/0.33, LAD 46 mm, IVC 18/8

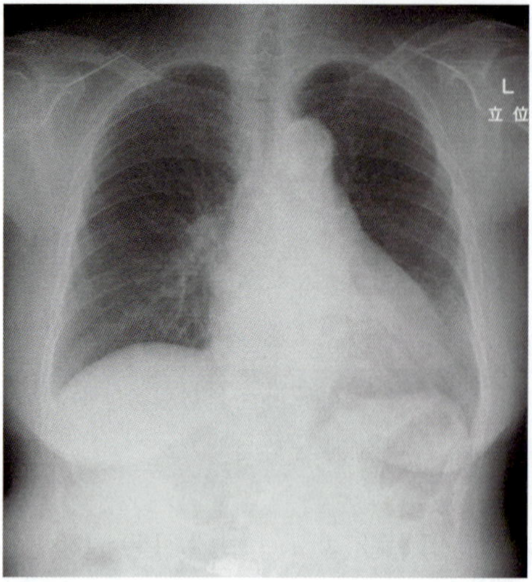

図 2● 胸部 X 線写真（症例 2）
CTR＝58%，肺門部陰影増強（＋）

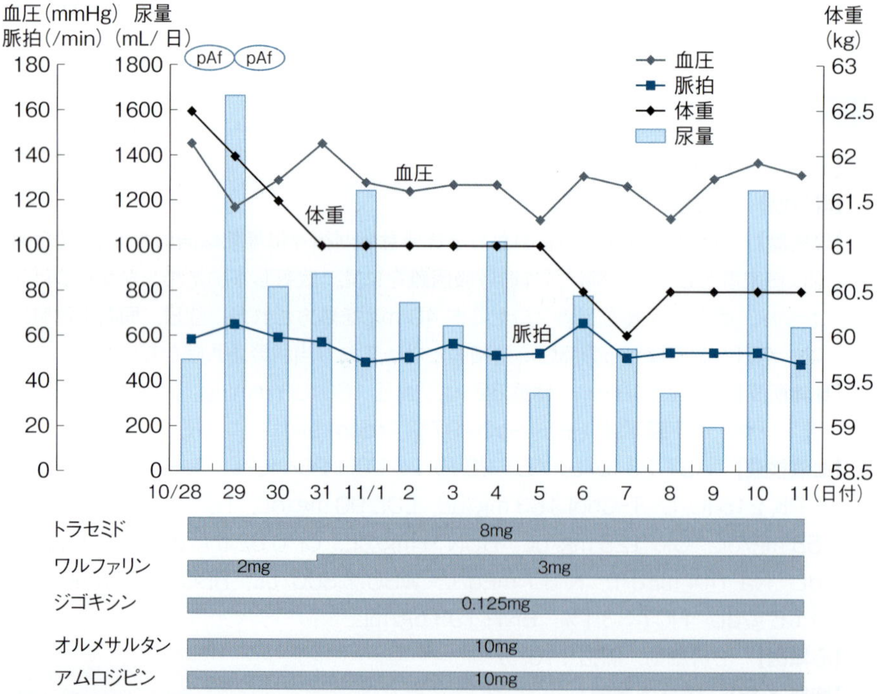

図 3● 臨床経過（症例 2）
pAf：一過性心房細動

mm, E/E′ 28, TR 1度, TRPG 30 mmHg

【入院時内服薬】 アスピリン100 mg, オルメサルタン10 mg, アムロジピン10 mg, ドキサゾシン1 mg, ロスバスタチン2.5 mg, ファモチジン

(1) 病態の整理と治療方針

高血圧歴や心エコー所見より基礎心疾患は高血圧性心疾患と考えた. 比較的緩徐に発症し, 水分を貯留している初回のHFpEFである. 本症例はHFpEFではあるが, 水分貯留が明らかであった. 安静・酸素吸入のもとに, 経口利尿薬（トラセミド8 mg/日）を開始した. 頻脈性心房細動に対してレートコントロール目的でジゴキシン0.125 mgを開始し, 抗凝固療法としてワルファリンを開始した.

(2) 臨床経過（図3）

来院時は心房細動であったが, 治療経過から一過性心房細動であることが判明した. HFpEF患者においては初回心不全発症時に新たな心房細動の出現がしばしば観察される. 本症例は経口利尿薬で十分利尿が得られ, 約2.5 kgの体重減少が得られた.

文献
1) Cotter G, Felker GM, Adams KF, et al. The pathophysiology of acute heart failure－Is it all about fluid accumulation? Am Heart J. 2008; 155: 9-18.
2) Fallick C, Sobotka PA, Dunlap ME. Sympathetically mediated changes in capacitance: redistribution of the venous reservoir as a cause of decompensation. Circ Heart Fail. 2011; 4: 669-75.
3) Yancy CW, Lopatin M, Stevenson LW, et al; ADHERE Scientific Advisory Committee and Investigators. Clinical presentation, management, and in-hospital outcomes of patients admitted with acute decompensated heart failure with preserved systolic function: a report from the Acute Decompensated Heart Failure National Registry（ADHERE）Database. J Am Coll Cardiol. 2006; 47: 76-84.
4) Lam CS, Roget VL, Rodeheffer RJ, et al. Cardiac structure and ventricular－vascular function in persons with heart failure and preserved ejection fraction from Olmsted County, Minnesota. Circulation. 2007; 115: 1982-90.
5) Schiff GF, Fung S, Speroff T, et al. Decompensated heart failure: symptoms, patterns of onset, and contributing factors. Am J Med. 2003; 114: 625-30.
6) Dorhout Mees EJ. Diastolic heart failure: a confusing concept. Heart Fail Rev. 2013; 18: 503-9.
7) Matsue M, Seya M, Iwatsuka R, et al. Tolvaptan reduces the risk of worsening renal function in patients with acute decompensated heart failure in high-risk population. J Cardiology. 2013; 61: 169-74.

（安村良男）

D 電撃性心不全と利尿薬

電撃性肺水腫（flash pulmonary edema：FPE）は，ごく短時間で肺水腫の様相を呈する急性心不全の１つの特殊な表現型として認識されている[1)]．FPEでは急性心不全における肺水腫と同様に肺毛細管圧は上昇し，水分は肺間質や肺胞にあふれ出している．臨床的背景としては拡張不全，高血圧，腎動脈狭窄，冠動脈疾患，弁膜症，睡眠呼吸障害，たこつぼ心筋症などがある．発症時のFPEと急速に発症した急性心不全のvascular failureとの臨床像は同じである．ただし，FPEのほうが短時間の経過で激しい肺水腫像を呈しているという認識であろう．現時点ではFPEは急性心不全の１つの病型と認識されていると思われるが，この認識の妥当性は検証されていない．FPEはCotterのいうacute vascular failure（AVF）の1つの表現系か否かはわかっていない．AVFにおいても発症時には水分貯留が先行していると考えられるが，FPEは水分貯留の有無にかかわらず，その原因を問わず突然の肺静脈圧の上昇が病態の根幹かもしれない．肺におけるRASや交感神経活性の著しい亢進やNO産生の低下に伴う著明な血管収縮や血管内皮機能障害の関与が考えられているが，現時点ではFPEの病態は解明されていない[1)]．

治療方針は急性心不全における急性肺水腫と変わらない．大規模試験で証明されているわけではないが，ループ利尿薬はFPEにおいても一般的に承認されている治療薬である．しかしループ利尿薬はFPEにおいては，利尿作用よりも血管拡張作用が期待される．もちろん，肺うっ血の解除や血圧のコントロールのために通常の血管拡張薬はFPEにおいて重要な働きをする．FPEの治療においては利尿薬の使用はなるべく少なくして，血管拡張薬をうまく使用することが重要と思われる．

症例 1　57 歳男性

【主訴】 突然の呼吸困難感

【既往歴】 20 歳代から高血圧症，2000 年（53 歳）下壁梗塞．

【現病歴】 2004 年 2 月に急性心筋梗塞にて入院（peak CPK 13,240 IU/L）．退院約 1 週間後の夜間，突然に急性心不全を発症し，今回緊急入院となった．ドブタミン，硝酸薬，利尿薬，カルペリチドを使用し軽快した．安定後，TRPG は 70〜80 mmHg と顕著な肺高血圧が持続しているが，院内歩行では特に問題なく経過していた．心エコーでは LVDd 68 mm で EF 38%であった．5 月 1 日午後 10 時 25 分トイレからベッドへ帰って，息切れが出現した．急速に症状が悪化し，診察時には著明な起座呼吸の状態であった．

(1) 病態の整理と初期治療

当日まで体重の増加なし．誘因は不明であるが，典型的な FPE の状態であった．血圧 205/155 mmHg（通常の血圧は 100/70 mmHg 程度），脈拍 140/分（洞調律）で NPPV 下で硝酸薬の舌下投与で呼吸困難感は速やかに改善した．後療法としてカルペリチドを 0.025 μg/kg/min で静脈内持続投与を行った．

(2) 臨床経過（図 1）

カルペリチド開始直前には血圧はほぼ通常の値の 106/70 mmHg まで低下して

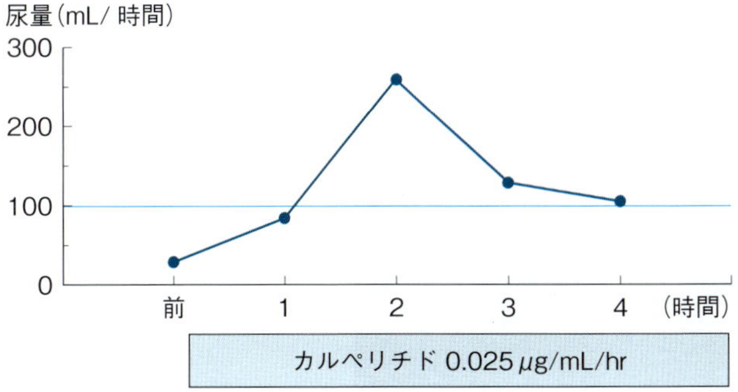

脈拍	105/ 分	105/ 分
血圧	105/70	95/60
TR（ΔP）	36	24
尿中 Na	52mEq/L	104mEq/L
尿中 K	54mEq/L	10mEq/L

図 1 臨床経過（症例 1）

いた．開始後2時間で，TRPGは36から24 mmHgまで低下し，開始後1〜2時間では280 mL/時間の尿量が得られた．カルペリチド開始前と2時間の尿中Naは52から104 mEq/Lへと増加し，尿中Kは54から10 mEq/Lと低下し，カルペリチドの利尿効果による変化と矛盾しないものであった．

症例2 60歳女性

【主訴】 突然の呼吸困難感

【既往歴】 高血圧症（max＝220 mmHgのことあり），糖尿病，高脂血症

【現病歴】 いつからかは不確定であるが，ときに労作時呼吸困難を自覚することはあった．2009年夏，暑いので多飲傾向であった（500 mLのペットボトル5本/日）．2009年7月18時30分頃，友人の家から外に出たときに突然の呼吸困難感を自覚した．近医受診し，19時40分当院緊急搬送となった．

【身体所見】 身長145.0 cm，体重47.0 kg，血圧146/86 mmHg，脈拍127/分・整，起座呼吸，呼吸数30〜40/分，SpO_2 95%（O_2 5 Lマスク），心雑音なし．大量の冷汗を認め，全肺野にwheezeとcoarse cracklesを聴取．下腿浮腫なし．

【血液検査所見】 WBC 7,400/μL，RBC 412万/μL，Hb 12.6 g/dL，Hct 36.6%，Plt 26.5万/μL，ALP 433 IU/L，AST 204 IU/L，ALT 113 IU/L，LDH 363 IU/L，TP 6.6 g/dL，Alb 3.9 g/dL，CPK 98 IU/L，CPK-MB 17 IU/L，T-Bil 0.5 mg/dL，BUN 19 mg/dL，Cr 0.49 mg/dL，Glu 288 mg/dL，Na 141 mEq/L，K 3.3 mEq/L，Cl 107 mEq/L，CRP 0.24 mg/dL

【血液ガス所見】（5 L O_2マスク） pH 7.342，PCO_2 36.1 Torr，PO_2 63.1 Torr，

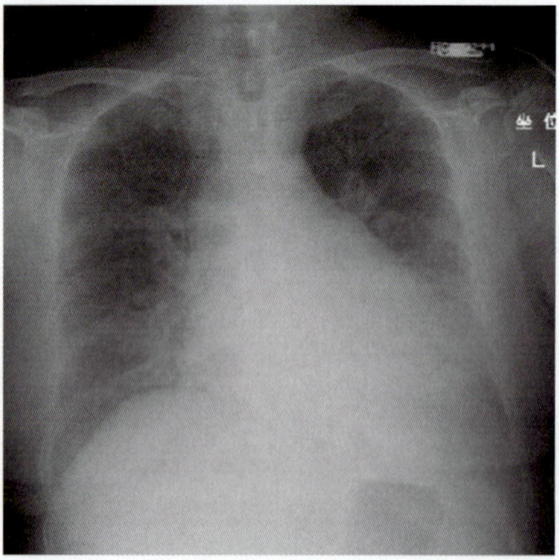

図2 胸部X線写真（症例2）
CTR＝71%で，著明な肺うっ血像を呈する．

HCO$_3$ 19.0 mmol/L, ABE−5.6 mmol/L, SAT 90.5%, LAC 50.0 mg/dL

【心電図】 洞性頻脈, poor progression of R

【胸部 X 線】 図 2 参照

【心エコー】 LVDd 52 mm, LVDs 47 mm, FS 9%（左室は拡大していないが, 全体的に壁運動低下）, IVSd/PWd 11/11 mm, LAD 32 mm, IVC 20 mm・呼吸性変動乏しい, 両側胸水（＋＋）

Ar（−）, Mr 2/4°, Tr 2/4°, TrΔP 21 mmHg, E 波 1.28 m/s, DcT 91 msec

（1）病態の整理と初期治療

直前まで明らかな心不全症状なく, 突然発症の肺水腫で, FPE と診断した. 著明な冷汗と交互脈を認め, 強心薬のサポートが必要と判断した. NPPV 使用下で, 少量のドブタミンとミルリノンの併用を開始した.

（2）臨床経過

ドブタミンとミルリノン併用後に冷汗と自覚症状は明らかに改善した. 初期治療後 2 時間の尿量は少なかったが, フロセミド 10 mg のボーラスショット後, 350 mg/時間の利尿が得られたが, 交互脈は少し増強しているようにみえた（図 3）. 翌日には心不全症状は全く消失したが, 下大静脈径からみた血管内容量の減少を

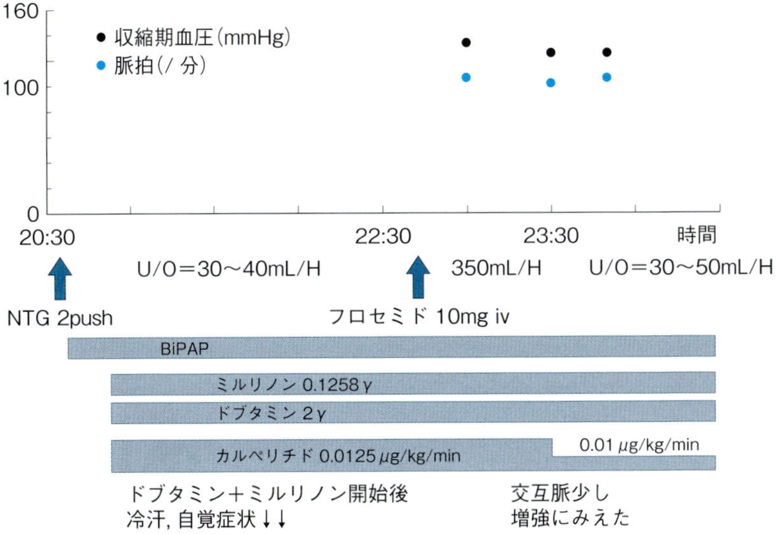

図 3● 入院当日の臨床経過（入院～3 時間後）（症例 2）
U/O: 尿量, NTG: 硝酸薬スプレー

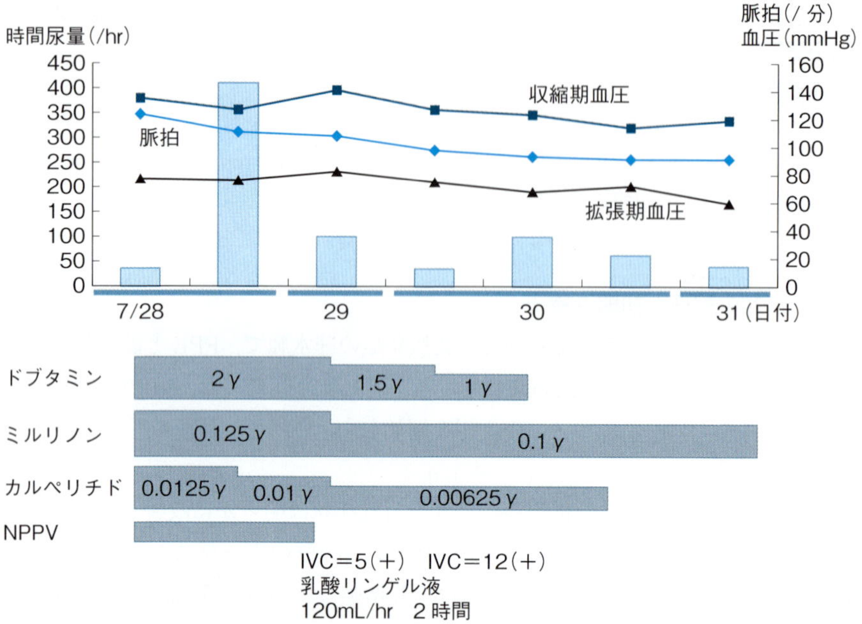

図 4● 臨床経過（入院日から 4 日後）（症例 2）
NPPV: 非観血的陽圧酸素療法，IVC: 下大静脈径（呼吸性変動）

恐れて，細胞外液を補液した（図 4）．顕著な肺水腫と胸水の貯留を認めた症例であるが，入院時の体液貯留は多くないと考えられ，心機能をサポートしながら，肺から静脈系への水分の再分布をはかる治療がポイントであろう．

文献 1) Rimoldi SF, Yuzefpolskaya M, Allemann Y, et al. Flash pulmonary edema. Prog Cardiovasc Dis. 2009; 52: 249-59.

（安村良男）

JCOPY 498-11702

E 急性心筋梗塞における利尿薬の使い方

1 急性心筋梗塞に伴う肺うっ血の重症度評価

急性心筋梗塞の治療は第一義的には閉塞した冠動脈の再灌流にある．その後は，Swan-Ganz カテーテルから得られる血行動態の指標を用いて治療が進められる．Forrester らは肺動脈楔入圧（PCWP）と心係数（CI）をそれぞれ 18 mmHg と 2.2 L/分/m^2を境界として4群に分類した（図1）[1]．PCWP≧18 mmHg の subset ⅡとⅣは肺うっ血ありの群であり，利尿薬の使用が適応になる．

ただ合併症のない心筋梗塞例では Swan-Ganz カテーテルを用いた血行動態評価がなくても血圧，心拍数，胸部聴診所見での湿性ラ音の広がり（Killip 分類，表1）[1]，胸部X線所見から肺うっ血やポンプ失調の重症度を把握することが可能であり必ずしも必要ではない．

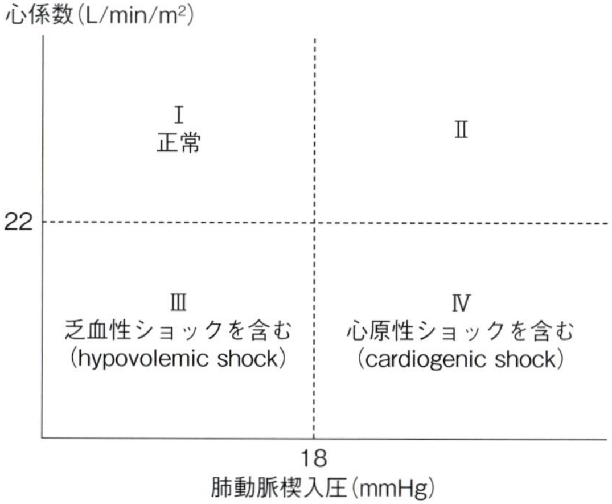

図1● Forrester の分類

表 1 Killip 分類：急性心筋梗塞における心機能障害の重症度分類

クラスⅠ	心不全の徴候なし
クラスⅡ	軽度〜中等度心不全 ラ音聴取領域が全肺野の 50%未満
クラスⅢ	重症心不全 肺水腫，ラ音聴取領域が全肺野の 50%以上
クラスⅣ	心原性ショック 血圧 90 mmHg 未満，尿量減少，チアノーゼ，冷たく湿った皮膚，意識障害を伴う

2 急性心筋梗塞に伴う肺うっ血の対応

急性心筋梗塞，特に初回梗塞では急性期から体うっ血を呈していることはなく利尿薬の適応はもっぱら，肺うっ血への対応のためにある．

急性心筋梗塞に伴う肺うっ血に対してはまず酸素投与や非侵襲的陽圧呼吸が行われる．肺うっ血の場合，肺動脈楔入圧（前負荷）が上昇しているが，前負荷を下げる方法は利尿薬だけではなく塩酸モルヒネ，硝酸薬，カルペリチドのような血管拡張薬が重要である（表 2）[2]．急性心筋梗塞に伴う肺うっ血は急激な左室機能の低下により左室拡張末期圧が上昇したものであり，慢性的な水分貯留ではない．肺循環にシフトしたうっ血であり，体全体の水分が増加したわけではなく，この治療には利尿薬より血管拡張薬（特に静脈系の）が適している．利尿薬の使用はむしろ脱水・低血圧を誘発する恐れすらある．Cotter[3] らは重症肺水腫で酸素飽和度 90％以下の緊急入院症例を 2 群に分け，前向きに硝酸薬（ISDN）とフロセミドの効果を検証した．すべての患者に 10 L/分の酸素とフロセミド 40 mg 静注，モルヒネ 3 mg 静注が投与された．グループ A は高用量 ISDN＋低用量フロセミド群として，ISDN の 3 mg 静注投与（5 分毎）が行われた．グループ B では，高用量フロセミド＋低用量 ISDN 群として，80 mg のフロセミド 80 mg 静注 15 分毎に加えて ISDN 1 mg/hr で開始，10 分毎に 1 mg/hr 増量が行われた．この治療は酸素飽和度が 96％以上になるか，平均血圧が 30％下がるか，収縮期血圧が 90 mmHg 以下に下がるか，まで続行された．その結果，グループ A の 13％，グループ B の 40％に人工呼吸が必要になった（$p=0.0041$）．また，グループ A の 17％，グループ B の 37％で心筋梗塞が発症した（$p=0.047$）．この結果から急性肺水腫の治療としては高用量の ISDN が高用量のフロセミドより安全で効率のよ

表 2 肺うっ血の対応

クラスⅠ
1. 肺うっ血患者に対する酸素療法（レベル C）
2. 肺うっ血患者に対する塩酸モルヒネ投与（レベル C）
3. 低血圧（収縮期血圧 100 mmHg 未満もしくは平常時の 30 mmHg 以上の低下）を伴う肺うっ血患者に対する血管収縮薬，強心薬投与および IABP による循環補助（レベル C）
4. 低血圧がない場合の硝酸薬投与（レベル C）
5. 低血圧，腎不全，両側腎動脈狭窄などの禁忌がない場合の ACE 阻害薬投与（短時間作用型を低用量から開始し漸増）（レベル A）
6. 容量負荷を伴う肺うっ血患者に対する利尿薬投与（レベル C）
7. 重篤な腎機能障害がなく，LVEF40%未満ですでに ACE 阻害薬の投与されている患者に対するアルドステロン拮抗薬の投与（レベル A）
8. 心エコー検査による心機能，機械的合併症の評価（レベル C）

クラスⅡb
1. 薬物治療抵抗性の肺うっ血患者に対する IABP 使用（レベル C）

クラスⅢ
1. 中等度～高度肺うっ血のある患者に対する急性期の β 遮断薬あるいは陰性変力作用の強いカルシウム拮抗薬投与（レベル B）

循環器病の診断と治療に関するガイドライン（2006-2007 年度合同研究班報告）
急性心筋梗塞（ST 上昇型）の診療に関するガイドライン
〔http://www.j-circ.or.jp/guideline/pdf/JCS2008_takano_h.pdf（2014 年 7 月閲覧）〕

い治療と考えられると報告している．

3 急性心筋梗塞におけるカルペリチド（hANP）の有用性

心房性 Na 利尿ペプチド C（ANP）は心房壁の伸展や血管内用量の増加によって心房から分泌されるホルモンである．ANP の作用は主に血管平滑筋，心筋，腎尿細管上皮細胞に存在する natriuretic peptide receptor（NPR）-A を介して細胞内 cGMP を上昇させることで発現する．心不全において ANP は血管拡張作用により左室の前負荷を軽減し呼吸苦を軽減する．また RAA 系，交感神経系を抑制し頻脈を起こしにくい．また腎輸入細動脈を拡張させ糸球体濾過率を増加させ，集合管における Na 再吸収を抑制し利尿効果を発現する．通常 hANP（カルペリチド）にして 0.0125 μg/kg/min～0.025 μg/kg/min が初期量として選択される．肺動脈楔入圧を下げ呼吸苦を軽減するのは多くの場合，この範囲の用量で十分であるが，ループ利尿薬に比べると利尿効果は弱い．

本来 hANP は利尿薬としてよりも静脈系血管拡張薬や心筋保護薬としての役割を期待して使用されることが多い．

Hayashi[4]らは60例の初回前壁梗塞を対象にdirect PTCA後にhANPを投与する群（n＝30）とニトログリセリン（NTG）を投与する群（n＝30）の2群に分け，1カ月後の左室駆出率（LVEF），左室拡張末期容積係数（LVEDVI）と左室収縮末期容積係数（LVSVI）を比較した．また神経体液因子の変化も比較した．両群ともLVEFは急性期より1カ月後に改善したがhANP群でより改善していた（54.6±1.1 vs 50.8±1.3%，$p<0.05$）．またANP群では1カ月後の左室の拡大（リモデリング）は抑制されていたが，NTG群では左室の拡大を認めた．薬剤投与期間中ではhANP群ではNTG群に比し血漿アルドステロン値，アンジオテンシンⅡ，エンドセリン-1値を有意に抑制していた．このことはhANPの投与がRAS系を抑制し慢性期の左室リモデリングを抑制することが示唆された．

またKitakaze[5]らは，発症12時間以内のST上昇型急性心筋梗塞を対象にPCI施行後に，プラセボあるいはhANP 0.025 μg/kg/minを3日間投与し，一次評価項目：梗塞サイズ，慢性期のLVEF，二次評価項目：全死亡，複合心血管イベント，再灌流障害発生の有無を比較検討した．結果，hANP群ではプラセボ群に比し有意に，梗塞サイズを縮小させLVEFを改善し，再灌流障害の発生を抑制した．またhANP群では心不全の発症と心臓死を有意に減少させた（表3）．

表3 J-WIND研究より

一次評価項目		
梗塞サイズ（ΣCK）	14.7%減少	p＝0.016
慢性期左室駆出率	5.1%上昇	p＝0.024
二次評価項目		
再灌流障害の発生率*	25.9%減少	p＝0.019
全死亡	有意差なし（HR＝0.693，95%CI：0.269-1.789）	p＝0.446
複合心疾患イベント**	有意差なし（HR＝0.833，95%CI：0.609-1.140）	p＝0.252
サブ解析		
心臓死および心不全	73.3%減少（HR＝0.267，95%CI：0.089-0.800）	p＝0.011

*心室頻拍・心室細動，ST再上昇，胸痛増悪
**心臓死，心不全，急性冠症候群，血行再建術
（Kitakaze M, et al. Lancet. 2007；370：1483-93[5]を改変）

4 急性心筋梗塞におけるアルドステロンブロッカー（MRA）の有用性

MRA（mineralcorticoid receptor antagonist）は利尿薬あるいは降圧薬に分類されるが利尿作用や降圧作用は強くなく，むしろ心保護薬として，その効果が期待される．RALES 試験[6)]により，以前から，ミネラルコルチコイド受容体拮抗薬（MRA）であるスピロノラクトンは重症心不全患者に対して標準的治療に追加することで死亡リスクが軽減することが知られていた．さらに次世代の MRA であるエプレレノンを用いた EPHESUS 試験[7)]では，重症心不全を有する重症心筋梗塞症例において標準治療に加えてプラセボ群とエプレレノン追加（25～50 mg/日）群で予後を比較検討した．この試験ではエプレレノンは心筋梗塞発症から 3～14 日で投与された．結果，プラセボ群に比し全死亡，心血管死，心血管イベントによる入院，全入院，心臓関連の突然死，すべてにおいてエプレレノン追加群で有意な改善が認められた（図 2）．すなわち，心筋梗塞に伴う心不全例に対して標準的治療に加えて発症早期から MRA を加えることは長期予後を考えるうえで有効な手段であることが証明された．

RALES 試験，EPHESUS 試験とも重症心不全患者が対象であり軽症心不全例での MRA のエビデンスは乏しかった．そこで EMPHASIS-HF 試験[8)]では NYHA 分類Ⅱ度の左室収縮不全患者を対象にプラセボ群とエプレレノン追加群で 4 年間追跡し比較検討した．結果，心血管死と心不全による初回入院の複合エンドポイント発生率は，プラセボ群に比しエプレレノン追加群で有意に減少させた．これらの試験から軽症から重症までの心不全例の予後を改善することが示唆された．

STEMI 患者では入院時のアルドステロン値が高いほど死亡，心血管死，心筋梗塞再発，心不全の新規発症や悪化，致死性不整脈が増加することが知られており[9)]，上昇したアルドステロン値を速やかにブロックすることが予後に良好な影響をもたらす，という解釈は理にかなったものと思われる．

現在 REMINDER 試験の結果が 2013 年の ACC で発表された．Montalescot らによると，心不全のない STEMI 症例への早期（発症から 24 時間以内）エプレレノン追加で心血管イベントが有意に減少することが報告された．EPHESUS 試験と REMINDER 試験から STEMI 患者においては発症早期からエプレレノンを追加することで予後改善が期待される．ただしエプレレノンは心不全での保険適応承認はない．

A. 全死亡

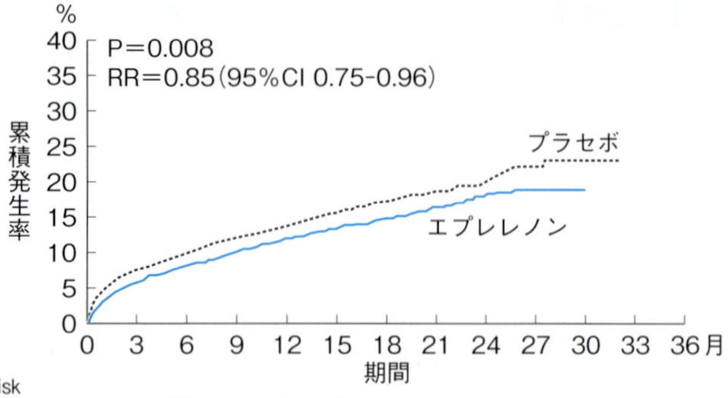

No. at risk													
プラセボ	3313	3064	2983	2830	2418	1801	1213	709	323	99	2	0	0
エプレレノン	3319	3125	3044	2896	2463	1857	1260	728	336	110	0	0	0

B. 心血管死

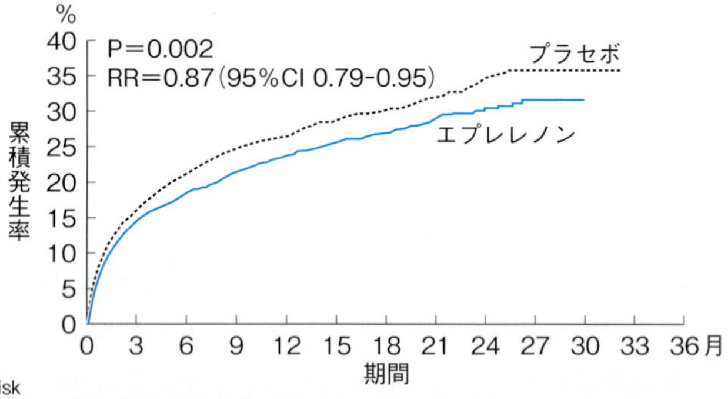

No. at risk													
プラセボ	3313	2754	2580	2388	2013	1494	995	558	247	77	2	0	0
エプレレノン	3319	2816	2680	2504	2096	1564	1061	594	273	91	0	0	0

C. 心突然死

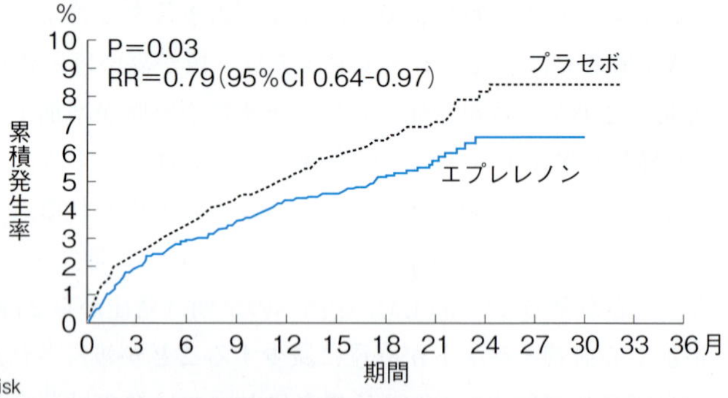

No. at risk													
プラセボ	3313	3064	2983	2830	2418	1801	1213	709	323	99	2	0	0
エプレレノン	3319	3125	3044	2896	2463	1857	1260	728	336	110	0	0	0

図 2● EPHESUS 試験

(Pitt B, et al. N Engl J Med. 2003; 348: 1309-21[7])を改変)

5 急性心筋梗塞におけるトルバプタンの有用性

バソプレシン V_2受容体拮抗薬トルバプタン（サムスカ®）は従来のループ利尿薬やサイアザイド系利尿薬のような塩分（Na）利尿薬ではなく，水利尿薬である．腎集合管に作用し細胞内，細胞外の両方から水分を排泄する．したがって，細胞外液の一部であり血行動態に影響する血管内ボリュームを極端に除水することがないため，ループ利尿薬に比べて血管内脱水になりにくく血圧低下も少ない．

急性心筋梗塞症例におけるトルバプタンの効果に関しては確立していない．Forrester 分類Ⅰ・Ⅲ型では肺うっ血はなく，トルバプタンの適応はない．現時点ではループ利尿薬を用いても心由来のうっ血が残存する場合が適応であるから，Forrester 分類Ⅱ型では従来からの血管拡張薬と主にループ利尿薬を用いた治療でも十分に肺うっ血が解除できない症例に限られると思われる．Forrester 分類Ⅳ型，特に心原性ショック例では，強心薬や補助循環を用いて心拍出量を増加させた（warm-up）後に，肺うっ血が残存する場合に利尿薬を追加する（dry-out）わけであるが，ここにトルバプタンと従来の利尿薬で違う点があると思われる．すなわち，従来の塩分利尿薬では主に細胞外から利尿を図るが，これは血管内脱水を起こしやすく前負荷に影響を与え，過度な心拍出量低下を招く恐れがあり critical な心原性ショック例では危機的な状況に追い込まれる危険がある．一方，トルバプタンは細胞内外から同時に利尿を図ることで，むしろ血管内に血管外から水成分を引き込み血管内脱水になるリスクは軽減される．そのために過度な前負荷低下による血行動態変化を起こしにくく，従来の塩分利尿薬に比して比較的安全に使用できる印象がある．今後，この領域でのトルバプタンの有効性に関し検証されるべきである．

文献
1）循環器病の診断と治療に関するガイドライン（2010 年度合同研究班報告）．急性心不全治療ガイドライン（2011 年改訂版）．
2）循環器病の診断と治療に関するガイドライン（2006-2007 年度合同研究班報告）．急性心筋梗塞（ST 上昇型）の診療に関するガイドライン．
3）Cotter G, Metzkor E, Kaluski E, et al. Randomized trial of high-dose isosorbide dinitrate plus low-dose furosemide versus high-dose furosemide plus low-dose isosorbide dinitrate in severe pulmonary oedema. Lancet. 1998; 351: 389-93.
4）Hayashi M, Tsutamoto T, Wada A, et al. Relationship between transcardiac extraction of aldosterone and left ventricular remodeling in patients with first acute myocardial infarction: extracting aldosterone through the heart promotes ventricular remodeling after acute myocardial infarction. J Am Coll Cardiol. 2001; 38: 1375-82.

5) Kitakaze M, Asakura M, Kim J, et al. Human atrial natriuretic peptide and nicorandil as adjuncts to reperfusion treatment for acute myocardial infarction (J-WIND): two randomized trails. Lancet. 2007; 370: 1483-93.
6) Pitt B, Zannad F, Remme WJ, et al. The effect of spironolactone on morbidity and mortality in patients with severe heart failure. Randomized Aldactone Evaluation Study Investigators. N Engl J Med. 1999; 341: 709-17.
7) Pitt B, Remme W, Zannad F, et al. Eplerenone a selective aldosterone blocker, in patients with left ventricular dysfunction after myocardial infarction. N Engl J Med. 2003; 348: 1309-21.
8) Zannad F, McMurray JJ, Krum H, et al. Eplerenone in patients with systolic heart failure and mild symptoms. N Engl J Med. 2011; 364: 11-21.
9) Beygui F, Collet JP, Benoliel JJ, et al. High plasma aldosterone levels on admission are associated with death in patients presenting with acute ST-elevation myocardial infarction. Circulation. 2006; 114: 2604-10.

（橋村一彦）

F Nohria-Stevenson の分類と利尿薬の使い方

1 心不全の臨床病型分類

2003 年 Nohria, Stevenson[1] らが提唱した分類が汎用されている（図 1）．身体所見から，うっ血の有無（wet/dry），組織低灌流の有無（warm/cold）で病型（clinical profile）を 4 型に分類し，治療戦略のガイドとして役立てようとする方法である．A 型（dry-warm）は Forrester 分類のⅠ型に相当し心拍出量は保たれ心室充満圧も低く，重症度としては軽症と考えられる．B 型（wet-warm 67%），C 型（wet-cold 28%）が心不全による入院症例の大部分を占めている．どちらのタイプでも左室拡張末期圧は高い（wet）が，心拍出量が前者では保たれ，後者では低下している．L 型（low profile：dry-cold）の病態は不明な点が多いが極度の両心不全と考えられる．慢性重症心不全の終末像で低心拍出量が病態の中心である．

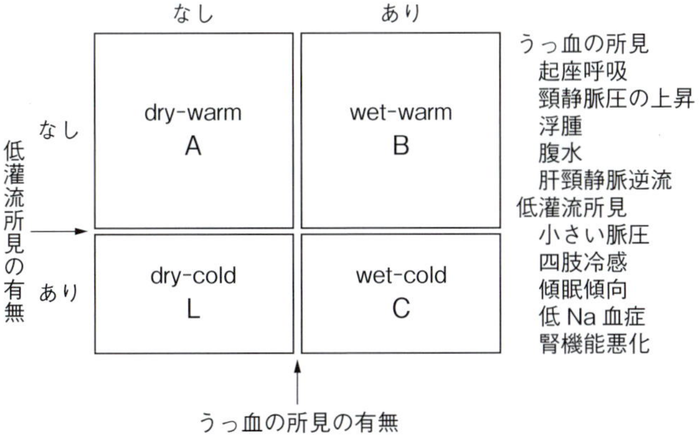

図 1●Nohria-Stevenson の分類

2 Wet 症例における利尿薬の使い方

Wet患者における主訴は左室充満圧の上昇を反映する肺うっ血からの呼吸困難であるので，呼吸困難の解除が治療の第1ターゲットになる[2]．肺うっ血が強い場合は酸素投与あるいは非侵襲的陽圧呼吸に加え硝酸薬やhANPのような静脈系血管拡張薬が第1選択になる．しかしながら電撃性肺水腫を除きほとんどの場合，肺うっ血と体うっ血の両方を表現型とする両心不全の形で発症してくる．そのために利尿薬，特にループ利尿薬の投与が必要になる場合がほとんどである．国内の急性心不全レジストリーであるATTEND[3]での利尿薬の使用頻度は78%である．利尿薬の使用はうっ血を解除（脱うっ血：decongestion）するのに必要不可欠であることに議論の余地はない．高用量のループ利尿薬の使用は予後不良の指標であることはよく知られている[4]が，個々の心不全の重症度も反映しており，必要悪の側面もある．

急性期に体うっ血の強い症例では腸管浮腫の影響から内服の利尿薬の効果が減弱することがあり，このような場合，経静脈から利尿薬が投与される．従来からループ利尿薬の経静脈投与は，bolus投与がよいのか，持続静注がよいのか，意見の分かれるところであった．そのような背景から，DOSE研究[5]では急性非代償性心不全症例を対象にフロセミドの，①投与方法：12時間毎のbolus投与か，持続静注がよいのか，さらに，②投与量：直前までの内服に匹敵する投与量か，その2.5倍の量がよいのか，を比較検討した．結果，投与量や投与方法にかかわらず，全般的症状改善度，腎機能変化（Crの増加），60日後の死亡，再入院，緊急受診の頻度に差を認めなかった．しかしながら高用量群では，低用量群に比し，腎機能悪化(WRF：worsening renal function)の頻度は増加させるものの，水分バランス，体重減少，呼吸困難改善，副作用低下頻度の面で有意に改善したと報告している．この結果を受けて，単純に高用量のフロセミドの投与がよいという解釈にはならないと思われるが，十分なdecongestionは必要であると考えられる．

では，急性心不全治療中に起こるWRFは予後不良のサインといわれているが本当であろうか？ Metraら[6]は，退院時のうっ血のサイン（第Ⅲ音，肺ラ音，頸静脈怒張，肝腫大，末梢浮腫）のあるなし，とWRF（血清クレアチニンの0.3 mg/dL以上の増加）のあるなし，の4群に分けて1年後の予後を比較した．結果（図2），WRF＋/うっ血－群とWRF－/うっ血－群は同様のoutcomeを示したが(上の2曲線)，WRF－/うっ血＋群とWRF＋/うっ血＋群では1年後の死亡，心

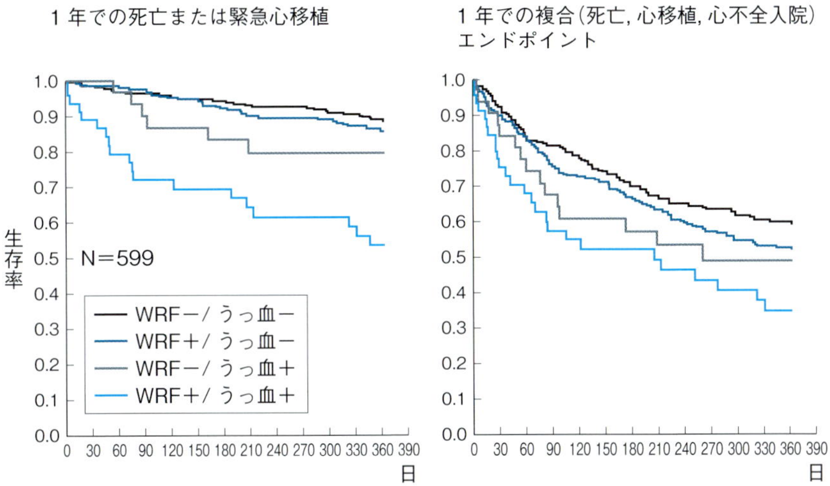

図 2 Metra らの結果
WRF 単独では 1 年後の予後に関係はなく，退院時のうっ血の残存がより重要な予後規定因子である.
(Metra M, et al. Circ Heart Fail. 2012; 5: 54-62[6])

不全再入院のリスクを増加させていた(下の 2 曲線). すなわち，退院時にうっ血所見を残した方が予後不良であり，WRF はうっ血所見がなければ，予後規定因子としてはさほど問題にならないのではないかと報告している. ただ，このデータは米国を中心にしたものであり，心不全での平均入院日数が約 1 週間の米国と約 3 週間の日本では単純比較はできない. 本邦ではうっ血を残して退院するのは少数例と思われるが，これらの症例が入退院を繰り返しており予後不良である.

3 Lukewarm 症例での利尿薬の使い方

Warm と cold に分けることで病態の把握や治療のガイドに役立つが実際には，それらの判別は相当困難である. 急性心不全の入院患者の大部分で心拍出量は低下しているか，正常の下限にあると思われる. Stevenson らは，この warm と cold の間の群を lukewarm (生ぬるい) と表現している[7]. この群では，安静臥床時には，かろうじて心拍出量を保っている群であり，利尿薬や血管拡張薬で前負荷を下げると，左室充満圧が下がることで呼吸苦は改善するが，心拍出量も下がってしまい lukewarm から cold に転落してしまう可能性がある. 臨床上は hANP や硝酸薬と利尿薬投与で呼吸苦は消失したが血圧・尿量は低下をきたし，やむなくドブタミンを後付けで加えなければならなくなることが多い．強心薬の使用は“悪”といわれることもあったが一度落ち込んでからの使用よりは，先手を打って少量の強心薬（ドブタミンなら1〜1.5 μg/kg/min程度）の使用は許容されると思われるが，この点に関するエビデンスは乏しい．

注意すべき点は，一般にlukewarm and wetの症例に硝酸薬やhANPのような前負荷，後負荷ともに下げる薬剤を投与し血圧が下がった場合，前負荷が下がって血圧が下がったのか，後負荷が下がって血圧が下がったのか，を区別する必要がある．前者では心拍出量は下がっており，対処法としては強心薬の追加投与が必要である．後者では心拍出量は下がっていないか，保たれているため，対処として血管拡張薬の減量のみでよい．左室流出路の速度-時間積分（VTI：velocity-time integral）が，一回拍出量の指標として簡便な指標となる．

最も大事な点はlukewarm & wetと判断したなら，心拍出量の評価を行い，血管拡張薬や利尿薬で心拍出量が下がりそうな場合はwarm-upした後に，それらの薬剤の使用を考えるべきである．心拍出量の評価は血圧だけで決して判断できるものではなく，VTIから求まる一回拍出量（必要ならSwan-Ganzカテーテルによる計測）などを指標にするべきである．よく誤解されているが，クリニカルシナリオでの血圧は，入院前あるいは入院直後の病態把握には有用であるが，心拍出量の評価とは全く無関係であることを知っておく必要がある．

4 Cold症例での利尿薬の使い方

Cold症例では利尿薬治療（dry-out）の前にまずは心拍出量を増やす（warm-up）治療が優先されるべきである．Cold症例では一般に血圧を維持するために全身血管抵抗は増加（後負荷が上昇）しており血管拡張作用を有する強心薬（ドブタミンやミルリノン，オルプリノンなどのPDEⅢ阻害薬）がwarm-upするために選択される．ドパミンは肺動脈楔入圧を上昇させる作用があるため，5γ以上の用量で昇圧剤として使用されることが多い．心拍出量が極端に低下している場合はドブタミンとPDEⅢ阻害薬の併用も行われる．これらの薬剤を使用することで，後負荷を減少させ，機能的僧帽弁閉鎖不全（FMR：functional mitral regurgitation）の逆流量を減少させることで心拍出量の増加が期待できる．Warm-upに成功すれば，それだけで尿量増加が得られるが，十分でないなら適宜，利尿薬の追加を行う．

5 Nohria-Stevenson 分類と腎うっ血の関係

Damman ら[8)]は 51 例の急性心不全患者を対象に糸球体濾過率（GFR）と腎血流（RBF）と心係数（CI）の関係を調べた結果，RBF と右房圧（RAP）はそれぞれ独立して GFR と相関しており，さらに RBF が低い群では静脈うっ血（venous congestion）が腎機能の重要な決定因子であると報告している．この結果は，腎機能を保護する目的での急性心不全治療は RBF を増加させる治療（すなわち CI を増加させる治療），と同時に腎うっ血を改善する治療（CVP を下げる治療）も重要であることを示している．

また，急性非代償性心不全における WRF の原因は長らく心拍出量低下からの腎血流低下が原因と考えられてきた．しかし，Mullens ら[9)]は 145 例の急性非代償性心不全入院を対象に肺動脈カテーテルを挿入し WRF の出現に影響する因子を検討した．その結果（図 3），従来から考えられていた心拍出量ではなく，むしろ中心静脈圧の方が重要な WRF 出現の規定因子であることが判明した．すなわち中心静脈圧が高いほど腎での灌流圧較差が減少し，そのために腎うっ血が起こり WRF を誘発することになると報告している．

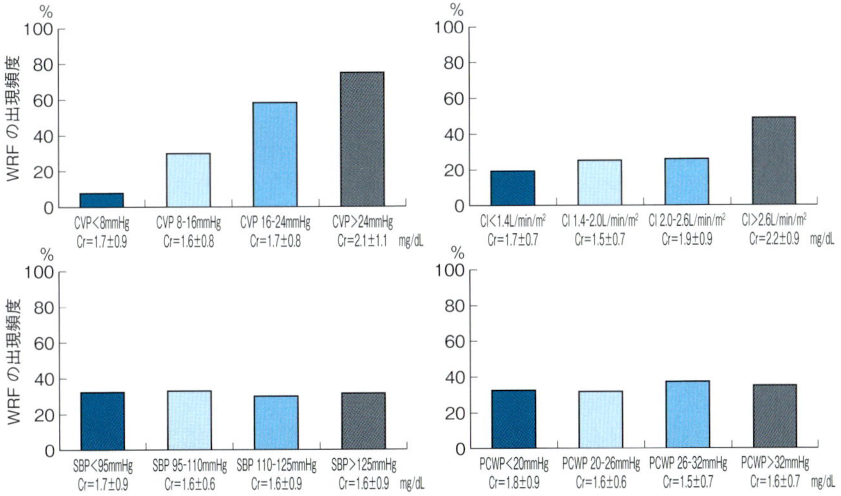

図 3 入院時の CVP（central venous pressure：中心静脈圧），CI（cardiac index：心係数），SBP（systolic blood pressure：収縮期血圧），PCWP（pulmonary capillary wedge pressure：肺動脈楔入圧）による WRF の出現頻度
（Mullens W, et al. J Am Coll Cardiol. 2009；53：589-96[9)]より）

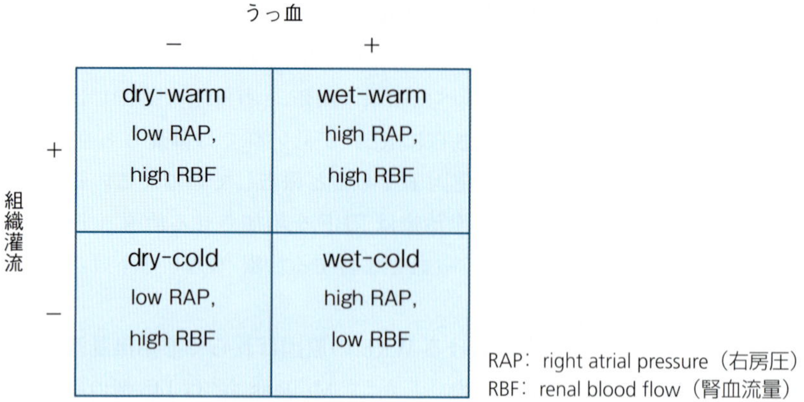

うっ血
−
+
+
組織灌流
−
dry-warm
low RAP,
high RBF
wet-warm
high RAP,
high RBF
dry-cold
low RAP,
high RBF
wet-cold
high RAP,
low RBF
RAP：right atrial pressure（右房圧）
RBF：renal blood flow（腎血流量）

図 4● Nohria-Stevenson の分類
（Damman K, et al. Eur J Heart Fail. 2007；9：872-8[8] より改変）

図 4 は Nohria-Stevenson の分類を腎うっ血と腎血流の観点から書きかえたものである[8]．Wet & cold 群では右房圧が上昇し，かつ腎血流量が低下している．この群では心拍出量も低下しており，前負荷を下げるだけでは心拍出量の低下を招く危険があり強心薬を使用し心拍出量を担保したうえで腎うっ血を解除する治療（少量の血管拡張薬や場合により血液浄化）も念頭において治療を選択するべきである．利尿薬の中でもトルバプタンが有用かつ安全である可能性がある．

6 トルバプタン（サムスカ®）登場後の利尿薬治療の変化

2011 年からバソプレシン V 受容体拮抗薬トルバプタン（サムスカ®）が臨床の現場で用いられるようになった．この薬剤は従来のループ利尿薬やサイアザイド系利尿薬のような Na 利尿薬ではなく，水利尿薬であり，腎集合管に作用し細胞内・細胞外の両方から水分を排泄する．したがって，細胞外液の一部であり血行動態に影響する血管内ボリュームを極端に除水することがないため，ループ利尿薬に比べて血管内脱水になりにくく血圧低下も少ない．

またループ利尿薬のように RAS 系や交感神経活性を賦活化させることがないため，ループ利尿薬との併用時にはループ利尿薬の用量を減量できる．高用量ループ利尿薬の使用は予後を悪化させることがわかっているので，トルバプタンとの併用で予後が改善する可能性がある．

以上の 2 点を考え合わせると，トルバプタン登場後の治療方針が変化している

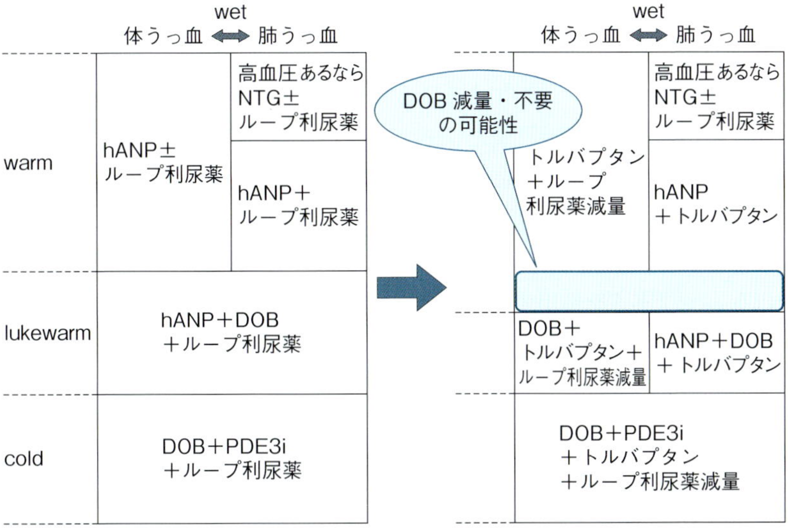

図 5● トルバプタン（サムスカ®）登場後の治療戦略の変化
N-S 分類の wet 部分（右半分）のみ表示（1）
lukewarm & wet ではドブタミンなどの強心薬が減量・不要になる可能性がある.
DOB：ドブタミン，PDE3i：ホスホジエステラーゼⅢ阻害薬（ミルリノン，オルプリノン）

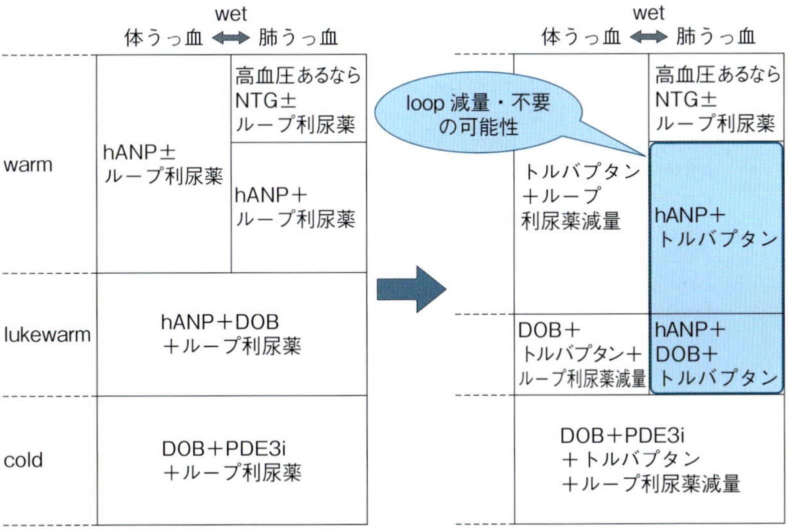

図 6● トルバプタン（サムスカ®）登場後の治療戦略の変化
N-S 分類の wet 部分（右半分）のみ表示（2）
hANP とトルバプタンの併用によりループ利尿薬減量・不要になる可能性がある.

と考えられる．トルバプタン登場前にはwet/lukewarmでは利尿が得られた後に血圧低下が起こりやすかったため，予防的に少量のドブタミン（1～2γ）を投与していたが，トルバプタンを加えることで強心薬の使用が減量あるいは不要になる可能性が出てきた（図5）．また図6のようにループ利尿薬とトルバプタンを組み合わせることですべてのwet症例でループ利尿薬の用量を減量することができる．さらに肺うっ血の強い症例では積極的に左室拡張末期圧と肺高血圧を軽減するためにhANPを使用していたがhANPは元来，Na利尿作用があるので，この場合はトルバプタンを併用することでループ利尿薬が減量・不要になり予後の改善が期待される．ハン・サム療法とよばれているが，今後，前向きな検証が必要である．

文献

1）Nohria A, Tsang SW, Fang JC, et al. Clinical assessment identifies hemodynamic profiles that predict outcomes in patients admitted with heart failure. J Am Coll Cardiol. 2003；41：1797-804.

2）Thomas SS, Nohria A. Hemodynamic classifications of acute heart failure and their application-an update-. Circ J. 2012；76：278-86.

3）Sato N, Kajimoto K, Asai K, et al. Acute decompensated heart failure syndromes（ATTEND）registry. A prospective observational multicenter cohort study：rationale, design and preliminary data. Am Heart J. 2010；159：949-55.

4）Hasselblad V, Gattis Stough W, Shah MR, et al. Relation between dose of loop diuretics and outcomes in acute heart failure population：Results of the ESCAPE trial. Eur J Heart Fail. 2007；9：1064-9.

5）Felker GM, Lee KL, Bull DA, et al. Diuretic strategies in patients with acute decompensated heart failure. N Engl J Med. 2011；364：797-805.

6）Metra M, Davison B, Bettari L, et al. Is worsening renal function an ominous prognostic sign in patients with acute heart failure?：The role of congestion and its interaction with renal function. Circ Heart Fail. 2012；5：54-62.

7）Mann DL, editor. Heart Failure：A Companion to Braunwald's Heart Disease. Philadelphia：Saunders；2004. p.583

8）Damman K, Navis G, Smilde TD, et al. Decreased cardiac output, venous congestion and the association with renal impairment in patients with cardiac dysfunction. Eur J Heart Fail. 2007；9：872-8.

9）Mullens W, Abrahams Z, Francis GS, et al. Importance of venous congestion for worsening of renal function in advanced decompensated heart failure. J Am Coll Cardiol. 2009；53：589-96.

（橋村一彦）

G 利尿薬により利尿が得られないときどうするか？

1 利尿薬抵抗性とは？

■定義

ループ利尿薬は強力な利尿作用を有し心不全におけるうっ血の除去にはきわめて有用な薬剤である．しかしながら，心不全治療の経過中にループ利尿薬の効果が不十分になる，あるいは同じ尿量を得るのに，より高用量のループ利尿薬を要するようになることがあり（breaking phenomenon），ループ利尿薬使用による予後不良の一因と考えられる．これは“ループ利尿薬抵抗性：loop diuretic resistance（LDR）”とよばれる．正式には，利尿薬濃度に対するNa排泄分画の低下，と定義されている．

利尿薬抵抗性の原因として，経口利尿薬の腸管からの吸収不良，利尿薬の腎への輸送量減少（腎血漿流量の低下，低アルブミン血症），糸球体濾過率の低下，ヘンレ係蹄に達するNa量の減少，Naの過剰摂取のようなさまざまな機序が指摘されている．

ではひとたび，利尿薬抵抗性に遭遇した場合，どのような対処法があるのであろうか？　以下にその方法を述べる．

2 対処1．投与方法の変更

右心不全症状が強い心不全では腸管の浮腫を伴っており，経口利尿薬の吸収が低下している．このような場合，フロセミドの経静脈的投与が有効である場合がある．間歇的bolus投与がよいのか，持続静注がよいのかは長らく意見の分かれるところであった．メタ解析では持続投与の方が利尿効果，腎保護の観点から有利とされていた[1]が，DOSE試験[2]では両者に差を認めていない（第5章-F，p.172参照）．

3 対処2．ループ利尿薬の種類を変更

ループ利尿薬のなかで汎用されるフロセミド（ラシックス®：半減期0.3〜3.4時間，持続時間〜3時間）は生物学的利用能が低下しやすく，ループ利尿薬抵抗性の対策として長時間作用型のループ利尿薬への変更も有用である．アゾセミド（ダイアート®）は代謝が少なく半減期，持続時間（半減期2〜3時間，持続時間9時間）ともに長いのが特徴である．Masuyamaらによると長時間作用型のループ利尿薬アゾセミドへの切り替えによりイベントが抑制されると報告されている（J-MELODIC試験[3]，図1）．またTORIC試験[4]では抗アルドステロン作用を併せもつトラセミド（ルプラック®：半減期0.8〜6.0時間，持続時間6時間）は死亡などの臨床イベントを抑制できたと報告している．トラセミドは腸管浮腫の影響も受けにくいとされる．

4 対処3．サイアザイド系利尿薬の併用

ループ利尿薬抵抗性に対する対処の1つとしてサイアザイド系利尿薬の併用療法があげられる．フロセミドの長期投与下では代償機転が働きヘンレループと遠位尿細管でのNa再吸収が亢進して利尿効果が減弱する．このような場合，サイアザイド系利尿薬を併用することで遠位尿細管のNa^+/Cl^-共輸送体でのNa再吸収の亢進を阻害し利尿作用が改善されることがある[5]．

本邦のガイドライン「慢性心不全治療ガイドライン」（2010年改訂版）[6]では，「ループ利尿薬で十分な利尿が得られない場合にはサイアザイド系利尿薬との併用を試みてもよい．ただしこれらの利尿薬は低K血症，低Mg血症をきたしやすく，ジギタリス中毒を誘発しやすいばかりではなく，重症心室性不整脈を誘発することもある」との記載がある．低Na血症，腎機能悪化，高尿酸血症もよくみられる．日本ではトリクロルメチアジド（フルイトラン®）が用いられる．

5 対処4．抗アルドステロン薬の追加

心不全が重症になると分泌が亢進するアルドステロンが遠位尿細管，特に皮質集合管に分布するミネラルコルチコイド受容体に結合してNa^+の再吸収を引き起こす．抗アルドステロン薬は，この受容体拮抗薬である．K保持性の利尿薬でありループ利尿薬使用の副作用としての低K血症がある場合に好んで使用される．しかしながら，利尿作用は弱く，利尿作用よりも心保護を目的として使用される．スピロノラクトン（アルダクトンA®），エプレレノン（セララ®）はそれ

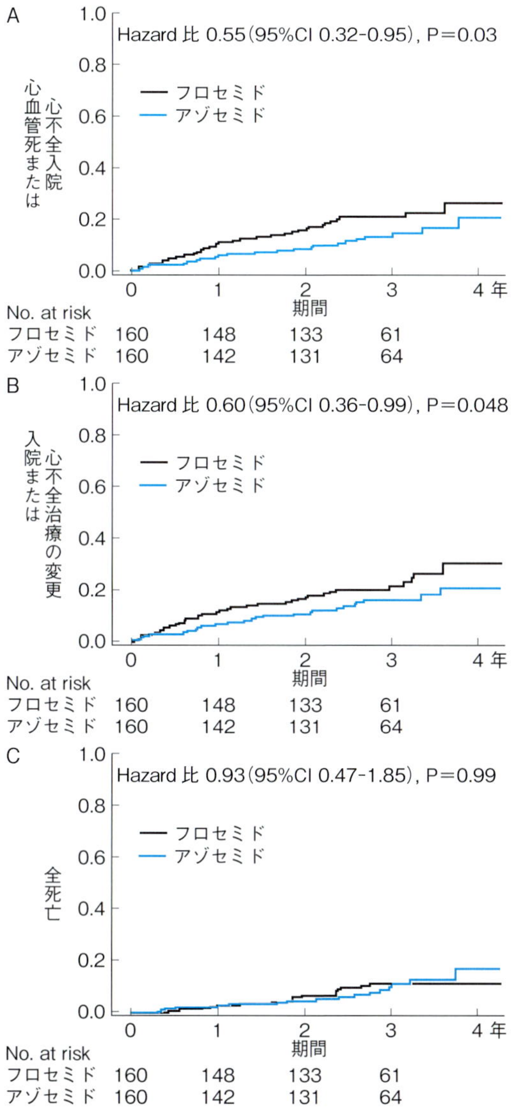

図 1● J-MELODIC 試験

アゾセミド群でフロセミド群に比し全死亡には差を認めなかったが（C），心血管死，心不全入院（A）は有意な減少を認めた．

（Masuyama T, et al. Circ J. 2012；76：833-42[3)]）

ぞれ RALES 試験[7]，EPHESUS 試験[8]，EMPHASIS-HF[9]により慢性心不全の予後改善効果は確立している．

6 対処 5．カルペリチドの使用

ループ利尿薬抵抗性の対処法としてカルペリチドが有効である可能性はあるが，それを検証した試験はない．Hata らの PROTECT 試験[10]では，重症心不全例を対象にカルペリチド投与群（0.01～0.05γ，72 時間）と非投与群に分類し比較検討した．急性期の血行動態や心筋障害の指標としてのトロポニン値，クレアチニン値に両群間で差を認めなかった．一方，全死亡および再入院はカルペリチド投与群で有意な改善を認めた（11.5% vs 34.8%）．カルペリチドの投与，入院時の血圧が高いことと β 遮断薬の使用が心イベント発生の予測因子であった．このことから急性心不全の初期治療においてカルペリチドを使用することが長期予後を改善する可能性を示唆している．

また COMPASS 試験[11]では収縮期血圧≧120 mmHg，肺うっ血と呼吸困難を呈した急性心不全患者 1,832 例を対象に観察研究を行った．うち 83.2% はカルペリチド単独投与で急性期治療の離脱に成功している．カルペリチドの単独投与では治療が不十分になる因子として，①急性心筋梗塞合併，②Cr＞1.3 mg/dL，③NYHA，Killip 分類が重症であることの関与が指摘された．

7 対処 6．強心薬の使用

急性心不全の重症度により，ある程度以上の心拍出量の低下，血圧の低下が起こると腎血流が低下し糸球体濾過率（GFR）は低下する．GFR が低下すると利尿薬は作用点まで到達することができず利尿薬抵抗性となる．このような場合，腎血流を増加させる目的で強心薬を使用する場合がある．最近の傾向として低用量が用いられる．

ドブタミンは 3γ までの低用量であれば心筋酸素消費量を増加させずに，血管平滑筋 β_2受容体に作用し血管拡張作用を発現し後負荷を軽減し心拍出量を増加させる．ドパミンは α 受容体に作用し血管収縮を起こし心拍出量増加に伴う適切な利尿が得られなければ，むしろ肺動脈楔入圧を増加させてしまう傾向にあるため心不全の治療薬としては敬遠され，通常はドブタミンが用いられる．むしろ低血圧時の血管収縮薬，昇圧薬（vasopressor）として有用である．しかしながら利尿薬抵抗が生じると renal dose dopamine として用いられることがある．腎血管抵抗は2γまでの用量であれば低下する．また腎血流量は3γまでは用量依存性に増加し以降プラトーに達する．したがって3γまでの低用量のドパミンは心拍出量の増加に無関係に腎血流量を増加させ“renal dose” dopamineとよばれる[12]．しかし，確かに一過性の尿量増加やクレアチニン値の低下を認めるが，死亡率低下や血液透析などの腎代替療法導入低下には影響を与えないという報告[13]もあり一定の同意には至っていない．

8 対処 7．バソプレシン V_2受容体拮抗薬の使用

トルバプタンはアルギニンバソプレシンのV_2受容体拮抗薬であり純粋な水利尿薬とされている．現時点での適応は従来の利尿薬使用でも心由来の浮腫が残存する症例である．EVEREST 試験[14]ではNYHA 分類Ⅲ～Ⅳ度，LVEF＜40％の左室収縮不全患者4,133例を対象にトルバプタンの予後に及ぼす影響を検証した．結果，トルバプタン 30 mg の投与は，有意に第1病日での呼吸困難感の軽減，体重減少と第7病日での浮腫の軽減をもたらした．しかしながら平均9.9カ月の追跡では死亡率，心血管死，心不全入院にプラセボ群と差を認めなかった（図2）．一方，低Na血症（Na＜130 mEq/L）の症例で検討すると有意にイベント回避率はプラセボ群に比して改善を認めた．国内で行われた第Ⅲ相試験（QUEST 試験[15]）では標準治療に加えてプラセボ群とトルバプタン群（15 mg/日）の2群に分類し1週間後までの効果と安全性を検証した．トルバプタン群ではプラセボ群に比し有意な体重減少と自覚症状の改善を示した．いずれの試験にしても1週間

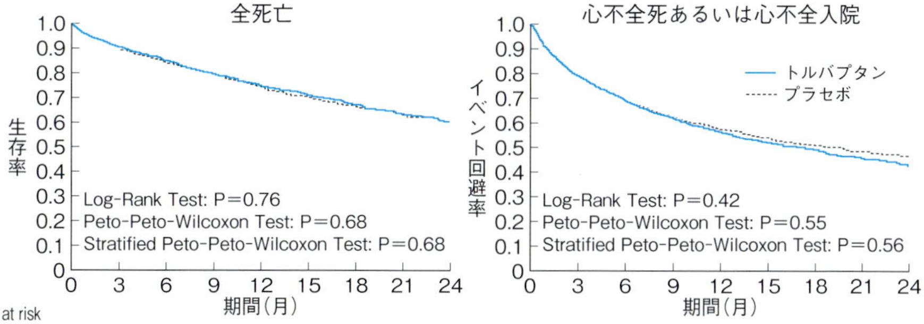

No. at risk	0	3	6	9	12	15	18	21	24
トルバプタン（全死亡）	2072	1812	1446	1112	859	589	404	239	97
プラセボ（全死亡）	2061	1781	1440	1109	840	580	400	233	95
トルバプタン（心不全死あるいは心不全入院）	2072	1562	1446	834	607	396	271	149	58
プラセボ（心不全死あるいは心不全入院）	2061	1532	1137	819	597	385	255	143	55

図2 EVEREST outcome 試験

全死亡，心不全死，心不全入院においてトルバプタン群とプラセボ群で差を認めなかった．
（Konstam MA, et al. JAMA. 2007；297：1319-31[14]）

目での浮腫の軽減，体重減少に関してはプラセボ群より良好な結果を示しており，利尿薬抵抗性の際には積極的に試みられる方法と考えられる．第5章-Eにトルバプタン登場後の治療薬選択の変化を記した (p.163)．参照されたい．

9 対処 8．高張食塩水

最近，注目されている対処法である．従来，心不全のうっ血に対する治療としては水・塩分制限に加えて利尿薬投与による脱うっ血（decongestion）であることは確立している．したがって，高張食塩水とフロセミドの静注は，塩負荷と大量のループ利尿薬を投与するわけであるから一見，禁忌のような治療法であるが，利尿薬抵抗性が難治性で前述までの方法でも良好な利尿が得られない場合，血液浄化の前に試行してみる価値はあるかもしれない．Paternaらは難治性心不全例を対象に，Group 1（フロセミド500〜1,000 mg＋高張食塩水2回/日），Group 2（フロセミド500〜1,000 mgのみ）の2群に分け，比較検討した．Group 1でGroup 2に比し有意な尿量増加，BNP低下，BioImpedance法による水分分布の改善が得られ，さらに入院期間の短縮と30日での再入院を減らしたと報告している[16)]．

SMAC-HF試験[17)]では同じグループがNYHAⅢ度，EF＜40％の急性心不全1,771例を対象に短期効果と長期（平均57カ月）予後を前向きに検討しているが，高張食塩水投与群で入院期間短縮と再入院と死亡率の低下を認めている．本邦ではOkuhara[18)]らが非代償性心不全44例を対象にsalt infusion group（1.7％食塩水＋40 mgフロセミド），glucose infusion group（グルコース＋40 mgフロセミド）の2群に分け検討しているが，salt infusion groupにおいて，24時間後のCcrの増加を介する尿量増加を認めたと報告している．長期予後に関する大規模臨床試験が望まれる．

10 対処 9．CHDF/ECUM

限外濾過（ECUM）や持続的血液濾過透析（CHDF）の適応は，前述の利尿薬抵抗性への対処を試みても利尿効果が得られない場合や，腎機能が低下した例に限られる（急性心不全治療ガイドライン2011年改訂版[19)]）．

UNLOAD試験[20)]では，早期のECUM施行が静注利尿薬の代替療法になりえるかを検証した．ボリューム過多の所見を有する非代償性心不全200例をECUM群と静注利尿薬群に分け，一次エンドポイントは48時間後の体重減少と呼吸困難の

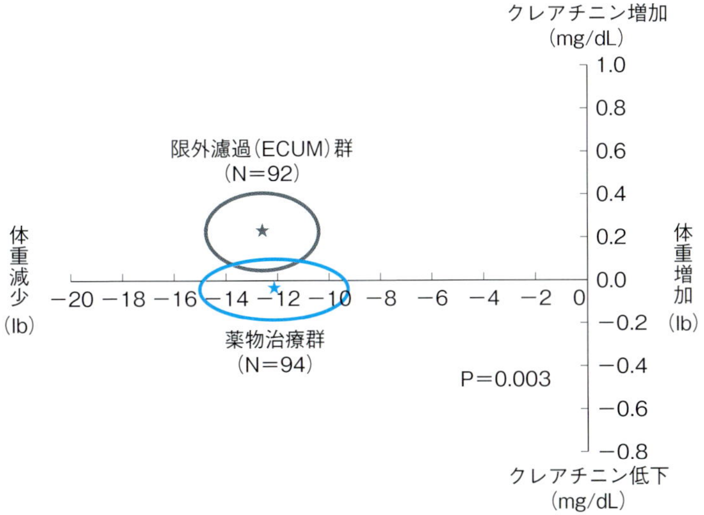

図 3● CARRESS-HF
ECUM 群と薬物治療群では 96 時間後の体重減少に差を認めなかったが，ECUM 群では Cr 値の上昇を認めた．
(Bart BA, et al. N Engl J Med. 2012; 367: 2296-304[21])

改善度，二次エンドポイントは 48 時間後の体液減少量 (net fluid loss)，心機能，心不全による再入院，90 日間での緊急受診とした．結果，48 時間での体重減少，体液量減少は ECUM 群で有意に多かった．呼吸困難改善度は差なし．90 日間での ECUM 群で心不全による再入院，緊急入院は少なかった．血清クレアチニン値には両群で差を認めなかった．

CARRESS-HF 試験[21]では，うっ血が残存し腎機能の悪化した急性非代償性心不全例 188 例を対象に ECUM 群と利尿薬治療群に分け解析した．一次エンドポイントは 96 時間後のクレアチニンと体重の変化であり，その後 60 日間追跡された．結果，96 時間での体重減少は両群間で差を認めなかったが，ECUM 群では，むしろクレアチニン値は増加し，利尿薬治療群の方が優位な結果となった (図 3)．また，重篤な副作用は ECUM 群で多かった．やはり，現時点ではガイドラインが示すように，必要十分な薬物治療がなされても腎機能障害のために脱うっ血が解除できない場合に限り血液浄化療法を用いるべきと考えられる．腎不全を合併していれば ECUM より CHDF あるいは血液透析を選択する．

まとめ

ループ利尿薬抵抗性に対する対処法を述べた．さまざまな方法があるが，抵抗性の原因を考え，どの対処法を選択するかを考えた上で対処法を選択すべきである．

文献
1) Salvador DR, Rey NR, Ramos GC, et al. Continuous infusion versus bolus injection of loop diuretics in congestive heart failure. Cochrane Database Syst Rev. 2005: CD003178.
2) Felker GM, Lee KL, Bull DA, et al. Diuretic strategies in patients with decompensated heart failure. N Engl J Med. 2011; 364: 797-805.
3) Masuyama T, Tsujino T, Origasa H, et al. Superiority of long-acting to short-acting loop diuretics in the treatment of congestive heart failure. Circ J. 2012; 76: 833-42.
4) Cosín J, Díez J; TORIC investigators. Torasemide in chronic heart failure: results of the TORIC study. Eur J Heart Fail. 2002; 4: 507-13.
5) Jentzer JC, DeWald TA, Hernandez AF. Combination of loop diuretics with thiazide-type diuretics in heart failure. J Am Coll Cardiol. 2010; 56: 1527-34.
6) 循環器病の診断と治療に関するガイドライン（2009年度合同研究班報告）．慢性心不全治療ガイドライン（2010年改訂版）．http://www.j-circ.or.jp/guideline/pdf/JCS2010_matsuzaki_h.pdf
7) Pitt B, Zannad F, Remme WJ, et al. The effect of spironolactone on morbidity and mortality in patients with severe heart failure. N Engl J Med. 1999; 341: 709-17.
8) Pitt B, Remme W, Zannad F, et al; Eplerenone Post-Acute Myocardial Infarction Heart Failure Efficacy and Survival Study Investigators. Eplerenone, a selective aldosterone blocker, in patients with left ventricular dysfunction after myocardial infarction. N Engl J Med. 2003; 348: 1309-21.
9) Zannad F, McMurray JJ, Krum H, et al. Eplerenone in patients with systolic heart failure and mild symptoms. N Engl J Med. 2011; 364: 11-21.
10) Hata N, Seino Y, Tsutamoto T, et al. Effects of carperitide on the long-term prognosis of patients with acute decompensated chronic heart failure: the PROTECT multicenter randomized controlled study. Circ J. 2008; 72: 1787-93.
11) Nomura F, Kurobe N, Mori Y, et al. Multicenter prospective investigation on efficacy and safety of carperitide as a first-line drug for acute heart failure syndrome with preserved blood pressure: COMPASS: Carperitide Effects Observed Through Monitoring Dyspnea in Acute Decompensated Heart Failure Study. Circ J. 2008: 72: 1777-87.
12) Elkayam U, Ng TM, Hatamizadeh P, et al. Renal Vasodilatory Action of Dopamine in Patients With Heart Failure: Magnitude of Effect and Site of Action. Circulation. 2008; 117: 200-5.
13) Friedrich JO, Adhikari N, Herridge MS, et al. Meta-analysis: low dose dopamine increases urine output but does not prevent renal dysfunction or death. Ann Intern Med. 2005; 142: 510-24.
14) Konstam MA, Gheorghiade M, Burnett JC, et al. Effects of oral tolvaptan in patients hospitalized for worsening heart failure: The EVEREST Outcome Trial. JAMA.

2007; 297: 1319-31.
15) Matsuzaki M, Hori M, Izumi T, et al. Efficacy and safety of tolvaptan in heart failure patients with volume overload despite the standard treatment with conventional diuretics: a phase Ⅲ, randomized, double-blind, placebo-controlled study (QUEST study). Cardiovasc Drugs Ther. 2011; 25 Suppl 1: S33-45.
16) Paterna S, Pasquale PD, Parrinello G, et al. Changes in brain natriuretic peptide levels and bioelectrical impedance measurements after treatment with high-dose furosemide and hypertonic saline solution versus high-dose furosemide alone in refractory heart failure. J Am Coll Cardiol. 2005; 45: 1997-2003.
17) Paterna S, Fasullo S, Parrinello G, et al. Short-term effects of hypertonic saline solution in acute heart failure and long-term effects of a moderate sodium restriction in patients with compensated heart failure with New York Heart Association class Ⅲ (Class C) (SMAC-HF Study). Am J Med Sci. 2011; 342: 27-37.
18) Okuhara Y, Hirotani S, Naito Y, et al. Intravenous salt supplementation with low-dose furosemide for treatment of acute decompensated heart failure. J Card Fail. 2014; 20: 295-301.
19) 循環器病の診断と治療に関するガイドライン（2010年度合同研究班報告）. 急性心不全治療ガイドライン（2011年改訂版）. http://www.j-circ.or.jp/guideline/pdf/JCS2011_izumi_h.pdf
20) Costanzo MR, Guglin ME, Saltzberg MT, et al. Ultrafiltration versus intravenous diuretics for patients hospitalized for acute decompensated heart failure. J Am Coll Cardiol. 2007; 49: 675-83.
21) Bart BA, Goldsmith SR, Lee KL, et al. Ultrafiltration in decompensated heart failure with cardiorenal syndrome. N Engl J Med. 2012; 367: 2296-304.

（橋村一彦）

H 腎保護を考えた急性心不全治療

はじめに

心不全急性期の治療においては自覚症状の軽減を目的とした血行動態の改善が第1義的目標である．しかし，その中で使用される薬剤は必ずしも長期予後に好影響を与えるものばかりではなく，逆に悪影響を及ぼすものも多い．また心不全と腎障害は密接に関連しており，急性心不全に伴う最も重要な合併症は腎機能障害である（心腎連関，心腎症候群）．Damman らは，急性非代償性心不全におけるクレアチニン（Cr）の 0.3 mg/dL の上昇は長期の入院期間，再入院率と死亡率を増加させると報告している[1]．また慢性心不全の約半分に腎機能障害（chronic kidney disease：CKD，eGFR＜60 mL/min/1.73 m^2）が合併しており，有意に死亡リスクを上げるという報告[2]もある．すなわち心不全再入院と心機能悪化の関

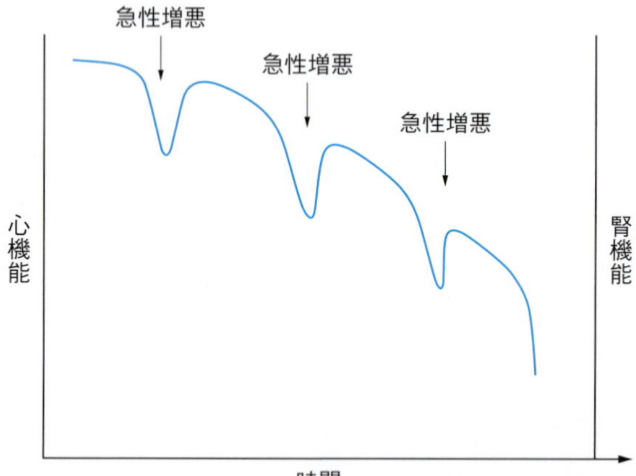

図1●心不全再入院と心機能悪化，腎機能悪化の関係
（McCullough PA, et al, editors. ADQI Consensus on AKI Biomarkers and Cardiorenal Syndromes. Contrib Nephrol. Basel, Karger, 2013, vol 182, p.117-36）[3]

係は，心不全再入院と腎機能悪化（worsening renal function：WRF）の関係と同様と考えられる[3]（図1）．したがって，急性心不全の治療において常に腎保護を念頭に置きながら治療を選択する必要がある．

1 心腎症候群

心腎症候群とは一般に，心臓または腎臓のどちらかの障害が他方の障害を誘発する病態と定義される．Roncoらは5つのタイプに分類した[4]（表1）．本稿ではtype 1（急性心腎症候群）における腎保護を考えた治療について概説する．Type 2（慢性心腎症候群）に関しては，第6章-Iを参照（p.263）．

表1 心腎症候群（cardiorenal syndrome）の分類

Type 1	急性心腎症候群
Type 2	慢性心腎症候群
Type 3	急性腎心症候群
Type 4	慢性腎心症候群
Type 5	二次性心腎症候群

2 長期予後に対する効果が確立している心不全治療薬

以下にあげる薬剤は一般には慢性期の予後を改善することが確立しているものであるが，血行動態に悪影響を及ぼさないと判断したら，可能な限り早期に処方を開始するべきである．最初は少量から開始し漸増する．残念ながら各薬剤の大規模臨床試験は腎機能をoutcomeにしたものではない（表2）．

アンジオテンシン変換酵素阻害薬（ACEi）はCONSENSUS試験，SOLVD試験やATLAS試験など数多くの大規模臨床試験により生命予後改善効果が証明されており，心不全のガイドラインにおいて無症候性心不全から重症心不全まで各ステージにおいて第1選択薬に位置づけられている．アンジオテンシン受容体拮抗薬（ARB）はELITE Ⅱ試験やCHARM-Alternative試験で，ACEiに忍容性のない例に対してACEiとほぼ同様の生命予後改善効果を有していることが証明されている．β遮断薬はUS Carvedilol，COPERNICUS，CIBIS Ⅱ，MERIT-HFなどの多数の大規模臨床試験において，その予後改善効果が証明されている．国内では現時点でカルベジロール（アーチスト®）とビソプロロール（メインテート®）の2種類が心不全の保険適応が承認されている．抗アルドステロン薬（mineralcorticoid receptor antagonist：MRA）であるスピロノラクトン（アルダクト

表 2● ACEi/ARB/βB/MRA の大規模臨床の結果

Mechanism	Agent	Study	Study population	CKD patients excluded, yes/no
RAAS activation ACEIs/ ARBS	Enalapril	Capes, 2000 SOLVD trial	Clinically stable CHF (LVEF＜35%) (n=6,700)	no
		Testani, 2011, SOLVD		
		Ljungman, 1992 CONSENSUS	Heart failure NYHAⅣ (n=250)	no
	Captopril	Hillege, 2003 CATS	Post-MI (n=298)	no
	Valstartan	Anand, 2009 VALHEFT	Symptomatic heart failure EF＜40% (n=5,000)	yes Cr＞2.5
	Candesartan	Jackson, 2009 CHARM-added	Heart failure NYHA Ⅱ-Ⅳ EF＜40% (n=2,500)	no
SNS activation betablockers	Carvedilol	Wall, 2011 COPERNICUS CAPRICORN	Severe heart failure EF＜25% (n=4,200)	no
	Bisoprolol	Damman, 2011 Castagne, 2010 CJBIS Ⅱ	CHF NYHA Ⅲ-Ⅳ EF＜35% (n=2,660)	no, but substudy conducted in patients with Cr＜3.4
	Nebivolol	Cohen-Sofal, 2009 SENIORS	Symptomatic CHF Age＞70 (n=2,100)	yes, excluded if Cr＞250 μmol/L
Aldosterone	Spirono-lactone	Pitt, 1999 Vardeny, 2012 RALES	CHF EF＜35% (n=1,600)	yes, excluded if Cr＞2.5 mg/dL
		Zannad, 2001 RALES	Substudy on 261 patients	yes, excluded if Cr＞2.5
	Eplerenone	Rossignol, 2012 EPHESUS	HF after MI EP＜40% (n=6,600)	no
		Zannad, 2011 EMPHASIS HF	HF NYHA Ⅱ EF＜35% (n=2,700)	no

(McCullough PA, editors. ADQI Consensus on AKI Biomarkers and Cardiorenal Syndromes. Contrib Nephrol. Basel, Karger, 2013, vol 182, p.117-36[3)])

Primary endpoint/ duration of follow-up	Renal outcomes Cr/eGFR	Albuminuria
Composite of CV death and re-admission for HF/48 months	Not stated	Decreased proteinuria in diabetic patients, not in non-diabetics
	14 days decline GFR＞20% exited in 20% increase mortality	Not stated
Crude mortality 6 months	Average initial increase Cr 10-15%	Not stated
Echo ventricular remodeling 1 year	Decline GFR 5.5 in placebo and 0.5 in captopril	Not stated
Mortality＋first morbid event 1,000 days	Slight decrease in GFR in valsartan (−3.9 vs. placebo)	Proteinuria associated with 28% increased mortality
CV death Hospital admission 41 months	Not stated	62% increased death in patients with microalbuminuria and 76% with macroalbuminuria. Candesarten did not prevent excessive excretion of urinary proteins
All-cause mortality and hospitalization 10 months	Transient increase in serum creatinine more common with carvedilol (4.6 vs. 1.8% in placebo, p＜0.001) among CKD patients	Not stated
All-cause mortality hospitalization 18 months	Not stated	Not stated
All-cause mortality hospitalization 30 months	No difference in ΔeGFR between nebivolol and placebo	Not stated
Death of any cause 36 months	WRF 17% in spironolactone vs. 7% placebo but risk of death maintained Cr increase 0.05 to 0.1 after 1 year follow-up	Not stated
Death of any cause 36 months	Not stated	Not stated
	Othen makers of collagen synthesis (PINP PICP PⅢNP) decreased with spironolactone	
All deaths hospitalization 24 months	Cr increase 0.06 after 1 year 4.6 after 2 years vs. placebo 2.7	Not stated
All deaths hospitalization 21 months	Cr increase 0.09 at trial cut-off	Not started

ンA®）やエプレレノン（セララ®）はそれぞれRALES試験やEPHESUS試験，EMPHASIS-HF試験で，生命予後改善効果が証明されている．

3 WRF出現の予測因子

1）入院早期の収縮期血圧の低下，2）低Na血症の存在，3）CKDの存在，の3点でWRF出現がある程度予測される．したがって，これらの点が認められればこまめに腎機能を追跡するべきである．

a）収縮期血圧低下

Voorsらは Pre-RELAX-AHF試験の急性心不全症例におけるベースラインの血圧，血圧の変化とWRFの関係を検討した[5]．多変量解析では高齢，ベースラインのCr高値，早期の血圧低下が大きいことがWRF出現のrisk factorであった（図2）．ベースラインの血圧は関与しなかった．さらにWRFは60日，180日での死亡率増加に関与していた．

ただし，急性非代償性心不全はheterogeneousな病態の集合体であり，血圧も高いものから低いものまで分布している（クリニカルシナリオ）．非常に血圧が高い電撃性肺水腫例では，やはり血圧はある程度（平均血圧で25%程度）下げる必要があると考えられる．

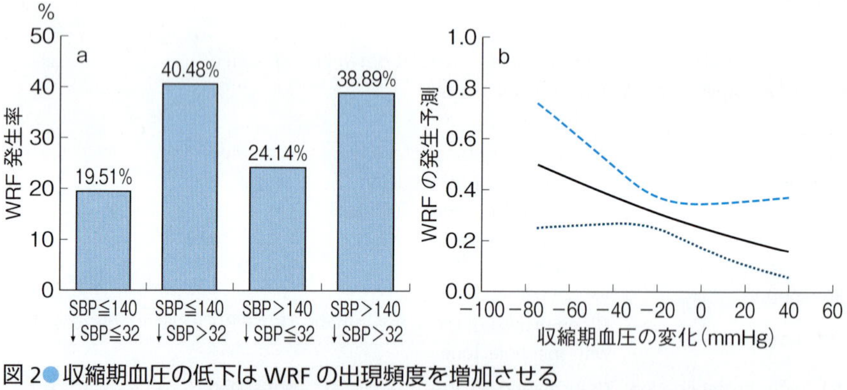

図2 収縮期血圧の低下はWRFの出現頻度を増加させる

a：最初の48時間での収縮期血圧140 mmHgと収縮期血圧低下32 mHgを境界に分けたときのWRFの出現頻度．

b：最初の48時間での血圧低下とWRFの出現頻度．実線：平均，破線および点線：95%信頼区間．

SBP：systolic blood pressure（収縮期血圧）

（Voors AA, et al. Eur J Heart Fail. 2011；13：961-7[5]）

b）低 Na 血症

Aronson らは，うっ血，血液希釈と神経体液因子賦活のサロゲートマーカーである低 Na 血症の存在が WRF 出現のリスクであるかを検証した[6]．低 Na 血症は血清 Na＜136 mmol/L，WRF は Cr＞0.3 mg/dL 以上の増加と定義した．急性非代償性心不全（ADHF）525 例，急性心筋梗塞（AMI）2,576 例の 2 つのコホートで検証された．低 Na 血症は ADHF 群で 19.7%，AMI 群で 17.7%に認められた．両群ともに多変量解析では低 Na 血症の存在は WRF の出現に関連していた．ADHF 群：odds ratio 1.90（95%CI 1.25-2.88，P＝0.003），AMI 群：odds ratio 1.56（95%CI 1.13-2.16，P＝0.002）．このことから，うっ血と神経体液性因子の賦活が type 1 心腎症候群の出現に強く関与することが示唆された．

Volume overload と低 Na 血症が存在すればトルバプタンのよい適応と考えられる．

c）ベースライン CKD

Damman らはベースラインでの CKD の存在と WRF と予後の関係を meta-analysis で検証した[7]．CKD と予後は 57 論文（1,076,104 例），WRF と予後は 28 論文（49,890 例）から解析された．CKD は 32%に，WRF は 23%に認められた．多変量解析ではでは中等度 CKD：hazard ratio（HR）1.59，95%CI 1.49-1.69，P＜0.001，重症 CKD：HR 2.17，95%CI 1.95-2.40，P＜0.001，WRF：HR 1.95，95%CI 1.45-2.62，P＜0.001 という結果であり，すべてが死亡の独立した予測因子であった．全論文では，ベースライン CKD，高血圧歴，糖尿病，年齢，利尿薬の使用が有意な WRF 出現の予測因子としてあげられた．すなわち，入院当初から CKD があれば，すでに予後不良のサインであり，最も注意しなければならない群と考えられる．

4 急性期に使用される薬剤と腎機能

急性期に使用される薬剤で確実に腎保護に有効と証明されたものは存在しない（第 5 章-F，G も参照）．

a）ループ利尿薬

ループ利尿薬の投与が急性心不全の治療において volume overload を解除する意味で，欠かせないことに疑問の余地はない．しかしながら，ループ利尿薬は GFR を低下させ RAA 系を賦活するために高用量の使用は長期予後を悪化させることが知られている[8]．DOSE 研究[9]（詳細は第 5 章-F，p.172 を参照）では急性非代償性心不全症例を対象にフロセミドの投与方法と投与量により比較検討した結果，投与量や投与方法にかかわらず，全般的症状改善度，腎機能変化（Crの増加），60日後の死亡，再入院，緊急受診の頻度に差を認めておらず，フロセミドとWRFの関連に関しては結論には至っていない．

b）カルペリチド（hANP）

急性心不全の患者におけるカルペリチドの腎機能に与える影響をみた臨床研究はみあたらない．急性期にカルペリチドを使用することでフロセミドの使用量を減らすことができれば，ループ利尿薬が有するRAA系賦活による腎機能悪化が回避できる可能性はある．Sezaiらは，待機的冠動脈バイパス手術例においてカルペリチド投与（0.02γ）群とプラセボ（生食）群に分けたところ術後に腎保護効果を認めたと報告している．これは腎機能障害があっても[10)]，なくても[11)]，ともに認められている．今後，心不全を対象に腎機能をoutcomeにした臨床研究が望まれる．

本邦では認可されていないがネシリチド（BNP製剤）を用いてASCEND-HF試験[12)]が行われた．急性心不全患者を対象に利尿薬，血管拡張薬を含む標準治療を行った後，ネシリチド0.01γを24時間後から7日間投与した．その結果，呼吸困難改善度（Likert scaleによる）や30日後の心不全入院，総死亡に関してプラセボ群と有意な差を認めなかった．またeGFRの25%以上の悪化も両群間で有意な差を認めなかった．したがって，BNP製剤においても急性心不全治療と腎保護の関連は明らかではない．

c）強心薬

“Renal dose” ドパミンは第5章-Gで述べた通り（p.182），一過性の尿量増加やクレアチニン（Cr）値の低下を認めるが，死亡率低下や血液透析などの腎代替療法導入低下には影響を与えないという報告[13)]があり腎保護に関して明らかに有効とはいえない．

ROSE試験[14)]では，腎機能障害（eGFR 15～60 mL/min/1.73 m^2）を有する急性心不全において，利尿薬治療に加えて，1）低用量ドパミン（2γ）を追加する群，2）低用量ネシリチド（0.005γ）を追加する群，3）プラセボ群の3群に分けて，うっ血の軽減効果と腎保護作用を追跡した．一次エンドポイントは72時間での総尿量とシスタチンCの変化量とした．その結果，低用量ドパミン群，低用量ネシリチド群，ともにプラセボ群に比し，72時間での総尿量，72時間でのシスタチンCの変化に差を認めなかった．また両群とも，二次エンドポイントの1つである腎機能にも影響を与えなかった.

d) トルバプタン

トルバプタンはバソプレシン V_2受容体阻害薬であり，アルギニン・バソプレシン（AVP）の集合管での水の再吸収を抑制する．EVEREST 試験[15]では心不全患者を対象に，ループ利尿薬に加えてのトルバプタンの効果が試された．トルバプタンはプラセボに比して腎機能の悪化なく有意に体重減少とうっ血を軽減させた．クレアチニン値は，トルバプタン群で 0.08±0.31 mg/dL，プラセボ群で 0.03±0.35 mg/dL 上昇したが BUN 値はそれぞれ 1.94±11.7 mg/dL，3.30±12.16 mg/dL 上昇していた．またフロセミドの使用量はトルバプタン群で－55.8 mg/日，プラセボ群で－42.9 mg/日とトルバプタン群で有意に使用量を減らせていた．このことで利尿薬の副作用である腎機能悪化や電解質異常の発現頻度を抑えることが期待できる．また試験開始時の血清 Na 濃度が 134 mEq/L 以下の症例だけみるとトルバプタン群では 5.49±5.7，プラセボ群では 1.85±5.10 mEq/L の増加を認め，低 Na 血症は心不全の予後不良予測因子であることから，低 Na 血症合併の心不全に対するトルバプタンの投与は特に有用と考えられる．しかしながら，トルバプタンの予後改善効果を検証した EVEREST Outcome Trial[16]では有意な予後改善効果は認められなかった．今後の検討を要する．

Matsue[17]らは，心不全の既往，糖尿病，高血圧，腎機能障害（eGFR＜15 mL/min/1.73 m^2は除外）などの high-risk 急性心不全例においてトルバプタン群と従

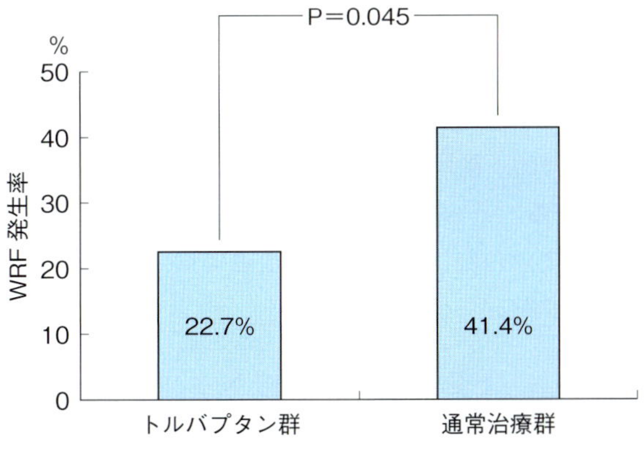

図3 トルバプタン群では WRF の出現頻度を減少させる
（Matsue Y, et al. J Cardiol. 2013；61：169-74）

来治療（フロセミド）群で比較した．その結果，トルバプタン群ではより多い尿量にもかかわらずWRFの出現頻度は有意に減少していた（図3）．この結果から，トルバプタン投与は腎機能障害例でも安全かつ有効であることが示唆された．

e）高張食塩水（第5章-G，p.184参照）

短期での腎機能保護効果を検証した報告はある[18,19]が，長期予後をみた報告はみあたらない．

f）血液浄化と腎機能（第5章-G，p.184参照）

UNLOAD試験[20]では，ボリューム過多の所見を有する非代償性心不全例をECUM群と静注利尿薬群に分け，比較検討した結果，血清Cr値には両群で差を認めなかった．

CARRESS-HF試験[21]では，うっ血が残存し腎機能の悪化した急性非代償性心不全例を対象にECUM群と利尿薬治療群に分け解析した．一次エンドポイントは96時間後のCrと体重の変化であり，その後60日間追跡された．結果，ECUM群では，むしろCr値は増加し，利尿薬治療群の方が優位な結果となった．96時間での体重減少は両群間で差を認めなかった．一方．重篤な副作用はECUM群で多かった．

以上より血液浄化も腎保護の観点からは有用であるという結論には達していない．

おわりに

心不全の急性期治療において確実に腎保護としての役割が証明された治療は現時点では存在しない．入院時にすでにCKDや低Na血症がある例はWRFのハイリスク群であり細心の注意が必要であり過度な血圧低下は極力避けるべきである．一方，WRFの原因が一過性血管内脱水によるものであれば，腎うっ血残存によるものよりは比較的予後は良好とされているが，やはり起こさないにこしたことはないと思われる．うっ血を解除するのに異論はないが，ではどこまでdecongestionすればよいのか（至適CVP，至適体重，至適BNP，至適BUN/CRなど）が今後の課題である．

文献

1）Damman K, Jaarsma T, Voors AA, et al. Both in- and out-hospital worsening renal function predict outcome in patients with heart failure: results from the Coordinating Study Evaluating Outcome of Advising and Counseling in Heart Failure (COACH). Eur J Heart Fail. 2009; 11: 847-54.

2) Smith GL, Lichtman JH, Bracken MB, et al. Renal impairment and outcomes in heart failure: systematic review and meta-analysis. J Am Coll Cardiol. 2006; 47: 1987-96.
3) McCullough PA, Kellum JA, Mehta RL, et al, editors. ADQI Consensus on AKI Biomarkers and Cardiorenal Syndromes. Contrib Nephrol. vol 182. Basel: Karger; 2013. p.117-36.
4) Ronco C, Haapio M, House AA, et al. Cardiorenal syndrome. J Am Coll Cardiol. 2008; 52: 1527-39.
5) Voors AA, Davison BA, Felker GM, et al. Early drop in systolic blood pressure and worsening renal function in acute heart failure: renal results of Pre-RELAX-AHF. Eur J Heart Fail. 2011; 13: 961-7.
6) Aronson D, Darawsha W, Promyslovsky M, et al. Hyponatraemia predicts the acute (type 1) cardio-renal syndrome. Eur J Heart Fail. 2014; 16: 49-55.
7) Damman K, Valente MA, Voors AA, et al. Renal impairment, worsening renal function, and outcome in patients with heart failure: an updated meta-analysis. Eur Heart J. 2014; 35: 455-69.
8) Hasselblad V, Gattis Stough W, Shah MR, et al. Relation between dose of loop diuretics and outcomes in acute heart failure population: Results of the ESCAPE trial. Eur J Heart Fail. 2007; 9: 1064-9.
9) Felker GM, Lee KL, Bull DA, et al. Diuretic strategies in patients with decompensated heart failure. N Engl J Med. 2011; 364: 797-805.
10) Sezai A, Hata M, Niino T, et al. Results of low-dose human atrial natriuretic peptide infusion in nondialysis patients with chronic kidney disease undergoing coronary artery bypass grafting: the NU-HIT trial for CKD. J Am Coll Cardiol. 2011; 58: 897-903.
11) Sezai A, Hata M, Niino T, et al. Influence of continuous infusion of low-dose human atrial natriuretic peptide on renal function during cardiac surgery: a randomized controlled study. J Am Coll Cardiol. 2009; 54: 1058-64.
12) O'Connor CM, Starling RC, Hernandez AF, et al. Effect of nesiritide in patients with acute decompensated heart failure. N Engl J Med. 2011; 365: 32-43.
13) Friedrich JO, Adhikari N, Herridge MS, et al. Meta-analysis: low dose dopamine increases urine output but does not prevent renal dysfunction or death. Ann Intern Med. 2005; 142: 510-24.
14) Chen HH, Anstrom KJ, Givertz MM, et al. Low-dose dopamine or low-dose nesiritide in acute heart failure with renal dysfunction: the ROSE acute heart failure randomized trial. JAMA. 2013; 310: 2533-43.
15) Gheorghiade M, Konstman MA, Burnett JC Jr, et al. Short-term clinical effects of tolvaptan, an oral vasopressin antagonist, in patients hospitalized for heart failure: The EVEREST Clinical Status Trials. JAMA. 2007; 297: 1332-43.
16) Konstam MA, Gheorghiade M, Burnett JC Jr, et al. Effect of oral tolvaptan in patients hospitalized for worsening heart failure: The EVEREST Outcome Trial. JAMA. 2007; 297: 1319-31.
17) Matsue Y, Suzuki M, Seya M, et al. Tolvaptan reduces the risk of worsening renal function in patients with acute decompensated heart failure in high-risk population. J Cardiol. 2013; 61: 169-74.
18) Paterna S, Pasquale PD, Parrinello G, et al. Changes in brain natriuretic peptide

levels and bioelectrical impedance measurements after treatment with high-dose furosemide and hypertonic saline solution versus high-dose furosemide alone in refractory heart failure. J Am Coll Cardiol. 2005; 45: 1997-2003.

19) Okuhara Y, Hirotani S, Naito Y, et al. Intravenouos salt supplementation with low-dose furosemide for treatment of acute decompensated heart failure. J Card Fail. 2014; 20: 295-301.

20) Costanzo MR, Guglin ME, Saltzberg MT, et al. Ultrafiltration versus intravenous diuretics for patients hospitalized for acute decompensated heart failure. J Am Coll Cardiol. 2007; 49: 675-83.

21) Bart BA, Goldsmith SR, Lee KL, et al. Ultrafiltration in decompensated heart failure with cardiorenl syndrome. N Engl J Med. 2012; 367: 2296-304.

（橋村一彦）

A 心筋梗塞後の心不全と利尿薬

心筋梗塞後の利尿剤の使用目的として，1）心不全治療，2）左室リモデリングの抑止，3）心筋梗塞の二次予防が考えられる．

1 心不全治療

利尿薬は，基礎となる心疾患の違いにかかわらず，肺うっ血による労作時息切れ・呼吸苦や浮腫を軽減するために最も有効な薬剤である．利尿効果はフロセミドが最も強いが，慢性心不全に関する臨床試験の解析結果では，ループ利尿薬の使用は予後悪化因子であり[1)]，重症心不全患者においてループ利尿薬の使用量と死亡率を検討した研究においても年齢，性別，虚血の有無，血圧，左室駆出率，ヘモグロビン，血清Na・クレアチニン，薬剤使用〔β受容体遮断薬，ACE阻害薬，アンジオテンシンⅡ受容体拮抗薬（ARB），ジゴキシンなど〕で補正しても独立した予後規定因子となることが報告されている（図1）[2)]．

一方で，右房圧ひいては左室拡張末期圧と相関する頸静脈怒張は，症候性心不全患者の死亡率や心不全による入院などの予後と相関し[3)]，心疾患患者において体液貯留の指標である中心静脈圧が高い群は，中心静脈圧が低い群に比し死亡率が高くなることが報告されている[4)]ことから，利尿薬の投与は，明らかな体液貯留の徴候が認められる病態であって，腎血流量低下による腎機能障害をきたさないように適切に使用される限りは心不全患者にとって有益であると考えられる．

a）ループ利尿薬，サイアザイド系利尿薬，抗アルドステロン薬の作用機序と副作用

糸球体で濾過された原尿の大半は近位尿細管で再吸収され，それ以降の尿細管での再吸収が尿量に影響を及ぼす．Naに関しては近位尿細管で約65%が再吸収され，ヘンレの太い上行脚（thick ascending limb：TAL）の管腔側にあるNa^+-K^+-$2Cl^-$共輸送体の作用により約25%が再吸収される．ループ利尿薬は，TALのNa^+-K^+-$2Cl^-$共輸送体の作用を阻害することでNa再吸収を抑制し，さらにこ

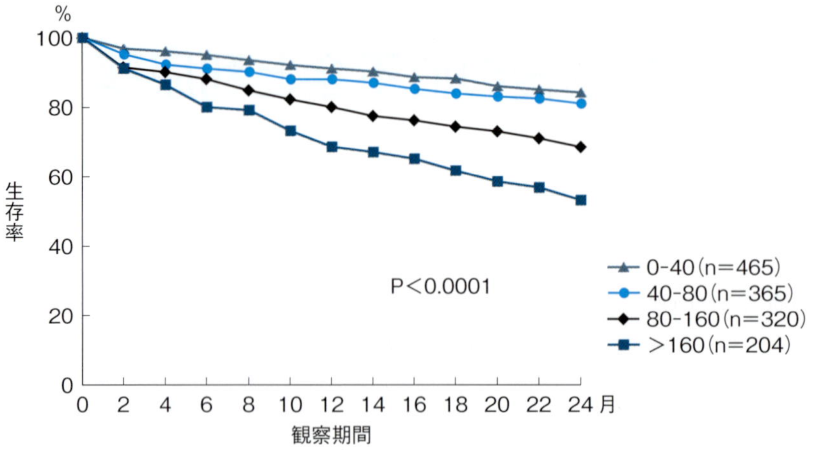

図 1 重症心不全患者におけるループ利尿薬の使用量と生存率
ループ利尿薬の使用量の増加に応じて生存率が低下した.
(Eshaghian S, et al. Am J Cardiol. 2006; 97: 1759-64[2]を改変)

のことが髄質外層の浸透圧勾配を低下させるために水利尿が促進する. しかし, ループ利尿薬を長期にわたり過量投与すると, 交感神経系やレニン・アンジオテンシン・アルドステロン系 (renin-angiotensin-aldosterone system: RAAS) の亢進による近位尿細管での Na 再吸収亢進や遠位尿細管上皮細胞の肥大による Na 再吸収亢進などにより利尿作用が低下する場合がある. 体液貯留の徴候が認められるにもかかわらず大量のループ利尿薬の投与でも十分な利尿が得られない症例では, 遠位尿細管の管腔側にある Na^{+}-Cl^{-} 共輸送体の作用を阻害することで Na 再吸収を抑制するサイアザイド系利尿薬の併用が奏効する場合がある. また, ループ利尿薬の中でも最もよく使用されるフロセミドは, bioavailability が安定していないため[5], ブメタニドやトラセミドなど bioavailability が安定しているループ利尿薬への変更で利尿が得られる場合もある. ループ利尿薬やサイアザイド系利尿薬の副作用として低 K 血症があるが, 低 K 血症は心筋の再分極時間を延長させ, QT dispersion (QT 間隔のばらつき) を増大させ, 致死性不整脈の発症を誘導し, 不整脈死を増加させることが知られている. さらに, 低 K 血症は, 腎局所においてアンジオテンシンⅡやエンドセリン-1 産生を亢進させることで, 尿細管間質障害を惹起することから, 低 K 血症は積極的に治療するべきと考えられる. K 保持性利尿薬は単独では利尿効果が強くないものの, 他の利尿薬と併用す

JCOPY 498-11702

ることにより利尿効果を増強させるとともに，他の利尿薬の副作用である低K血症を防止する目的で使用される．K保持性利尿薬の中でも最もよく使用されるスピロノラクトンは，アルドステロンが結合するミネラルコルチコイド受容体の拮抗薬で，皮質集合管尿細管でのNa再吸収とK・Mg分泌を抑制する．標準的治療を受けている左室駆出率が35％未満の重症心不全患者に対して，スピロノラクトン25 mg/日の投与により，全死亡が30％低下し，心不全悪化による入院が35％低下することが報告された（RALES試験）[6]．RALES試験では，利尿薬やジゴキシンに加え，ACE阻害薬が投与されているにもかかわらず，抗アルドステロン薬であるスピロノラクトンの有効性が示されたことから，ミネラルコルチコイド受容体に対して選択性がより高いエプレレノン（高血圧症治療薬としてのみ承認）とともに症候性心不全患者に対する使用が推奨されている．抗アルドステロン薬の副作用に高K血症があり，ACE阻害薬やARBとの併用は注意が必要で，ACE阻害薬，ARB，抗アルドステロン薬の3剤併用は避けるべきである．

b）バソプレシン受容体拮抗薬の作用機序と副作用

心不全では，①心拍出量および腎血流量が低下し糸球体濾過量が低下するため，近位尿細管でのNa再吸収が増加すること，②頸動脈洞，大動脈弓，左房に存在する圧受容器への灌流圧低下により，RAASや交感神経系の活性化が起こることなどによりNa貯留に働く一方で，①RAASの活性化は尿細管での水再吸収も増加させること，②頸動脈洞，大動脈弓，左房に存在する圧受容器への灌流圧低下により，下垂体後葉から分泌が増加するアルギニンバソプレシン（arginine vasopressin：AVP）が，腎皮質集合管尿細管に存在するV_2受容体に結合して，cyclic AMP（cAMP）依存性にアクアポリン-2チャネルを尿細管の管腔側に移動させて水の再吸収が増加することなどによる水貯留が上回ることで，希釈性の低Na血症が引き起こされやすい．低Na血症は，心不全患者の20～25％に認められることが報告されており，近年の大規模臨床試験やレジストリの結果から，急性，慢性を問わず，心不全の重要な予後規定因子となることが明らかにされているばかりでなく，心筋梗塞後の症例においても，低Na血症の存在が生存率を低下させることが報告されている[7]．選択的バソプレシンV_2受容体拮抗薬であるトルバプタンはNYHA Ⅱ～Ⅲ度の心不全症例に対して，腎血流量や糸球体濾過量を低下させないことが報告されている[8]．トルバプタンの効能は，ループ利尿薬など他の利尿薬で効果不十分な心不全における体液貯留であるが，確実に血清Na濃度を増加させることから，低Na血症を合併する症例がとくによい適応である．

さらに，トルバプタンは重症心不全に対しても重篤な低血圧や腎機能低下を生じさせにくく，体重減少や浮腫および呼吸困難を改善させることが示されている[9]．トルバプタンを投与するにあたっては，急激な血清Na濃度の上昇を防ぐため，投与開始4〜6時間後，8〜12時間後に血清Na濃度を測定するべきである．口渇感が出現した場合は，飲水を制限しないことも忘れてはならない．投与を継続する場合は，高Na血症に対する注意を怠ってはならない．一方，心不全症例に対するトルバプタンのリモデリング抑制や長期予後に対する効果は明らかではないことから，至適投与量や期間に関しては今後明らかにしていく必要がある．

2 左室リモデリングの抑止

心筋梗塞後リモデリングは，急性心筋梗塞発症後に左室内腔がしばしば進行性に拡大する現象であり，左室内腔の拡大は，梗塞発症数日以内に起こる梗塞部伸展（infarct expansion）と，梗塞発症数週間〜数カ月〜数年に及ぶ非梗塞部の心筋肥大，心拡大によるものがある．左室リモデリングは，機械的な伸展負荷と神経・体液性因子によって引き起こされる．左室リモデリングが起こりやすい因子として，左室の20%以上の広範囲心筋梗塞[10]，曲率半径の大きい前壁心筋梗塞[11]，梗塞責任血管の閉塞[12]，および貫壁性梗塞などがある．左室リモデリングのメカニズムとして，①RAAS，②交感神経系，③脳性Na利尿ペプチド（brain natriuretic protein：BNP）・心房性Na利尿ペプチド（atrial natriuretic protein：ANP），④マトリックス・メタロプロテアーゼ（MMP）などの関与が報告されている．これらの因子の中でも，RAASが最大の因子であることから，左室リモデリングの進行を抑止するためにはACE阻害薬やARBの投与が大変重要であるが，利尿薬の長期にわたる過量投与がまねくRAASや交感神経系の活性化にも注意しなければならない．

a）抗アルドステロン薬

前述の慢性心不全患者を対象としたRALES試験[6]において，スピロノラクトン投与群はプラセボ投与群に比し，Na貯留スコアは差がないものの，タイプⅢプロコラーゲンN末端ペプチドの低下がその効果と相関したため，スピロノラクトンは利尿薬としてではなく，心筋の線維化を抑制することで左室リモデリングを改善したことが示唆された．実際，アルドステロンの産生が心筋梗塞後心筋や不全心筋において亢進していることが報告されている．さらに，発症3〜14日目の急性心筋梗塞患者で糖尿病を合併する症例では左室駆出率40%以下もしくは心不全を呈し，糖尿病を合併しない症例では左室駆出率40%以下でかつ心不全を呈する症例に対して，標準的治療に加え選択的アルドステロン拮抗薬（エプレレノン）の上乗せ効果の有無を検討したEPHESUS試験[13]では，全死亡（15%減少）と心血管死または心血管イベントによる入院（13%減少）の発生リスクが抑制され予後が改善することが明らかになった．このエプレレノンの効果は，年齢，性別，脈圧，血清K濃度，高血圧や糖尿病の合併，左室駆出率などで層別化しても認められた．本試験では，左室リモデリング抑止作用のあるACE阻害薬，ARBだけでなく，β遮断薬も75%の症例で投与されていたことが注目に値する．また，EPHESUS試験のサブ研究において，エプレレノンの有効性は利尿やK保持作用とは無関係であることが報告されている[14]．しかし，急性心筋梗塞後で，EPHESUS試験のエントリー基準を満たす症例においても，退院時に抗アルドステロン薬が処方されている症例は，9.1%にすぎなかったという報告がある[15]．

EPHESUS試験では左室駆出率が40%以下の低心機能症例に対するエプレレノンの有効性が明らかにされたが，左室駆出率が40%以上に維持されている急性心筋梗塞症例において，心筋梗塞発症7日後の細胞外マトリックスの構成成分であるゼラチン，Ⅳ・Ⅴ型コラーゲンや，エラスチンを分解するMMP-9値の高い症例が低い症例と比べて心血管イベントが少なく，エプレレノンの有効性は心血管イベントが多いMMP-9値の低い症例に顕著であることが報告されている[16]．その一方で，左室駆出率が40%以上に維持されている急性心筋梗塞症例において，スピロノラクトン12.5 mg/日投薬群，25 mg/日投薬群，無投薬群の3群間において6カ月後の心機能を超音波検査で評価したところ，3群間で差が認められなかったことが報告されていることから[17]，心機能が維持された心筋梗塞症例に対する抗アルドステロン薬の効果については，さらなる検討が必要と考えられる．

我が国における「ST上昇型急性心筋梗塞の診療に関するガイドライン（2013年改訂版）」でも，すでにACE阻害薬が投与されており，左室機能が低下した症候性心不全を合併する患者に対して，腎機能障害や高K血症がない場合に抗アルドステロン薬の処方が推奨されている（クラス分類Ⅰ，エビデンスレベルA）．

b）ヒト心房性Na利尿ペプチド（hANP）

ANPはグアニル酸シクラーゼ（guanylyl cyclase：GC）活性を有する機能的受容体（guanylyl cyclase-A/natriuretic peptide receptor-A：GC-A/NPRA）に結合するが，GC-A/NPRA受容体は，血管平滑筋，腎尿細管上皮，心筋に存在し，血管拡張，Na再吸収抑制に働く．また，心不全で亢進したRAAS，交感神経系およびエンドセリン系に強く拮抗し，血管平滑筋増殖抑制，心筋線維化抑制作用などにより心筋リモデリング・線維化抑制に作用する．実験的検討で ANP は副腎におけるアルドステロン産生を強力に抑制するが，心臓においても ANP がアルドステロン産生を抑制することが報告されている．著者らは，イヌ虚血・再灌流モデルにおける検討で，hANP が心筋梗塞サイズを縮小させ，その効果が NO 合成酵素阻害薬である L-NAME によって抑制されることを明らかにした[18]．NO は冠血管拡張，心筋酸素消費抑制，好中球・マクロファージ活性化および接着抑制，血小板凝集抑制，交感神経末端からのカテコラミン遊出抑制，酸化ストレス軽減作用など多岐にわたる作用をもって再灌流障害を抑制しうる．そこで著者ら

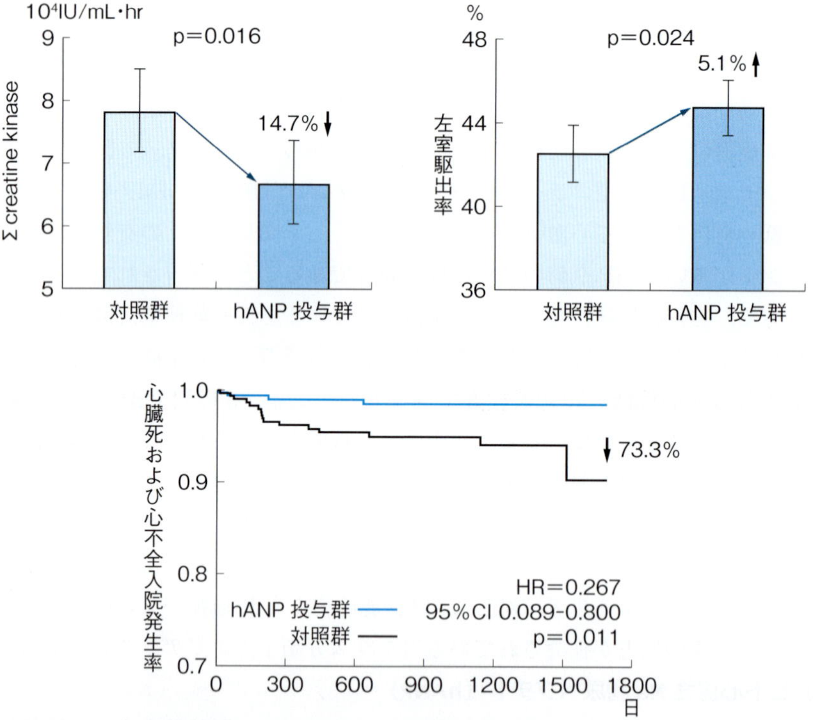

図 2● 急性心筋梗塞症例における hANP の心筋保護作用

再灌流療法前より hANP を 3 日間持続静脈内投与することにより，a）14.7%の心筋梗塞サイズ縮小効果が認められ，b）左室駆出率が 5.1%改善した．さらに，c）平均 2.7 年間の追跡期間において，心臓死および心不全による再入院リスクが約 70%低下した．
（Kitakaze M, et al；J-WIND investigators. Lancet. 2007；370：1483-93[19]を改変）

JCOPY 498-11702

は，hANPの多彩な心血管保護作用に着目し，hANPの心筋梗塞サイズ縮小効果を検討する多施設プラセボ対照無作為化比較試験（J-WIND試験）を行った．その結果，再灌流療法前よりhANP（0.025 μg/kg/min）を3日間持続静脈内投与することにより，14.7%の心筋梗塞サイズ縮小効果が認められ，左室駆出率が5.1%改善した．さらに，hANPの急性期投与により，平均2.7年間の追跡期間において，心臓死および心不全による再入院リスクを約70%軽減することが明らかになった（図2）[19]．これらのことから，hANPは再灌流障害を抑制し，心臓の前負荷および後負荷を軽減させ，梗塞部のacute expansionを抑制し，遠隔期において左室リモデリングを防ぐことが可能な，急性心筋梗塞再灌流時の併用療法にふさわしい薬剤であると考えられる．

3 心筋梗塞の二次予防

a）抗アルドステロン薬

我が国の「心筋梗塞二次予防に関するガイドライン（2011年改訂版）」において，抗アルドステロン阻害薬は，中等度～高度の心不全，低用量で腎機能障害や高K血症がない症例に対して投与が推奨されている（クラス分類Ⅱa，エビデンス・見解から有用・有効である可能性が高い）．

b）血圧・脂質・糖尿病管理

心筋梗塞の二次予防においては，血圧・脂質・糖尿病管理が重要であることから，心筋梗塞症例に対して利尿薬を投与する場合は，脂質や糖代謝に悪影響を及ぼさないように薬剤や投与量を決定する必要がある．表1に脂質，糖および尿酸代謝に及ぼす各種利尿薬の影響を示す．

サイアザイド系利尿薬の副作用として認められる低K血症は，インスリン分泌を抑制し，耐糖能異常を惹起するが，サイアザイド系利尿薬投与による低K血症の治療を行うことで，耐糖能異常が改善することが報告されている[20]．また，サイアザイド系利尿薬の投与量を通常の1/2から1/4に減量することにより，降圧効果を損なうことなく，低K血症の出現を抑制できることが報告されていることから，低K血症を呈する症例においては，たとえばヒドロクロロチアジドでは投与量を12.5 mg/日に減量して投与したり，ACE阻害薬やARBとの併用投与が望ましいと考えられる．

さらに，サイアザイド系利尿薬は，血液濃縮や尿細管での尿酸分泌の競合などにより血中尿酸レベルが増加するが，尿酸生成抑制薬であるアロプリノールを投

表 1 脂質，糖および尿酸代謝に及ぼす各種利尿薬の影響

	HDL-C	LDL-C	TG	糖	尿酸
サイアザイド系	⬇	⬆	⬆	⬆	⬆
ループ系	⬇	⬆	⬆	⬆	⬆
K 保持性	➡	➡	➡	➡	➡

与することにより，血中尿酸レベルの増加が抑止できる[21)]．

また，慢性心不全患者を対象とした臨床試験で，スピロノラクトン投与群では，血漿アディポネクチンレベルの低下と HbA1c およびコルチゾールレベルの増加が認められたが，エプレレノン投与群ではそれらの変化は認められなかったことが報告されていることから[22)]，両者の作用に差がある可能性もある．

文献

1) Ahmed A, Husain A, Love TE, et al. Heart failure, chronic diuretic use, and increase in mortality and hospitalization: an observational study using propensity score methods. Eur Heart J. 2006; 27: 1431-9.

2) Eshaghian S, Horwich TB, Fonarow GC. Relation of loop diuretic dose to mortality in advanced heart failure. Am J Cardiol. 2006; 97: 1759-64.

3) Drazner MH, Rame JE, Stevenson LW, et al. Prognostic importance of elevated jugular venous pressure and a third heart sound in patients with heart failure. N Engl J Med. 2001; 345: 574-81.

4) Damman K, van Deursen VM, Navis G, et al. Increased central venous pressure is associated with impaired renal function and mortality in a broad spectrum of patients with cardiovascular disease. J Am Coll Cardiol. 2009; 53: 582-8.

5) Murray MD, Haag KM, Black PK, et al. Variable furosemide absorption and poor predictability of response in elderly patients. Pharmacotherapy. 1997; 17: 98-106.

6) Pitt B, Zannad F, Remme WJ, et al. The effect of spironolactone on morbidity and mortality in patients with severe heart failure. Randomized Aldactone Evaluation Study Investigators. N Engl J Med. 1999; 341: 709-17.

7) Schou M, Valeur N, Torp-Pedersen C, et al. Plasma sodium and mortality risk in patients with myocardial infarction and a low LVEF. Eur J Clin Invest. 2011; 41: 1237-44.

8) Costello-Boerrigter LC, Smith WB, Boerrigter G, et al. Vasopressin-2-receptor antagonism augments water excretion without changes in renal hemodynamics or sodium and potassium excretion in human heart failure. Am J Physiol Renal Physiol. 2006; 290: F273-8.

9) Konstam MA, Gheorghiade M, Burnett JC Jr, et al; Efficacy of Vasopressin Antagonism in Heart Failure Outcome Study With Tolvaptan (EVEREST) Investigators. Effects of oral tolvaptan in patients hospitalized for worsening heart failure: the EVEREST Outcome Trial. JAMA. 2007; 297: 1319-31.

10) Gaudron P, Eilles C, Kugler I, et al. Progressive left ventricular dysfunction and

remodeling after myocardial infarction. Potential mechanisms and early predictors. Circulation. 1993; 87: 755-63.
11) Warren SE, Royal HD, Markis JE, et al. Time course of left ventricular dilation after myocardial infarction: influence of infarct-related artery and success of coronary thrombolysis. J Am Coll Cardiol. 1988; 11: 12-9.
12) Jeremy RW, Hackworthy RA, Bautovich G, et al. Infarct artery perfusion and changes in left ventricular volume in the month after acute myocardial infarction. J Am Coll Cardiol. 1987; 9: 989-95.
13) Pitt B, Remme W, Zannad F, et al; Eplerenone Post-Acute Myocardial Infarction Heart Failure Efficacy and Survival Study Investigators. Eplerenone, a selective aldosterone blocker, in patients with left ventricular dysfunction after myocardial infarction. N Engl J Med. 2003; 348: 1309-21.
14) Rossignol P, Ménard J, Fay R, et al. Eplerenone survival benefits in heart failure patients post-myocardial infarction are independent from its diuretic and potassium-sparing effects. Insights from an EPHESUS (Eplerenone Post-Acute Myocardial Infarction Heart Failure Efficacy and Survival Study) substudy. J Am Coll Cardiol. 2011; 58: 1958-66.
15) Rassi AN, Cavender MA, Fonarow GC, et al. Temporal trends and predictors in the use of aldosterone antagonists post-acute myocardial infarction. J Am Coll Cardiol. 2013; 61: 35-40.
16) Kampourides N, Tziakas D, Chalikias G, et al. Usefulness of matrix metalloproteinase-9 plasma levels to identify patients with preserved left ventricular systolic function after acute myocardial infarction who could benefit from eplerenone. Am J Cardiol. 2012; 110: 1085-91.
17) Vatankulu MA, Bacaksiz A, Sonmez O, et al. Does spironolactone have a dose-dependent effect on left ventricular remodeling in patients with preserved left ventricular function after an acute myocardial infarction? Cardiovasc Ther. 2013; 31: 224-9.
18) Asanuma H, Sanada S, Asakura M, et al. Carperitide induces coronary vasodilation and limits infarct size in canine ischemic hearts: role of NO. Hypertens Res. 2014; 37: 716-23.
19) Kitakaze M, Asakura M, Kim J, et al; J-WIND investigators. Human atrial natriuretic peptide and nicorandil as adjuncts to reperfusion treatment for acute myocardial infarction (J-WIND): two randomised trials. Lancet. 2007; 370: 1483-93.
20) Zillich AJ, Garg J, Basu S, et al. Thiazide diuretics, potassium, and the development of diabetes: a quantitative review. Hypertension. 2006; 48: 219-24.
21) Sica DA, Carter B, Cushman W, et al. Thiazide and loop diuretics. J Clin Hypertens (Greenwich). 2011; 13: 639-43.
22) Yamaji M, Tsutamoto T, Kawahara C, et al. Effect of eplerenone versus spironolactone on cortisol and hemoglobin A_1(c) levels in patients with chronic heart failure. Am Heart J. 2010; 160: 915-21.

〈浅沼博司，北風政史〉

B 高血圧性心不全における利尿薬の使い方

本邦における高血圧患者数は約4,300万人と推定されているが，高血圧が心不全の基礎疾患として最も多いことは，欧米の疫学研究や我が国における登録研究でも報告されている[1,2]．高血圧により心臓に圧負荷が生じると，左室は収縮期圧の上昇により壁応力が増大するが，心筋細胞が肥大し壁厚が増加して内腔が狭小化することで増大した壁応力が正常化する．しかし高血圧が持続すると心筋肥大が進行し，間質の線維化などにより左室リモデリングが進展する．また心筋の肥大による酸素需要量の増加と，高血圧による冠動脈内皮障害により心筋虚血の状態となり心筋障害が進行する．Framingham Heart Studyでは心不全新規発症者の91％に高血圧の既往があり，高血圧に左室肥大が合併すると心不全の発症頻度が約3倍増加することが報告されている[3]．一方，降圧療法により左室肥大が退縮することが明らかにされているが[4,5]，サイアザイド系利尿薬であるヒドロクロロチアジドは，カプトプリルやアテノロールとともに左室肥大の退縮効果が強いことが報告されている[4]．さらに，降圧治療により高血圧患者における心不全発症率が減少することも明らかにされている[6-8]．病態が進行した心不全患者では，血圧が低下している症例が多いが，高血圧を呈する心不全症例においては，降圧治療により左室リモデリング進展・心筋障害進行を抑止することが重要である．

表1 心肥大・心不全を合併する高血圧の治療

心肥大	・持続的かつ十分な降圧が必要 ・RA系阻害薬，長時間作用型Ca拮抗薬が第1選択
心不全	収縮機能不全による心不全 ・標準的治療：RA系阻害薬*＋β遮断薬*＋利尿薬 ・重症例：アルドステロン拮抗薬の追加 ・降圧が不十分な場合は長時間作用型Ca拮抗薬を追加 拡張機能不全による心不全 ・持続的かつ十分な降圧が重要

*少量から開始し，慎重にゆっくりと増量する．

心不全は，収縮機能障害の要素が強い収縮不全と，拡張機能障害の要素が強い拡張不全があり，収縮不全は確立した治療法があるが，拡張不全は今のところ確立した治療法がない（表1）[9]．

1 収縮不全

収縮不全により心拍出量が低下すると，大動脈弓部，頸動脈，腎輸入細動脈および心臓などに存在する体液量感知機構で有効循環血液量減少として感知され，交感神経抑制が減弱することで刺激中枢からの交感神経活性が亢進することにより，交感神経系でのノルアドレナリン分泌が増加する．ノルアドレナリン分泌の増加による反応で，全身では血管が収縮し，腎臓では腎血管収縮やレニン・アンジオテンシン・アルドステロン系（renin-angiotensin-aldosterone system: RAAS）亢進により Na 排泄が低下する．Na 貯留に伴い水の再吸収も増加するため，肺うっ血や末梢浮腫など体液貯留が生じる．ACE 阻害薬や ARB は β 遮断薬とともに，左室収縮不全を呈する心不全患者の自覚症状，心機能，生存率を改善させることが多くの大規模臨床試験で証明されており，心不全治療において第1選択薬として位置づけられている．1987 年に重症心不全に対する ACE 阻害薬エナラプリルの生命予後改善効果（CONSENSUS 試験）[10]が報告されて以来，心不全の治療目標はうっ血の解除と心拍出量の増加から，心不全で亢進したレニン・アンジオテンシン（RA）系の抑制へとシフトした．さらに 1999 年に重症心不全に対する抗アルドステロン薬スピロノラクトンの生命予後改善効果（RALES 試験）[11]が報告された．RALES 試験では，心不全の標準的治療薬とされる利尿薬，ジゴキシンに加えて ACE 阻害薬が投与されているにもかかわらず，抗アルドステロン薬であるスピロノラクトンの有効性が示されたことに大きなインパクトがあった．本試験結果により，RA 系のみならず，最終産物であるアルドステロン抑制の重要性が注目されるようになり，それまで K 保持性利尿薬として使用されていたスピロノラクトンが，抗アルドステロン薬として重症心不全症例（NYHA IV）に対する標準的治療薬に加わることとなった．また，より軽症（NYHA II）の心不全に対してもエプレレノンは心血管死と心不全増悪による入院（37％低下）を抑制すること（EMPHASIS-HF 試験）[12]が報告された．これらの結果から，2010 年に改訂された我が国の「慢性心不全治療ガイドライン」において，抗アルドステロン薬は中等症（NYHA III）以上の症例に投与が推奨されるに至っている．

これらのことから，収縮不全症例に対しては，まず ACE 阻害薬を処方し，ACE

阻害薬に忍容性がない場合はARBを使用する．さらに亢進した交感神経系に対応する目的でβ遮断薬も心不全の重症度にかかわらず処方されるべきである．収縮不全を呈する心不全の収縮性は，後負荷の影響を強く受け，さらなる左室リモデリングを抑制する意味でも降圧療法が重要である．しかし，心不全ではRA系が亢進しているため，RA系阻害薬により過度の降圧が生じる場合があるため，初期投与量は通常の降圧療法時の1/4～1/2量から開始し，血圧低下や腎機能低下がないことを確認したうえで漸増する．またβ遮断薬は，急性反応として心筋収縮性を低下させ心不全の病態を増悪させる危険性があるため，とくに収縮性が低下している症例では，通常の降圧療法時の1/8～1/4量から慎重に開始し，心不全の増悪や血圧低下，徐脈がないことを確認したうえで漸増する．

2 拡張不全

心機能は収縮機能と拡張機能に分けることができ，収縮機能障害により心拍出量が低下するが，拡張機能障害でも左室流入障害により心拍出量が低下し，左房圧の上昇が肺うっ血につながることで心不全症状を呈する．かつて心不全は，心臓の収縮機能障害による心ポンプ機能低下と肺うっ血および体液貯留を伴う状態として捉えられていたが，現在では，心不全患者の30～50%は左室駆出率が維持されていることが明らかにされており，heart failure with preserved ejection fraction（HFpEF）とよばれ，主に拡張機能が障害された心不全ということで，拡張不全ともよばれている．我が国で行われた心不全に関する疫学研究では，左室駆出率が50%以上の症例の比率は26%で，左室駆出率が40%以上50%未満の症例の比率は16%であったことが報告されている[13]．拡張不全は高齢者，女性，高血圧や糖尿病患者に多く，心房細動と慢性腎臓病（CKD）の合併が多いのが特徴で，拡張不全の予後は収縮不全と同等であり，5年生存率は50%に満たない[14-16]．非代償性HFpEFで入院した患者の予後はきわめて不良で，退院60～90日後に1/3以上の症例が死亡または再入院することが報告されている[17]．心臓の拡張機能は，加齢および高血圧，CKDや糖尿病などの基礎疾患により心筋肥大と間質線維化が惹起され求心性のリモデリングが進行することで障害され，内腔は拡大しない．HFpEF患者では，左室と動脈壁の双方のstiffnessが亢進している[18]．高血圧は拡張不全の最も重要なリスク因子であり，高血圧性心不全患者では左室弛緩能の低下による能動的な左室流入障害と，左室stiffnessの亢進による急速な左室充満圧の上昇の結果，左房-左室間の圧格差が急速に消失することによる受動的な左室流入障害が起こる．実際，左室拡張機能障害を認める高血圧患者において，降圧治療を行うことで血圧の低下度に応じて左室拡張機能障害が改善することが報告されていることから[19]，高血圧性心不全患者において左房圧の上昇により左室流入を維持していた状態が降圧治療により解除され，肺うっ血も軽快すると考えられる．

拡張不全症例を対象にした大規模臨床試験が数多く行われているものの，今のところ，拡張不全症例に対して生命予後を延長させる確立した薬物治療法は存在せず，さらなる臨床研究の成果が待たれるところである．したがって，拡張不全症例では，高血圧を認めれば持続的でかつ十分な降圧療法を行い，肺うっ血や末梢浮腫など体液貯留の徴候を認めれば利尿薬を処方するが，利尿薬投与により心拍出量の低下が起こりやすいため，利尿薬は少量から開始するべきである．心筋虚血を認めれば冠動脈血行再建術を行い，頻脈性心房細動を認めればレートコントロールを行うなど，従来の心不全治療と同様の治療を行う．一方，高血圧は心房細動発症の最も重要な危険因子であり[20]，左室肥大も心房細動発症の危険因子となるが，降圧療法により心電図上の左室肥大が退縮すると心房細動の新規発症率が減少することが報告されている[21]．通常，心房収縮に伴う左室流入血液量は心拍出量の 20％程度であるが，拡張不全では，左室弛緩能の低下による能動的な左室流入が障害されているために，心房収縮による左室流入血液量の心拍出量に占める割合が大きくなり 40〜50％にまで及ぶことから，心房細動の発症を抑制し心拍出量を維持する目的でも持続的で十分な降圧が重要となる．

拡張不全心筋が拡張機能障害に陥る詳細なメカニズムは不明であるものの，HFpEF 症例の心筋生検によるサンプルの解析から，炎症や酸化ストレスの亢進の関与が示唆されていることから[22]，抗炎症作用や抗酸化ストレス作用の強い薬剤や降圧薬が有効であるかもしれない．

3 高血圧性心不全における利尿薬処方の実際

高血圧は，脳卒中，虚血性心疾患，高血圧性心不全，CKD などの発症や増悪の危険因子であり，ADL や QOL を著しく損なう．高血圧治療の目的は高血圧の持続によってもたらされる心血管障害の発症予防・進展防止，生命予後の改善および QOL の改善であるが，BPLTTC（Blood Pressure Lowering Treatment Trialists' Collaboration）や Staessen ら[23]のメタ解析が示す通り高血圧治療の基本は降圧そのものである．しかしその一方で，ある種の薬剤において必ずしも降圧効果

A. 新規の収縮不全（LVEF＜50％）による入院率

B. 新規の拡張不全（LVEF≧50％）による入院率

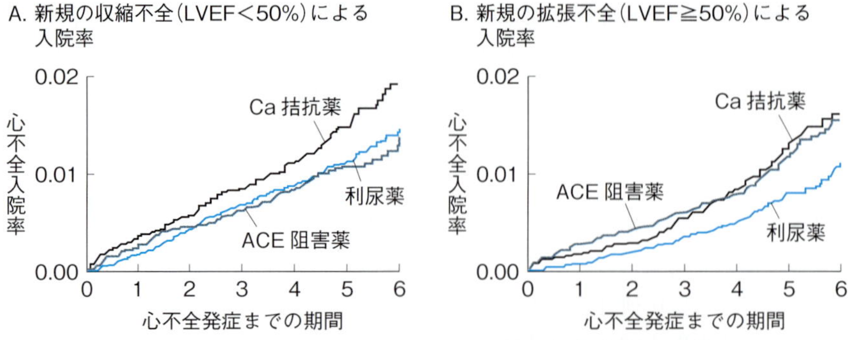

図1● Ca 拮抗薬，ACE 阻害薬，サイアザイド系利尿薬の3剤の新規発症心不全による入院率
（Davis BR, et al；ALLHAT Collaborative Research Group. Circulation. 2008；118：2259-67[24]）を改変）

　だけでは説明がつかない効果の存在，いわゆる beyond blood pressure lowering effects により抗動脈硬化作用や心保護作用を有することを示唆するような臨床試験成績が相次いで報告され注目を集めている．降圧薬と心血管イベントに関して検討した臨床試験の ALLHAT では，1つ以上の冠動脈疾患リスクを有する高血圧患者に対して，Ca 拮抗薬（アムロジピン），ACE 阻害薬（リシノプリル），サイアザイド系利尿薬（クロルタリドン）の3剤で心血管イベントの発症率を平均観察期間4.9年で比較検討した結果，1次エンドポイントである致死性冠動脈疾患または非致死性心筋梗塞の発症率には差がなかったが，その後に報告されたサブ解析において，ACE 阻害薬は新規の収縮不全による入院率はサイアザイド系利尿薬と同等であったが，新規の拡張不全による入院率はサイアザイド系利尿薬に劣っており，Ca 拮抗薬は新規の収縮不全および拡張不全による双方の入院率において利尿薬に劣っていた（図1)[24]．さらに，高血圧治療における心不全発症予防に関するメタ解析の結果，降圧薬の中で利尿薬が最も心不全発症予防に有効であることが報告されている（図2)[25]．

　高血圧は生活習慣病の1つであることから，降圧薬開始後も生活習慣の修正が重要である．生活習慣の修正の中でも減塩が最も重要である．食塩摂取量が多くなると血圧が上昇することが知られており，2012年に発表された Na 摂取量に関する世界保健機構（WHO）のガイドラインでは，一般成人の食塩摂取量は5 g/日未満にするべきとされているが，2011年に発表された我が国における国民健

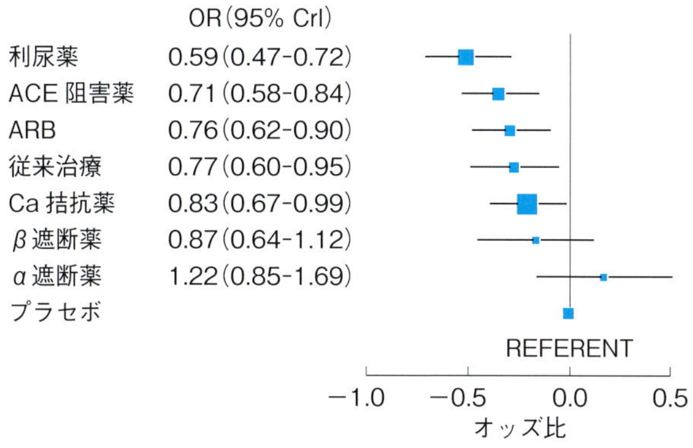

図 2● 各種降圧薬による心不全発症予防のオッズ比
(Sciarretta S, et al. Arch Intern Med. 2011; 171: 384-94[25])を改変)

康・栄養調査では，国民 1 人あたりの食塩摂取量は 10.4 g/日と以前と比較すると低下傾向にあるものの，WHO のガイドラインの推奨量の 2 倍にあたる．INTERSALT 研究において，食塩摂取量を 6 g/日減少させることで，30 年後の収縮期血圧の上昇が 10〜11 mmHg 抑制されると推定されている．HFpEF のメカニズムとして酸化ストレスの亢進が関与している可能性があることは前述したが，HFpEF 症例に対して，減塩と DASH 食を組み合わせた食事療法（sodium-restricted Dietary Approaches to Stop Hypertension diet）を 21 日間行うと，血圧，動脈壁 stiffness，尿中酸化ストレスマーカーが低下することが報告されている[26)]．

利尿薬は心不全治療の基本的薬物であり，急性期の肺うっ血による労作時息切れ・呼吸苦や末梢浮腫，前負荷軽減には最も速効性がある．日本循環器学会のガイドラインでは急性心不全でも，慢性心不全でも，うっ血や末梢浮腫など体液貯留の徴候が認められる場合，利尿薬の使用はクラスⅠ（手技，治療が有効，有用であるというエビデンスがあるか，あるいは見解が広く一致している）とされており，必要不可欠の薬剤である．また，高血圧を伴う症例に対して使用する場合，他の多くの降圧薬が血管拡張や心抑制により体液貯留の方向に作用するのに対して，利尿薬は体液貯留を是正し，相乗的に降圧効果が得られるため，併用薬として有用性が高い．高血圧症例に対する降圧薬の選択にあたっては，高レニン性高血圧では RAA 系阻害薬の有効性が高いが，高齢者，低レニン性高血圧，CKD 合併高血圧，糖尿病，インスリン抵抗性など食塩感受性が亢進した高血圧では降圧

表 2●クリニカルシナリオ

クリニカルシナリオ	特徴
CS1	収縮期血圧＞140 mmHg 肺うっ血が主体で急激に発症．vascular failure.
CS2	収縮期血圧 100〜140 mmHg 体液貯留を伴い緩徐に発症．腎機能障害も伴う（心腎連関）．
CS3	収縮期血圧＜100 mmHg 低灌流．cardiac failure.
CS4	急性冠症候群
CS5	右心不全

利尿薬の効果が期待できる．利尿効果はフロセミドが最も強いが，交感神経系やRAA 系を亢進させることで，後負荷増大や心拍出量を低下させるため，RAA 系阻害薬の併用が望ましく，心不全急性増悪時では必要に応じて血管拡張薬の持続静脈内投与を行う．急性期の心不全治療においては，収縮期血圧を基軸とするクリニカルシナリオ（CS）が提唱されている（表 2）[27]．CS1 は体液貯留が比較的少なく，血管拡張薬による治療が必要となる．CS2 は体液貯留を伴うことから利尿薬による治療が必要となる．CS3 は低心拍出状態であることから強心薬による治療が必要となる．心不全超急性期（発症 12 時間程度）における利尿薬の投与法は，フロセミドの単回静注（20 mg）を行い，十分な尿量が得られない場合は 100 mg 程度までを目安に追加投与する．さらに高用量が必要な場合は，フロセミドの持続静注が有効である場合もあるが，効果が一定でないことから，心房性 Na 利尿ペプチド（hANP）の使用を考慮するべきである．hANP は Na 利尿作用だけでなく，血管拡張作用も有することから，肺うっ血を伴う症例に効果が期待でき，心不全で亢進した RAAS，交感神経系およびエンドセリン系に強く拮抗し，血管平滑筋増殖抑制，心筋線維化抑制作用などにより心筋リモデリング・線維化抑制に作用する．hANP の投与量は，0.0125 μg/kg/分から開始し，0.2 μg/kg/分程度まで増量できるが，実際には 0.1 μg/kg/分程度まで使用されることが多い．サイアザイド系利尿薬は一般的に半減期が長く，降圧治療に有用であるが，糸球体濾過量（GFR）が 30 mL/分以下の症例では単剤での利尿効果は望めない．

急性期から慢性期に移行する時点では，フロセミドより半減期が長いトラセミド（2〜2.4 時間）やアゾセミド（2.6 時間）など長時間作用型へ変更するか，うっ血や体液貯留が軽快していて血圧が高くない場合は利尿薬を中止するか，血圧が高い場合はサイアザイド系利尿薬への変更が望ましい．慢性心不全に関する臨床試験の解析結果では，ループ利尿薬の使用は予後悪化因子であり，重症心不全患者においてループ利尿薬の使用量と死亡率を検討した研究においても独立した予後規定因子となることが報告されている．一方で，心疾患患者において体液貯留の指標である中心静脈圧が高い群は，中心静脈圧が低い群に比し死亡率が高くなることが報告されていることから[28]，利尿薬の投与は，明らかな体液貯留の徴候が認められる病態であって，腎血流量低下による腎機能障害をきたさないように適切に使用される限りは心不全患者にとって有益であると考えられる．

体液貯留の徴候が認められるにもかかわらず大量のループ利尿薬の投与でも十分な利尿が得られない症例では，サイアザイド系利尿薬の併用が奏効する場合がある．また，ループ利尿薬の中でも最もよく使用されるフロセミドは，経口 bioavailability（10～100%）が安定していないため，ブメタニド（80～100%）やトラセミド（80～100%）など経口 bioavailability が安定しているループ利尿薬への変更で利尿が得られる場合もある．抗アルドステロン作用を併せもつトラセミドは遠位尿細管にも作用して利尿作用が強く，低 K 血症も発現しにくいが，肝機能障害を有する症例では排泄が遅延することから注意が必要である．ループ利尿薬やサイアザイド系利尿薬の副作用として低 K 血症があるが，低 K 血症は心筋の再分極時間を延長させ，QT dispersion（QT 間隔のばらつき）を増大させ，致死性不整脈の発症を誘導し，不整脈死を増加させることが知られている．とくにジギタリス製剤を使用している症例では催不整脈作用を増強するため，注意を要する．さらに，低 K 血症は，腎局所においてアンジオテンシンⅡやエンドセリン-1 産生を亢進させることで，尿細管間質障害を惹起することから，低 K 血症は積極的に治療するべきと考えられる．サイアザイド系利尿薬の投与量を通常の 1/2 から 1/4 に減量することにより，降圧効果を損なうことなく，低 K 血症の出現を抑制できることが報告されていることから，低 K 血症を呈する症例においては，たとえばヒドロクロロチアジドでは投与量を 12.5 mg/日に減量して投与したり，ACE 阻害薬や ARB との併用投与が望ましいと考えられる．また，K 保持性利尿薬は単独では利尿効果が強くないものの，他の利尿薬と併用することにより利尿効果を増強させるとともに，他の利尿薬の副作用である低 K 血症を防止する目的で使用される．一方，K 保持性利尿薬の副作用に高 K 血症があり，ACE 阻害薬や ARB との併用は注意が必要で，ACE 阻害薬，ARB，抗アルドステロン薬の 3 剤併用は避けるべきである．

選択的バソプレシン V_2受容体拮抗薬であるトルバプタンは腎血流量や糸球体濾過量を低下させないことから，ループ利尿薬などの他の利尿薬で効果不十分な心不全における体液貯留に対して使用を考慮してもよい．トルバプタンは血清 Na 濃度を増加させることから，低 Na 血症を合併する症例がとくによい適応である．重症心不全に対しても重篤な低血圧や腎機能低下を生じさせにくく，体重減少や浮腫および呼吸困難を改善させることが示されている[29]．トルバプタンを投与するにあたっては，急激な血清 Na 濃度の上昇を防ぐため，投与開始 4〜6 時間後，8〜12 時間後に血清 Na 濃度を測定するべきである．口渇感が出現した場合は，飲水を制限しないことも忘れてはならない．投与を継続する場合は，高 Na 血症に対する注意を怠ってはならない．一方，心不全症例に対するトルバプタンのリモデリング抑制や長期予後に対する効果は明らかではないことから，至適投与量や期間に関しては今後明らかにしていく必要がある．

文献

1) Tsutsui H, Tsuchihashi-Makaya M, Kinugawa S, et al; JCARE-GENERAL Investigators. Characteristics and outcomes of patients with heart failure in general practices and hospitals. Circ J. 2007; 71: 449-54.
2) Shiba N, Nochioka K, Miura M, et al; CHART-2 Investigators. Trend of westernization of etiology and clinical characteristics of heart failure patients in Japan--first report from the CHART-2 study. Circ J. 2011; 75: 823-33.
3) Levy D, Larson MG, Vasan RS, et al. The progression from hypertension to congestive heart failure. JAMA. 1996; 275: 1557-62.
4) Gottdiener JS, Reda DJ, Massie BM, et al. Effect of single-drug therapy on reduction of left ventricular mass in mild to moderate hypertension: comparison of six antihypertensive agents. The Department of Veterans Affairs Cooperative Study Group on Antihypertensive Agents. Circulation. 1997; 95: 2007-14.
5) Miller AB, Reichek N, St John Sutton M, et al. Importance of blood pressure control in left ventricular mass regression. J Am Soc Hypertens. 2010; 4: 302-10.
6) Prevention of stroke by antihypertensive drug treatment in older persons with isolated systolic hypertension. Final results of the Systolic Hypertension in the Elderly Program (SHEP). SHEP Cooperative Research Group. JAMA. 1991; 265: 3255-64.
7) ALLHAT Officers and Coordinators for the ALLHAT Collaborative Research Group. The Antihypertensive and Lipid-Lowering Treatment to Prevent Heart Attack Trial. Major outcomes in high-risk hypertensive patients randomized to angiotensin-converting enzyme inhibitor or calcium channel blocker vs diuretic: The Antihypertensive and Lipid-Lowering Treatment to Prevent Heart Attack Trial (ALLHAT). JAMA. 2002; 288: 2981-97.
8) Julius S, Kjeldsen SE, Weber M, et al; VALUE trial group. Outcomes in hypertensive patients at high cardiovascular risk treated with regimens based on valsartan or amlodipine: the VALUE randomised trial. Lancet. 2004; 363: 2022-31.

9) 日本高血圧学会高血圧治療ガイドライン作成委員会，編．高血圧治療ガイドライン 2014．東京：日本高血圧学会；2014．
10) Effects of enalapril on mortality in severe congestive heart failure. Results of the Cooperative North Scandinavian Enalapril Survival Study (CONSENSUS). The CONSENSUS Trial Study Group. N Engl J Med. 1987; 316: 1429-35.
11) Pitt B, Zannad F, Remme WJ, et al. The effect of spironolactone on morbidity and mortality in patients with severe heart failure. Randomized Aldactone Evaluation Study Investigators. N Engl J Med. 1999; 341: 709-17.
12) Zannad F, McMurray JJ, Krum H, et al; EMPHASIS-HF Study Group. Eplerenone in patients with systolic heart failure and mild symptoms. N Engl J Med. 2011; 364: 11-21.
13) Tsuchihashi-Makaya M, Hamaguchi S, Kinugawa S, et al; JCARE-CARD Investigators. Characteristics and outcomes of hospitalized patients with heart failure and reduced vs preserved ejection fraction. Report from the Japanese Cardiac Registry of Heart Failure in Cardiology (JCARE-CARD). Circ J. 2009; 73: 1893-900.
14) Owan TE, Hodge DO, Herges RM, et al. Trends in prevalence and outcome of heart failure with preserved ejection fraction. N Engl J Med. 2006; 355: 251-9.
15) Bhatia RS, Tu JV, Lee DS, et al. Outcome of heart failure with preserved ejection fraction in a population-based study. N Engl J Med. 2006; 355: 260-9.
16) Tribouilloy C, Rusinaru D, Mahjoub H, et al. Prognosis of heart failure with preserved ejection fraction: a 5 year prospective population-based study. Eur Heart J. 2008; 29: 339-47.
17) Fonarow GC, Stough WG, Abraham WT, et al; OPTIMIZE-HF Investigators and Hospitals. Characteristics, treatments, and outcomes of patients with preserved systolic function hospitalized for heart failure: a report from the OPTIMIZE-HF Registry. J Am Coll Cardiol. 2007; 50: 768-77.
18) Kawaguchi M, Hay I, Fetics B, et al. Combined ventricular systolic and arterial stiffening in patients with heart failure and preserved ejection fraction: implications for systolic and diastolic reserve limitations. Circulation. 2003; 107: 714-20.
19) Solomon SD, Verma A, Desai A, et al; Exforge Intensive Control of Hypertension to Evaluate Efficacy in Diastolic Dysfunction Investigators. Effect of intensive versus standard blood pressure lowering on diastolic function in patients with uncontrolled hypertension and diastolic dysfunction. Hypertension. 2010; 55: 241-8.
20) Kannel WB, Wolf PA, Benjamin EJ, et al. Prevalence, incidence, prognosis, and predisposing conditions for atrial fibrillation: population-based estimates. Am J Cardiol. 1998; 82: 2N-9N.
21) Okin PM, Wachtell K, Devereux RB, et al. Regression of electrocardiographic left ventricular hypertrophy and decreased incidence of new-onset atrial fibrillation in patients with hypertension. JAMA. 2006; 296: 1242-8.
22) Westermann D, Lindner D, Kasner M, et al. Cardiac inflammation contributes to changes in the extracellular matrix in patients with heart failure and normal ejection fraction. Circ Heart Fail. 2011; 4: 44-52.
23) Staessen JA, Wang JG, Thijs L. Cardiovascular protection and blood pressure reduction: a meta-analysis. Lancet. 2001; 358: 1305-15.
24) Davis BR, Kostis JB, Simpson LM, et al; ALLHAT Collaborative Research Group.

Heart failure with preserved and reduced left ventricular ejection fraction in the antihypertensive and lipid-lowering treatment to prevent heart attack trial. Circulation. 2008; 118: 2259-67.

25) Sciarretta S, Palano F, Tocci G, et al. Antihypertensive treatment and development of heart failure in hypertension: a Bayesian network meta-analysis of studies in patients with hypertension and high cardiovascular risk. Arch Intern Med. 2011; 171: 384-94.

26) Hummel SL, Seymour EM, Brook RD, et al. Low-sodium dietary approaches to stop hypertension diet reduces blood pressure, arterial stiffness, and oxidative stress in hypertensive heart failure with preserved ejection fraction. Hypertension. 2012; 60: 1200-6.

27) Mebazaa A, Gheorghiade M, Piña IL, et al. Practical recommendations for prehospital and early in-hospital management of patients presenting with acute heart failure syndromes. Crit Care Med. 2008; 36 (1 Suppl): S129-39.

28) Damman K, van Deursen VM, Navis G, et al. Increased central venous pressure is associated with impaired renal function and mortality in a broad spectrum of patients with cardiovascular disease. J Am Coll Cardiol. 2009; 53: 582-8.

29) Konstam MA, Gheorghiade M, Burnett JC Jr, et al; Efficacy of Vasopressin Antagonism in Heart Failure Outcome Study With Tolvaptan (EVEREST) Investigators. Effects of oral tolvaptan in patients hospitalized for worsening heart failure: the EVEREST Outcome Trial. JAMA. 2007; 297: 1319-31.

（浅沼博司，北風政史）

JCOPY 498-11702

C 肥大型心筋症（拡張相を含む）における利尿薬の使い方

1 心筋症の概念の変遷

心筋症（cardiomyopathy）という用語が登場したのは1957年のことであり[1]，進行性で予後が不良な心疾患である心筋症の疾患概念は，その後変遷し，今日に至っている．肥大型心筋症が認識され出したのも，ほぼ同じ時期であり[2,3]，Braunwaldらは特発性肥厚性大動脈弁下狭窄症（idiopathic hypertrophic subaortic stenosis：IHSS）の病型を報告し[4]，Goodwinらは，“cardiomyopathy”を原因不明の亜急性または慢性の心疾患と位置づけ，本症は肥厚性閉塞性心筋症（hypertrophic obstructive cardiomyopathy：HOCM）と名づけられた[5]．1980年にWHO/ISFC（World Health Organization/International Society and Federation of Cardiology）により世界で初めての心筋症の定義・分類が提唱された[6]．本分類では，“cardiomyopathy”は，「心筋症」と「特定心筋疾患」の2つに大別された．心筋症は，未知の原因による心筋疾患と定義され，拡張型心筋症（dilated cardiomyopathy：DCM），肥大型心筋症（hypertrophic cardiomyopathy：HCM），拘束型心筋症（restrictive cardiomyopathy：RCM）に分類され，現在広く使用されている分類の基礎となっている．特定心筋疾患は感染性，代謝性，全身性，遺伝性，過敏性・毒性に分類され，冠動脈疾患による「虚血性心筋症」は除かれた．その後，家族性肥大型心筋症の疾患原因遺伝子としてβミオシン重鎖遺伝子が発見される[7]など，分子遺伝学的研究の成果により，一部の心筋症は1980年になされたWHO/ISFC分類での未知の原因による心筋疾患という定義がふさわしくなくなってきた．そこで1995年にWHO/ISFCにより心筋症の定義・分類は大幅に改訂されることになる[8]．本改訂により，心筋症は“心機能異常を有する心筋疾患”と定義され，不整脈源性右室心筋症（arrhythmogenic right ventricular cardiomyopathy：ARVC）が新たに追加された．一方，1980年の分類に存在した「特定心筋疾患」は，特定心疾患や全身性疾患による心筋疾患として定義された「特定心筋症（specific cardiomyopathy）」として分類されるようになり,「虚血性心筋症」は特定心筋症に分類された．本分類は，今日の循環器診療の基本となっている．

さらに2006年になり，米国心臓協会（American Heart Association：AHA）より新たな心筋症に対する定義・分類が提唱された（表1）[9]．AHAが心筋症の新たな分類を提唱するに至った背景として，分子遺伝学や分子生物学による心筋症の病因・病態解明が急激に進み，1995年になされたWHO/ISFCによる分類から新

表1● 2006年のAHAによる心筋症分類

一次性心筋症	primary cardiomyopathies
遺伝性	genetic
肥大型心筋症	hypertrophic cardiomyopathy
不整脈源性右室心筋症	arrhythmogenic right ventricular cardiomyopathy
左室心筋緻密化障害	left ventricular noncompaction
伝導障害	conduction system disease
イオンチャネル障害	ion channelopathies
ミトコンドリアミオパチー	mitochondrial myopathies
グリコーゲン蓄積	glycogen storage
混合性	mixed
拡張型心筋症	dilated cardiomyopathy
拘束型心筋症	restrictive cardiomyopathy
後天性	acquired
炎症性	inflammatory
ストレス性（たこつぼ）	stress-provoked
周産期	peripartum
頻脈性	tachycardia-induced
インスリン依存糖尿病の母をもつ子ども	infants of insulin-dependent diabetic mothers
二次性心筋症	secondary cardiomyopathies
浸潤性	infiltrative
蓄積性	storage
毒性	toxicity
心内膜性	endomyocardial
炎症性	inflammatory
内分泌性	endocrine
心臓・顔	cardiofacial
神経筋	neuromuscular/neurological
栄養欠乏性	nutritional deficiencies
自己免疫性/コラーゲン	autoimmune/collagen
電解質不均衡	electrolyte imbalance
抗がん治療の結果	consequence of cancer therapy

（Maron BJ, et al. Circulation. 2006；113：1807-16[9]を改変）

たな知見が集積したことがある．2006年のAHAによる分類において心筋症は，“遺伝性であることが多いさまざまな原因により不適正な心室肥大もしくは拡大を通常（必ずではないが）呈する，力学的かつ/もしくは電気的機能異常を有する心筋疾患の集合体である．心筋症は，心臓疾患もしくは全身性疾患の一部であり，心血管死や進行する心不全による障害をしばしばもたらす”と幅広く定義されていることが特徴である．ここでは心筋症は，一次性心筋症（primary cardiomy-

表2 2008年のESCによる心筋症分類

	家族性	非家族性
肥大型心筋症 （HCM）	家族性（未知の遺伝子異常） サルコメア蛋白の変異 βミオシン重鎖，心臓ミオシン結合蛋白C， トロポニンI，トロポニンTなど グリコーゲン蓄積疾患 PRKAG2 ライソソーム蓄積疾患 脂肪酸代謝異常 ミトコンドリア細胞症など	肥満 糖尿病の母をもつ子ども アスリート心 アミロイド
拡張型心筋症 （DCM）	家族性（未知の遺伝子異常） サルコメア蛋白の変異 LIM蛋白，ジストロフィン，ラミンA/Cなど ミトコンドリア細胞症など	心筋炎 川崎病 好酸球性 薬剤性 産褥性 内分泌性 アルコール性 頻脈性　など
不整脈源性右室心筋症 （ARVC）	家族性（未知の遺伝子異常） 介在板蛋白の変異 プラコグロビン，デスモプラキンなど ライアノジン受容体の変異 TGF-β3の変異	炎症？
拘束型心筋症 （RCM）	家族性（未知の遺伝子異常） サルコメア蛋白の変異 トロポニンIなど 家族性アミロイドーシス ヘモクロマトーシス　など	アミロイド 心内膜線維化 放射線 転移性腫瘍 薬剤（アントラサイクリン） など
その他 （unclassified）	左室 緻密化障害 Barth症候群　など	たこつぼ心筋症

（Elliott P, et al. Eur Heart J. 2008；29：270-6[10]を改変）

opathies）と二次性心筋症（secondary cardiomyopathies）の2つに大別され，一次性心筋症はさらに，遺伝性（genetic），後天性（acquired），混合性（mixed）の3グループに分けられた．本分類では1995年のWHO/ISFC分類に存在した「虚血性心筋症」が再度除外されることとなった．2008年に，より診療に即した分類が欧州心臓病学会（European Society of Cardiology：ESC）から提唱され，心筋症は“観察される心筋の異常に見合うような冠動脈疾患，高血圧，弁膜症，先天奇形を伴わない，構造的異常や機能異常が存在する心筋疾患”と定義され，肥大型心筋症，拡張型心筋症，不整脈源性右室心筋症，拘束型心筋症，分類不能型の5型に分類され，さらにそれらは家族性，非家族性の10型に分類されるようになった（表2）[10]．ここでも「虚血性心筋症」という用語は除外されている．

2 肥大型心筋症（HCM）の特徴

HCMは，左室または右室心筋が不均一に肥大する疾患で，心エコー法を用いたスクリーニングでは一般人口の300～500人に1人の有病率であり，決してまれな疾患ではない．肥大する部位により病態が異なり，左室流出路狭窄の有無により閉塞性と非閉塞性に分類される．特殊な肥大様式を表3に示す．

1990年に心筋βミオシン重鎖遺伝子の変異が報告されて以来[7]，現在までに1,000種類以上の変異が報告されている．多くが常染色体優性遺伝であり，心筋における収縮・弛緩の単位であるサルコメア構成蛋白の心筋βミオシン重鎖と心筋ミオシン結合蛋白C遺伝子の変異が大部分を占める．変異遺伝子によって病態に

表3 HCMの特殊な肥大様式

閉塞性肥大型心筋症（hypertrophic obstructive cardiomyopathy：HOCM）	心室中部閉塞性心筋症（mid-ventricular obstraction）	心尖部肥大型心筋症（apical hypertrophic cardiomyopathy）
・大動脈弁直下の心室中隔肥大による左室流出路狭窄により，安静時もしくは運動・手技・薬剤負荷（潜在的HOCM）により30 mmHg以上の圧較差を呈する． ・HCMの25%程度． ・僧帽弁前尖の収縮期前方運動（systolic anterior movement：SAM）	・肥大した乳頭筋により左室中部で狭窄～閉塞が生じる． ・狭窄～閉塞の前後で圧較差が認められる．	・乳頭筋レベル付近から心尖部にかけて著明に壁厚が増大する． ・日本人を含め，東北アジア人に多い． ・予後は，良好なことが多い．

差があり，若年で死に至るケースから高齢になるまで発症しないケースがある一方で，同一の遺伝子変異を有する家族内でも病態が異なるケースもあり，環境要因も病態に影響されるものと考えられている．通常，左室内腔の拡大はなく，左室収縮は正常か過収縮を示し，心肥大による左室拡張機能の低下が基本的な病態である．しかし臨床症例や実験的モデル動物において，心肥大が顕在化する以前から左室拡張機能低下や線維化マーカーの亢進が認められることから，遺伝子変異によるサルコメア機能異常が影響しているものと考えられている．一方，HCMの経過中に肥大した左室壁が菲薄化し，左室内腔の拡大と左室収縮の低下が進行してうっ血性心不全を呈するなど拡張型心筋症様の病態を呈する症例が存在することが知られている．この病態は，拡張相肥大型心筋症とよばれ，HCMの約5〜10%の頻度で出現し，予後はきわめて不良であり[11]，一度でも心不全を発症した症例は心臓移植の適応となりうることから治療時期を逸してはならない[12]．

3 HCMにおける心不全

a）拡張不全（heart failure with preserved ejection fraction：HFpEF）

HCMでは，心筋収縮・拡張の単位であるサルコメア機能異常や心筋細胞内Caイオンの筋小胞体への取り込み異常による左室弛緩能の低下による能動的な左室流入障害と，心筋肥大・線維化や心筋錯綜配列などによる左室stiffnessの亢進による急速な左室充満圧の上昇の結果，左房–左室間の圧較差が急速に消失することによる受動的な左室流入障害により拡張機能が障害される．さらに肥大心筋による心室容積の減少も相まって，心室容積のわずかな増加で左室拡張末期圧が著明に上昇し，肺うっ血をきたすようになる．高齢者，女性，高血圧や糖尿病患者にみられる拡張不全と比較すると，HCMにおける拡張不全は僧帽弁閉鎖不全症を伴う場合があり，左室後負荷が低いため左室駆出率が過大評価されることや，もともとの左室収縮はやや過収縮を呈する症例が多いことから，左室駆出率が50%程度であれば収縮不全ととらえる必要がある．とくに左室流出路狭窄を認める症例では僧帽弁閉鎖不全を合併することが多いため注意が必要である．

b）収縮不全（heart failure with reduced ejection fraction：HFrEF）

HCM症例が収縮不全に至る機序として，1）左室流出路狭窄，僧帽弁閉鎖不全症の合併，頻脈性心房細動の発症，心筋虚血の発症などの要因によるものと，2）経過中に肥大した左室壁が菲薄化し，左室内腔の拡大と左室収縮が進行性に低下し，拡張型心筋症様の病態を呈する拡張相肥大型心筋症によるものの2つに大別できる．拡張相肥大型心筋症に進行しやすいHCMの特徴として，若年でHCMと診断される症例，家族歴のあるHCM，心肥大が著明な症例などがある[11,12]．

4 HCMにおける心不全治療

a）拡張不全（heart failure with preserved ejection fraction：HFpEF）

前述のようにHCM症例は，左室弛緩能低下による能動的な左室流入障害と左室stiffnessの亢進による受動的な左室流入障害に加え，肥大心筋による左室内腔狭小化により左房圧・左室拡張末期圧が上昇しやすく，肺うっ血をきたしやすい．そのため，労作時息切れや呼吸苦を呈する症例では，閉塞性・非閉塞性を問わずβ遮断薬の投与が推奨されている[13,14]．β遮断薬は，過収縮の抑制や徐拍化に伴う拡張機能改善と拡張期冠動脈血流増加による心筋虚血改善が見込まれる．β遮断薬の選択については，内因性交感神経刺激作用（intrinsic sympathomimetic activity：ISA）を有さない薬剤を少量から開始し（カルベジロール2.5 mg分1もしくはビソプロロール2.5 mg分1），症状の改善が認められなければ漸増する（カルベジロール5 mg分2→カルベジロール10 mg分2もしくはビソプロロール5 mg分2）．β遮断薬が無効例や投与禁忌例では，Ca拮抗薬〔ベラパミル120 mg分3もしくはジルチアゼム（長時間作用型）100 mg分1→200 mg分1〕の投与が推奨されている[13,14]．しかしCa拮抗薬は血管拡張により後負荷を低下させるため，流出路狭窄が高度な症例では狭窄がより高度になり，左室拡張末期圧を上昇させ肺うっ血を増悪させる可能性があることや，ベラパミルやジルチアゼムは陰性変力・変時作用を有するため進行した心不全症例や徐脈症例では病態を悪化させる可能性があることから，慎重に投与する必要がある．とくに血管拡張作用が強いジヒドロピリジン系のCa拮抗薬は使用すべきではない．一方，閉塞性肥大型心筋症症例でβ遮断薬やCa拮抗薬で症状が改善しない場合は，ジソピラミド150 mg分3やシベンゾリン150 mg分3の併用投与を考慮してもよい．

利尿薬は急性期の肺うっ血による労作時息切れ・呼吸苦や末梢浮腫，前負荷軽減には最も速効性があるが，治療にあたっての選択順位は，β遮断薬やCa拮抗薬もしくは両者の併用が優先されるべきである．HCM症例は，心筋肥大や心筋線維化により心室が十分に拡張できないために心室の前負荷予備能が低いことから，利尿薬による前負荷軽減は血圧低下や低心拍出を招きやすい．特に閉塞性肥大型心筋症における利尿薬は少量から慎重に投与する必要がある．

JCOPY 498-11702

b）収縮不全（heart failure with reduced ejection fraction：HFrEF）

進行した心不全症例や拡張相肥大型心筋症症例の治療は，通常の心不全治療に準じて行う．β遮断薬に加え，閉塞性肥大型心筋症であっても，収縮不全を呈し左室内圧較差が減弱している症例では，ACE阻害薬やアンジオテンシンⅡ受容体拮抗薬（ARB）も適応となる．

利尿薬は急性期の肺うっ血による労作時息切れ・呼吸苦や末梢浮腫，前負荷軽減には最も速効性がある．日本循環器学会のガイドラインでは急性心不全でも，慢性心不全でも，うっ血や末梢浮腫など体液貯留の徴候が認められる場合，利尿薬の使用はクラスⅠ（手技，治療が有効，有用であるというエビデンスがあるか，あるいは見解が広く一致している）とされており，必要不可欠の薬剤である．

心不全超急性期（発症12時間程度）における利尿薬の投与法は，フロセミドの単回静注（20 mg）を行い，十分な尿量が得られない場合は100 mg程度までを目安に追加投与する．さらに高用量が必要な場合は，フロセミドの持続静注が有効である場合もあるが，効果が一定でないことから，心房性Na利尿ペプチド（hANP）の使用を考慮するべきである．hANPはNa利尿作用だけでなく，血管拡張作用も有することから，肺うっ血を伴う症例に効果が期待でき，心不全で亢進したRAAS，交感神経系およびエンドセリン系に強く拮抗し，血管平滑筋増殖抑制，心筋線維化抑制作用などにより心筋リモデリング・線維化抑制に作用する．hANPの投与量は，0.0125 μg/kg/分から開始し，0.2 μg/kg/分程度まで増量できるが，実際には0.1 μg/kg/分程度まで使用されることが多い．

急性期から慢性期に移行する時点では，フロセミド（20〜80 mg分1〜分2）より半減期が長いトラセミド（2〜2.4時間）やアゾセミド（2.6時間）など長時間作用型への変更を考慮する．体液貯留の徴候が認められるにもかかわらず大量のループ利尿薬の投与でも十分な利尿が得られない症例では，サイアザイド系利尿薬の併用が奏効する場合がある．また，ループ利尿薬の中でも最もよく使用されるフロセミドは，経口bioavailability（10〜100%）が安定していないため，ブメタニド（80〜100%）やトラセミド（80〜100%）など経口bioavailabilityが安定しているループ利尿薬への変更で利尿が得られる場合もある．K保持性利尿薬は単独では利尿効果が強くないものの，他の利尿薬と併用することにより利尿効果を増強させるとともに，他の利尿薬の副作用である低K血症を防止する目的で使用される．慢性心不全患者を対象としたRALES試験[15]において，スピロノラクトン投与群はプラセボ投与群に比し，Na貯留スコアは差がないものの，タイプⅢ

プロコラーゲンN末端ペプチドの低下がその効果と相関したため，スピロノラクトンは利尿薬としてではなく，心筋の線維化を抑制することで左室リモデリングを改善したことが示唆された．実際，アルドステロンの産生が不全心筋において亢進していることが報告されている．さらに，発症3〜14日目の急性心筋梗塞患者で左室駆出率40%以下の症例に対して，標準的治療に加え選択的アルドステロン拮抗薬（エプレレノン）の上乗せ効果の有効性を明らかにしたEPHESUS試験[16]のサブ研究においても，エプレレノンの有効性は利尿やK保持作用とは無関係であることが報告されている[17]．HCMでは，心筋肥大や心筋線維化による心筋リモデリングが病態に深くかかわることから，心筋線維化を抑制するスピロノラクトン（25 mg分1→50 mg分1〜分2→100 mg分2）やエプレレノン（25 mg分1→50 mg分1→100 mg分1）は効果が期待できる．選択的バソプレシンV_2受容体拮抗薬であるトルバプタンは腎血流量や糸球体濾過量を低下させないことから，ループ利尿薬などの他の利尿薬で効果不十分な心不全における体液貯留に対して使用を考慮してもよい．トルバプタンは血清Na濃度を増加させることから，低Na血症を合併する症例がとくによい適応である．重症心不全に対しても重篤な低血圧や腎機能低下を生じさせにくく，体重減少や浮腫および呼吸困難を改善させることが示されている[18]．トルバプタン（7.5 mg分1→15 mg分1）を投与するにあたっては，急激な血清Na濃度の上昇を防ぐため，投与開始4〜6時間後，8〜12時間後に血清Na濃度を測定するべきである．口渇感が出現した場合は，飲水を制限しないことも忘れてはならない．投与を継続する場合は，高Na血症に対する注意を怠ってはならない．一方，心不全症例に対するトルバプタンのリモデリング抑制や長期予後に対する効果は明らかではないことから，至適投与量や期間に関しては今後明らかにしていく必要がある．

文献

1) Brigden W. Uncommon myocardial diseases; the non-coronary cardiomyopathies. Lancet. 1957; 273: 1179-84.
2) Brock R. Functional obstruction of the left ventricle; acquired aortic subvalvar stenosis. Guys Hosp Rep. 1957; 106: 221-38.
3) Teare D. Asymmetrical hypertrophy of the heart in young adults. Br Heart J. 1958; 20: 1-8.
4) Braunwald E, Morrow AG, Cornell WP, et al. Idiopathic hypertrophic subaortic stenosis: Clinical, hemodynamic and angiographic manifestations. Am J Med. 1960; 29: 924-45.
5) Goodwin JF, Gordon H, Hollman A, et al. Clinical aspects of cardiomyopathy. Br Med J. 1961; 1: 69-79.

6) Report of the WHO/ISFC task force on the definition and classification of cardiomyopathies. Br Heart J. 1980; 44: 672-3.
7) Geisterfer-Lowrance AA, Kass S, Tanigawa G, et al. A molecular basis for familial hypertrophic cardiomyopathy: a beta cardiac myosin heavy chain gene missense mutation. Cell. 1990; 62: 999-1006.
8) Richardson P, McKenna W, Bristow M, et al. Report of the 1995 World Health Organization/International Society and Federation of Cardiology Task Force on the Definition and Classification of cardiomyopathies. Circulation. 1996; 93: 841-2.
9) Maron BJ, Towbin JA, Thiene G, et al; American Heart Association; Council on Clinical Cardiology, Heart Failure and Transplantation Committee; Quality of Care and Outcomes Research and Functional Genomics and Translational Biology Interdisciplinary Working Groups; Council on Epidemiology and Prevention. Contemporary definitions and classification of the cardiomyopathies: an American Heart Association Scientific Statement from the Council on Clinical Cardiology, Heart Failure and Transplantation Committee; Quality of Care and Outcomes Research and Functional Genomics and Translational Biology Interdisciplinary Working Groups; and Council on Epidemiology and Prevention. Circulation. 2006; 113: 1807-16.
10) Elliott P, Andersson B, Arbustini E, et al. Classification of the cardiomyopathies: a position statement from the European Society Of Cardiology Working Group on Myocardial and Pericardial Diseases. Eur Heart J. 2008; 29: 270-6.
11) Harris KM, Spirito P, Maron MS, et al. Prevalence, clinical profile, and significance of left ventricular remodeling in the end-stage phase of hypertrophic cardiomyopathy. Circulation. 2006; 114: 216-25.
12) Biagini E, Coccolo F, Ferlito M, et al. Dilated-hypokinetic evolution of hypertrophic cardiomyopathy: prevalence, incidence, risk factors, and prognostic implications in pediatric and adult patients. J Am Coll Cardiol. 2005; 46: 1543-50.
13) 循環器病の診断と治療に関するガイドライン（2011年度合同研究班報告）．肥大型心筋症の診療に関するガイドライン（2012年改訂版）．
www.j-circ.or.jp/guideline/pdf/JCS2012_doi_h.pdf
14) Gersh BJ, Maron BJ, Bonow RO, et al; American College of Cardiology Foundation/American Heart Association Task Force on Practice Guidelines; American Association for Thoracic Surgery; American Society of Echocardiography; American Society of Nuclear Cardiology; Heart Failure Society of America; Heart Rhythm Society; Society for Cardiovascular Angiography and Interventions; Society of Thoracic Surgeons. 2011 ACCF/AHA guideline for the diagnosis and treatment of hypertrophic cardiomyopathy: a report of the American College of Cardiology Foundation/American Heart Association Task Force on Practice Guidelines. Circulation. 2011; 124: e783-831.
15) Pitt B, Zannad F, Remme WJ, et al. The effect of spironolactone on morbidity and mortality in patients with severe heart failure. Randomized Aldactone Evaluation Study Investigators. N Engl J Med. 1999; 341: 709-17.
16) Pitt B, Remme W, Zannad F, et al. Eplerenone Post-Acute Myocardial Infarction Heart Failure Efficacy and Survival Study Investigators. Eplerenone, a selective aldosterone blocker, in patients with left ventricular dysfunction after myocardial

infarction. N Engl J Med. 2003; 348: 1309-21.

17) Rossignol P, Ménard J, Fay R, et al. Eplerenone survival benefits in heart failure patients post-myocardial infarction are independent from its diuretic and potassium-sparing effects. Insights from an EPHESUS (Eplerenone Post-Acute Myocardial Infarction Heart Failure Efficacy and Survival Study) substudy. J Am Coll Cardiol. 2011; 58: 1958-66.

18) Konstam MA, Gheorghiade M, Burnett JC Jr, et al; Efficacy of Vasopressin Antagonism in Heart Failure Outcome Study With Tolvaptan (EVEREST) Investigators. Effects of oral tolvaptan in patients hospitalized for worsening heart failure: the EVEREST Outcome Trial. JAMA. 2007; 297: 1319-31.

(浅沼博司, 北風政史)

D 拡張型心筋症による心不全と利尿薬

はじめに

拡張型心筋症（dilated cardiomyopathy：DCM）は，心室の収縮障害および拡張を特徴とする疾患である．心筋障害や間質線維化の進行に伴って心拍出量の低下をきたし，代償としての左房圧上昇から肺うっ血を呈する．末期には右心不全も加わり，両心不全症状（呼吸困難，運動耐容能低下，全身倦怠感，肝うっ血，末梢浮腫）が出現する予後不良の疾患であった．しかし近年のβ遮断薬やACE阻害薬といった薬物療法，両室ペーシングなどの非薬物療法の進歩により長期予後は改善してきている．それに伴い，過剰な体液を除去しうっ血による症状を改善させる利尿薬を長期に用いる必要が生じている．利尿薬は，抗アルドステロン薬を除き予後改善効果はないとされ，むしろ過剰な利尿薬投与は予後悪化につながる可能性がある．したがって，長期的な視野の下で上手な利尿薬の使用が求められる．

1 拡張型心筋症の病態および利尿薬の適応

DCMの基本病態は心筋の不全化による収縮能低下および進行性の左室内腔拡張である．低下した心機能では代償できなくなった過剰な前負荷，後負荷により症状が出現する．後負荷の増大による心拍出量の低下と，心拍出量を保つために増大した前負荷を処理できないために体液が過剰となる．貯留した体液は臓器うっ血をきたし，さまざまな心不全症状をもたらす．DCMによるうっ血症状に有効なのは貯留体液を除去する利尿薬であり，日本循環器学会ガイドラインによればNYHA分類Ⅱ度以上の心不全で，経口ループ利尿薬およびサイアザイド利尿薬をclass Ⅰ適応としている（図1）[1]．しかし注意すべきは，利尿薬そのものは症状の改善を期待するものであり，長期予後は改善しないことである．心筋の不全化やリモデリングにはレニン・アンジオテンシン系や交感神経系といった神経体液性因子が強く寄与するが，利尿薬そのものはこれら神経体液性因子に直接は

```
NYHA 分類          ←―― 無症候性 ――→  軽症   中等症～重症   難治性
                              I      II       III        IV
AHA/ACC
Stage 分類       Stage A   Stage B      Stage C       Stage D
                ――――――――― ACE 阻害薬 ―――――――――
                         ――――――― ARB ―――――――
                                 ――― β遮断薬 ―――
                                        抗アルドステロン薬
                                          利尿薬
                                          ジギタリス
                                          経口強心薬
                                                 静注強心薬
                                                  h-ANP
```

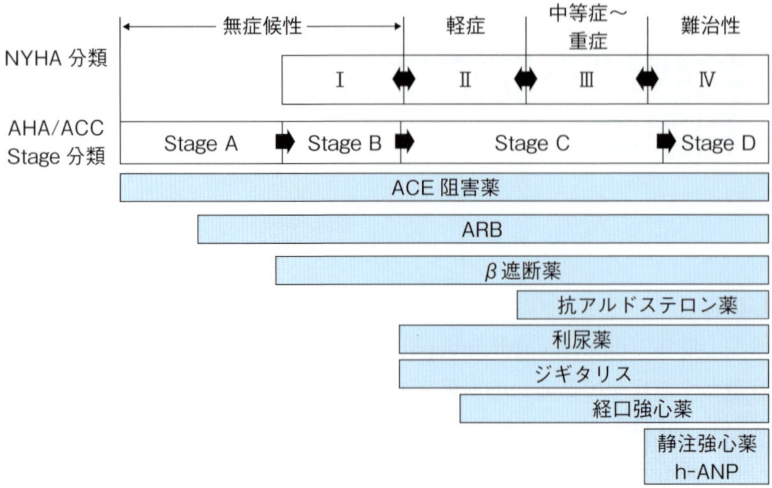

図1● 心不全の重症度からみた薬物治療指針
循環器病の診断と治療に関するガイドライン（2009年度合同研究班報告）
慢性心不全治療ガイドライン（2010年改訂版）
〔http://www.j-circ.or.jp/guideline/pdf/JCS2010_matsuzaki_h.pdf（2014年7月閲覧）〕

作用しない．それどころか，適正な体液量を下回ると，生体は恒常性の維持のためレニン・アンジオテンシン系を活性化させ，血管収縮から血圧を上げ，交感神経系を亢進させる[2,3]．これらの生体変化はDCMの心筋障害を増悪させ，心不全を悪化せしめる．したがって，DCMにおいて使用する利尿薬は最小限にとどめるべきである．一方，抗アルドステロン薬に関しては，レニン・アンジオテンシン系の抑制効果から，長期予後が確認されている薬剤であるため，体液貯留とは関係なく適応となる．

2 実際の使用方法

　DCMにおける利尿薬の第一選択は，即効性であり，用量依存性をもち，腎機能低下例でも使用でき，血圧降下作用の比較的少ないループ利尿薬である．通常はフロセミドが使用されるが，経口によるbioavailabilityの差や作用時間による体液量変動の違い[4]からトラセミドやアゾセミドが使用される場合もある．通常，フロセミド20 mg/日などの少量から用い，効果を観察しながら必要なら増量する．通常，状態によって決まった1日量を投与するが，効果が安定しない症例では，体重を毎日測定し，目標体重より上回っているか否かで内服量を調節する方法がとられることもある．他の注意点としては，塩分の過剰摂取や NSAIDs の併用は利尿薬作用を減弱するため[5]，極力避ける．また腎機能障害例や低アルブミン血症では利尿薬の効果が減弱する．

ループ利尿薬で効果不十分な場合，腎での作用点の異なるサイアザイド系利尿薬の追加が有効である．また，長期にわたる利尿薬の使用により低 Na 血症をきたしていることも多く，近年開発されたバソプレシン V_2拮抗薬トルバプタンは，腎集合管での自由水の再吸収を抑制し，体液貯留の改善に有用な場合がある．抗アルドステロン薬は，左室収縮機能の低下した心不全患者で予後を改善することが明らかになったため，2013 年米国心臓病学会（ACC）/米国心臓協会（AHA）による「心不全患者管理ガイドライン」では，左室駆出率 35％以下の心不全患者，NYHA Ⅱ度以上で class Ⅰ適応となり，軽症心不全患者での抗アルドステロン薬の投与が推奨となった[6]．なお，抗アルドステロン薬は現在では利尿薬というよりは神経内分泌阻害薬に位置づけられている．

急性増悪期では確実に血中濃度を上昇させ，投与効果判定をリアルタイムに観察できるループ利尿薬の静脈内投与を基本とする．前負荷・後負荷を減少させ，RAA 系や交感神経系の抑制作用をもつ心房性 Na 利尿ペプチド（カルペリチド）は，ループ利尿薬の使用量を減量できるという観点からも有用である．しかし DCM 患者の利尿薬使用にはいくつかの注意が必要である．ひとつには低心拍出や静脈圧上昇により腎灌流の低下をきたしている場合，利尿薬のみの治療では改善が望めないため，強心薬のサポートが必要である．また，特に急性期では K を含めた電解質の変動から心室性不整脈をきたす可能性がある．臨床所見や治療反応性，検査所見から病態をみきわめ，場合によっては右心カテーテル検査により血行動態を把握する必要がある．

最後に，長期にわたる拡張型心筋症例で急性増悪期から慢性期にかけて利尿薬を調整し治療した症例を呈示する．

症例　25 歳男性

【主訴】 安静時呼吸困難

【既往歴】 気管支喘息（小児期より）

【家族歴】 特記事項なし

【現病歴】 2003 年（16 歳時）学校検診で心電図異常を指摘された．近医を受診し左室低収縮を認め当院に紹介となった．2007 年，海外留学先で急性心不全となり入院．帰国後当院で精査し右室生検の結果，拡張型心筋症と診断された．β遮断薬導入．2010 年 CRT-D 植込み術．以後 2011 年，2012 年に急性心不全で入院した．2012 年入院の際，心室性不整脈に対してアミオダロン導入となった．2013 年 3 月下旬より咳嗽，喀痰を認めた．気管支肺炎のため近医で抗生物質の点滴加療を受けるも，全身倦怠感および呼吸困難の増悪を認め，4 月 4 日当院に搬送された．

【入院前主要内服薬】 ロサルタン 50 mg，ビソプロロール 5 mg，ワルファリン 1.75 mg，フロセミド 60 mg，アミオダロン 150 mg，ピモベンダン 2.5 mg，ジゴキシン 0.125 mg，スピロノラクトン 50 mg，チラージン 50 μg

【入院時現症】 身長 169 cm，体重 68.8 kg，体温 36.4℃，血圧 111/68 mmHg，脈拍 66/分・整，呼吸数 20 回/分，酸素飽和度 97%（酸素 2 L）．意識せん妄あり，眼瞼結膜に貧血なし，眼球結膜に黄疸なし．頸部血管雑音なし，頸静脈怒張あり．両肺背側で軽度のラ音聴取．心音 3 音を聴取，心尖部を最強とする Levine Ⅱ/Ⅵの汎収縮期雑音を聴取．両側下腿に軽度の浮腫を認める．四肢末梢冷感あり．

【血液検査】 WBC 11,300/μL，RBC 389 万/μL，Hb 11.8 g/dL，Hct 36.4%，Plt 17.6 万/μL，TP 6.6 g/dL，Alb 4.0 g/dL，T-Bil 0.5 mg/dL，AST 290 U/L，ALT 398 U/L，LDH 547 U/L，γ-GTP 60 U/L，BUN 44 mg/dL，Cr 1.6 mg/dL，CPK 186 U/L，UA 11.6 mg/dL，TC 134 mg/dL，TG 88 mg/dL，Na 133 mEq/L，K 4.9 mEq/L，Cl 102 mEq/L，CRP 4.51 mg/dL，Glu 146 mg/dL，HbA1c 5.7%，PT-INR 3.84，APTT 41 秒，BNP 1,656 pg/mL

【心電図】 心房・心室ペーシング，心拍数 65/分

【胸部 X 線】 CTR 69%，著明な肺うっ血像を認め全肺野に網状影あり，CRT-D 留置像．

【心エコー】（図 2） LAD 56 mm，LVDd 79 mm，LVDs 76 mm，LVEF（Simpson 法）25%，中等度僧帽弁逆流を認める，軽度三尖弁逆流を認める，TRPG 56 mmHg，IVC は拡張し呼吸性変動低下

【右心カテーテル検査】 PCWP 41 mmHg，PA 80/46 mmHg，RVEDP 31 mmHg，RA 20 mmHg，CI（熱希釈法）1.57 L/min/m^3，PVR 5.5 units

治療経過

来院時，著明な喘鳴，チアノーゼ，せん妄を認めていた．気管支肺炎により増悪した急性非代償性心不全と診断した．右心カテーテル検査で著明な PCWP 上昇および低心拍出を認めた．外来投与のビソプロロール 5 mg を 2.5 mg に減量の上，ドブタミン 2γ 併用の下，フロセミド 40 mg/日およびカルペリチド 0.0625γ の持続静注投与を行った．治療による反応性は良好で 100 mL/時間程度の反応尿が得られ，徐々に意識レベルや呼吸困難は改善した．体重は入院時の 68.8 kg よ

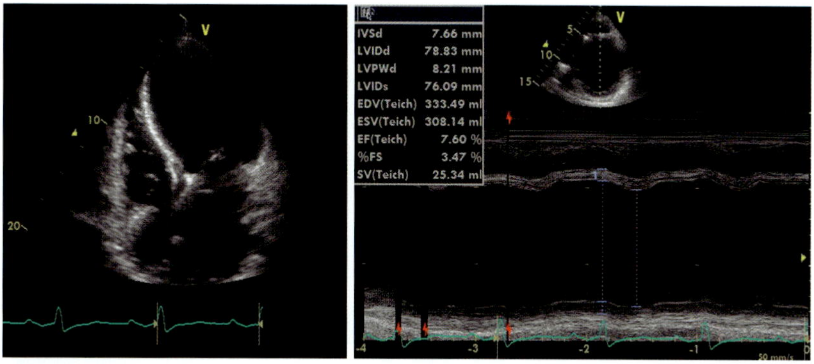

図 2● 心エコー（入院時）

著明な左室拡大と収縮低下を認め，拡張型心筋症に典型的な所見であった.

LAD（左房径）56 mm，LVDd（左室拡張末期径）79 mm，LVDs（左室収縮末期径）76 mm，
LVEF（左室駆出率，Simpson 法）25%，TRPG（三尖弁逆流圧較差）56 mmHg，
IVC（下大静脈）拡張し呼吸性変動低下

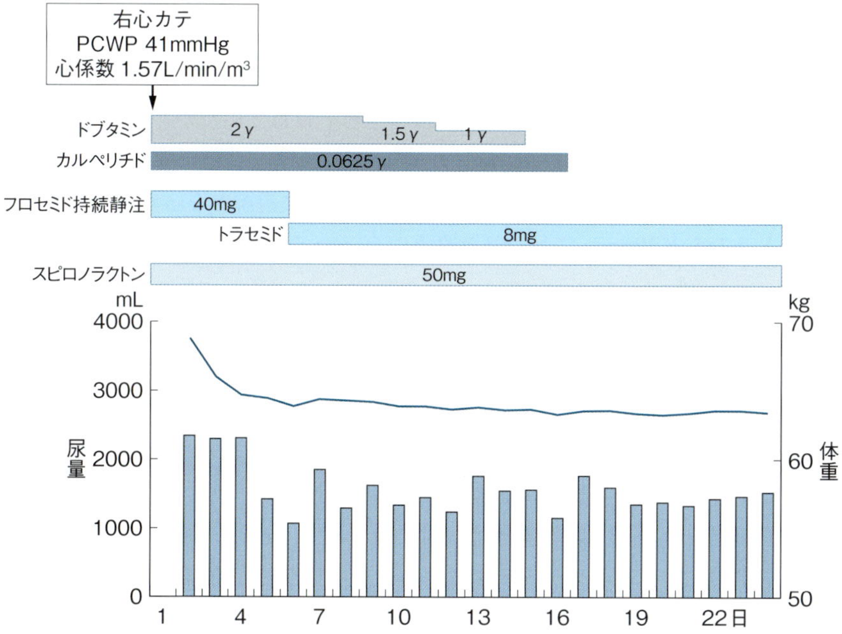

図 3● 経過

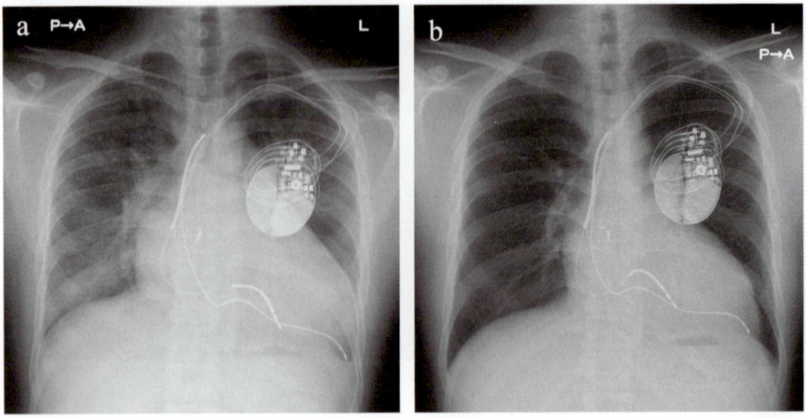

図4●胸部X線
a：入院時，b：退院時

り漸減し，第5病日には64.5 kg（−4.3 kg）となった．第7病日にフロセミドを中止しトラセミド内服（12 mg/日）に切り替え，第16病日にカルペリチドを中止した．同時にドブタミンも漸減し第14病日に中止可能となった．入院時は多臓器不全を認め，血清クレアチニン1.6 mg/dLと上昇していたが，第27病日には1.0 mg/dLとベースラインまで回復した．その後も尿量，体重は安定して経過し，ビソプロロールを漸増，5 mg/日として第28病日目に退院となった（図3, 4）．退院後はトラセミド12 mg，スピロノラクトン50 mgで適正な体液量を保っている．

Point

①体液貯留の症候をもつすべての心不全患者が利尿薬の適応である．
②ループ利尿薬が基本だが，サイアザイド系利尿薬やトルバプタンが効果的な場合もある．
③長期予後の観点から抗アルドステロン薬を使用する．
④低心拍出をきたしている場合は，利尿薬のみでは効果が期待しがたく，強心薬を併用する．右心カテーテルによる血行動態評価が有用である．
⑤利尿薬の漫然とした投与は避けるべきである．

文献
1）循環器病の診断と治療に関するガイドライン（2009年度合同研究班報告）．慢性心不全治療ガイドライン（2010年改訂版）．http://www.j-circ.or.jp/guideline/pdf/

JCS2010_matsuzaki_h.pdf
2) Bayliss J, Norell M, Canepa-Anson R, et al. Untreated heart failure: clinical and neuroendocrine effects of introducing diuretics. Br Heart J. 1987; 57: 17-22.
3) Petersen JS, DiBona GF. Reflex control of renal sympathetic nerve activity during furosemide diuresis in rats. Am J Physiol. 1994; 266: R537-45.
4) Vargo DL, Kramer WG, Black PK, et al. Bioavailability, pharmacokinetics, and pharmacodynamics of torsemide and furosemide in patients with congestive heart failure. Clin Pharmacol Ther. 1995; 57: 601-9.
5) Herchuelz A, Derenne F, Deger F, et al. Interaction between nonsteroidal anti-inflammatory drugs and loop diuretics: modulation by sodium balance. J Pharmacol Exp Ther. 1989; 248: 1175-81.
6) Yancy CW, Jessup M, Bozkurt B, et al. 2013 ACCF/AHA guideline for the management of heart failure: a report of the American College of Cardiology Foundation/American Heart Association Task Force on Practice Guidelines. J Am Coll Cardiol. 2013; 62: e147-239.

（菅野康夫，安斉俊久）

E 大動脈弁疾患による心不全と利尿薬

はじめに

左心室が収縮して全身の血管に血液を送り出すためには大動脈の間に存在する大動脈弁が正常に開放し，閉鎖しなければならない．開放の異常である大動脈弁狭窄症（aortic stenosis：AS）と，閉鎖の異常である大動脈弁閉鎖不全（aortic regurgitation：AR）とでは，原因も病態も治療法も大きく異なるが，最終的な臨床像は過剰かつ持続的な左心室負荷に起因する心不全ということが共通点である．AS も AR も弁膜の修復が根本的な治療であることに変わりないが，体液貯留をコントロールする内科的手段として利尿薬投与は重要であり，外科的手術困難例の慢性期管理や，急性心不全での肺うっ血改善を目的に使用される．弁膜症による圧負荷や容量負荷により心筋障害をきたしている場合が多く，適切なタイミングで適切な種類・量の利尿薬投与を心がける必要がある．

1 大動脈弁狭窄症の病態および利尿薬の適応

AS の三大成因は変性による硬化，二尖弁，リウマチ性である．大動脈弁は加齢による硬化性変化を受けやすく，日本人の平均寿命が83歳に至る高齢化社会を迎えた昨今，変性による硬化性の AS は加速度的に増加している．リウマチ熱の減少によりリウマチ性 AS は減少しているものの，大動脈二尖弁は全人口の 1～2%の頻度で存在し，中年以降早期に石灰化が進み AS に至る．

AS の病態は狭窄による弁抵抗の増大から左室の圧負荷，求心性左室肥大である．代償機転により初期には心拍出量が保たれるが，進行すると慢性的な心筋虚血から収縮性の低下をきたし不全心に陥る．AS の主要症状は狭心痛，失神および心不全といわれる．AS において，心不全は収縮能および拡張能が低下した終末期に出現する症状であり，心不全の出現前に外科的治療が考慮されることが多く，実際に利尿薬が適応となる症例は少ない．ACC/AHA の弁膜症ガイドラインでも，AS における利尿薬は，手術不適応患者に対する肺うっ血症状の改善を目的に行われていると記されている[1]．

2 大動脈弁閉鎖不全症の病態および利尿薬の適応

AR は純粋に弁の異常が原因となるばかりでなく，大動脈弁輪や大動脈基部の拡大，大動脈解離による弁尖の逸脱などさまざまな要因で生じうる（表 1）[2]．拡張期に左室から大動脈へ駆出された血液が拡張期に逆流するため，左室の容量負

表 1 大動脈弁閉鎖不全症の原因

●大動脈弁自体の病変
・先天性二尖弁・四尖弁
・リウマチ性
・感染性心内膜炎
・加齢変性による石灰化
・粘液腫様変化
・心室中隔欠損症
・バルサルバ洞瘤破裂
・外傷性
・開窓部（fenestration）の破綻
・高安病（大動脈炎症候群）
・強直性脊椎炎
・全身性エリテマトーデス
・慢性関節リウマチ
●大動脈基部の異常
・加齢による大動脈拡大
・結合織異常（Marfan 症候群，Ehlers-Danlos 症候群，Loeys-Dietz 症候群）
・大動脈解離，限局解離
・巨細胞性動脈炎
・梅毒性大動脈炎
・ベーチェット病
・潰瘍性大腸炎関連の関節炎
・Reiter 症候群
・強直性脊椎炎
・乾癬性関節炎
・再発性多発軟骨炎
・骨形成不全症
・高血圧症
・ある種の食欲抑制薬

循環器病の診断と治療に関するガイドライン（2011 年度合同研究班報告）．弁膜疾患の非薬物治療に関するガイドライン（2012 年改訂版）
〔http//:www.j-circ.or.jp/guideline/pdf/JCS2012_ookita_h.pdf（2014 年 7 月閲覧）〕

荷をきたす疾患であり，一回拍出量を保つために左室拡大で代償する．長期にわたると左室収縮の低下をきたすとともに，心不全症状を認めるようになる．症候性の重症 AR に対しての基本方針は外科的治療であるが，他の弁膜症同様，急性心不全症例や手術不能例には，心不全によるうっ血改善の目的で利尿薬が適応となる．

3 実際の使用方法

大動脈弁疾患による心不全での利尿薬の使用法は，他の心不全と大きな違いはない．胸部 X 線像でのうっ血，頸静脈怒張や胸腹水，下腿浮腫などの身体所見を総合的に判断し，過剰な体液貯留があるかを正確に診断することが肝要である．使用する利尿薬は通常，フロセミドやアゾセミドといったループ利尿薬の投与から開始する．補助的な処方として K 保持性利尿薬（スピロノラクトンなど），サイアザイド系利尿薬（トリクロルメチアジドなど）を追加する．急性期には Na 利尿作用に加えて前負荷・後負荷軽減作用，心保護効果を有する心房性 Na 利尿ペプチド製剤（カルペリチド）も有用である．無症候者の重度大動脈弁疾患に対する利尿薬投与を支持する報告はこれまでになく，推奨されない．

AS では，利尿薬投与による必要以上の前負荷軽減から，低心拍出および低血圧をきたすことがある．左室肥大で内腔が狭小化するような重症 AS では，利尿薬投与後に循環不全をきたすことがあり，注意が必要である．また AR では，症候性心不全を呈していても，急性増悪期などで左室拡張期圧が上昇し，大動脈拡張期圧との差がなくなることで，AR が重症度に比し過小評価される場合がある．その場合，心不全の改善により拡張期の逆流量が増大してくる．こうしたケースでは左室の遠心性肥大や高度な心筋障害をきたしていることが多い．利尿薬投与の過程で定期的に心エコーを行い，病態評価および利尿薬の投与量を調整する必要がある．

最後に，脳梗塞急性期に発生した急性心不全で，AR を合併した左室低心機能例の症例を呈示する．

症例 80 歳男性

【主訴】 起座呼吸

【既往歴】 高血圧（30 歳），糖尿病（50 歳），大腸癌術後（68 歳），結核性胸膜炎（75 歳），腸閉塞（78 歳）．

【家族歴】 特記事項なし

【現病歴】 2008 年，他院で中等度以上の AR を指摘される．心エコーで LVDd/Ds＝47/33 mm，LVEF＝56%と収縮障害なし．以後心エコーは施行されておらず，高血圧に対する内服加療が施されていた．2012 年 12 月より労作時呼吸困難が出現（NYHA Ⅱ度）したが経過観察されていた．2013 年 2 月 7 日，呂律障害，左不全麻痺を認め，脳梗塞の診断で当院脳内科に入院したが，翌日呼吸困難が出現．同月 11 日には起座呼吸となり，胸部 X 線上肺うっ血著明となり，当科依頼となった．急性心不全と診断し，翌 12 日当科に転科となった．

【入院前治療薬】 ニフェジピン徐放剤 40 mg，テルミサルタン 40 mg，ベンズブロマロン 50 mg，ランソプラゾール 15 mg．

【入院時現症】 身長 166 cm，体重 63 kg，体温 36.1℃，血圧 136/70 mmHg，脈拍 95/分・不整．眼瞼結膜に貧血なし，眼球結膜に黄疸なし．頸部血管雑音なし，頸静脈怒張あり．両側下肺野でラ音聴取．心音 3LSB を最強とする Levine Ⅲ/Ⅵ の拡張期雑音および収縮期雑音を聴取．両側下腿に浮腫を認める．

【血液検査】 WBC 4,100/μL，RBC 423 万/μL，Hb 10.8 g/dL，Hct 34.7%，

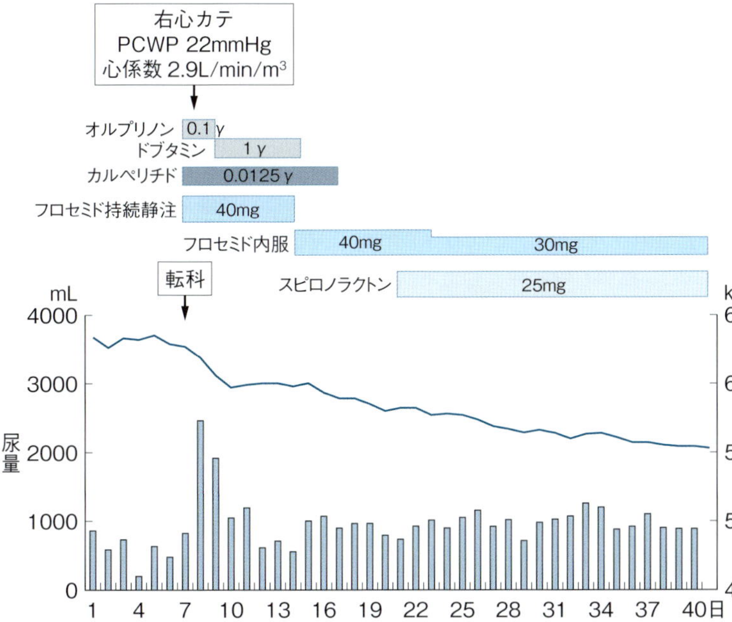

図 1● 症例の経過

入院時　　　　　　退院前

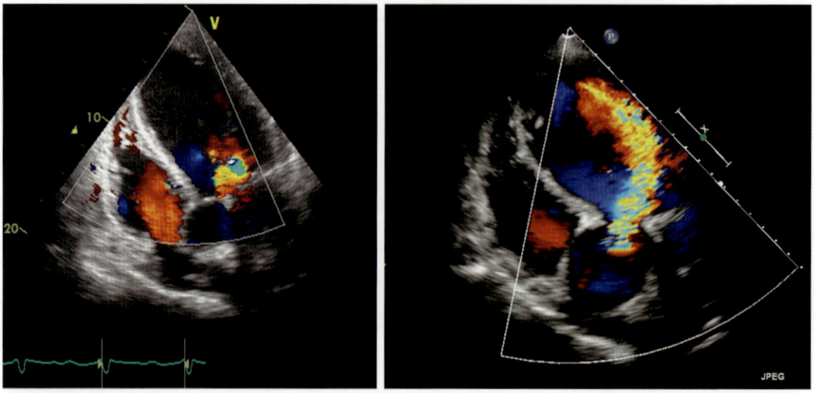

図 2 心エコーの推移

Plt 21.4 万/μL, TP 6.0 g/dL, Alb 3.5 g/dL, T-Bil 0.4 mg/dL, AST 19 U/L, ALT 17 U/L, LDH 205 U/L, γ-GTP 23 U/L, ChE 198 U/L, BUN 32 mg/dL, Cr 1.65 mg/dL, CPK 69 U/L, UA 10.0 mg/dL, Na 142 mEq/L, K 4.6 mEq/L, Cl 108 mEq/L, CRP 0.06 mg/dL, Glu 115 mg/dL, HbA1c 6.5%, BNP 3,052 pg/mL, 血清浸透圧 297 mOsm/L

【尿所見】 浸透圧 377 mOsm/L, Na 94 mEq/L, K 16.6 mEq/L, UN 330 mEq/L, Cr 47 mEq/L, Alb 5.6 mg/L

【心電図】 心房細動リズム, 右軸変位, 心室性期外収縮散発

【胸部 X 線】 CTR 67%, 両側に軽度胸水あり, 肺うっ血像を認める.

【心エコー】 LAD 43 mm, LVDd 77 mm, LVDs 70 mm, LVEF（Simpson 法）20%, IVC: 拡張し呼吸性変動低下, 左室はびまん性に壁運動低下, 少量の心囊液を認める, 大動脈弁逆流は軽度, 心尖部に 2 cm の血栓を疑う高輝度塊状エコーを認める

【右心カテーテル検査（オルプリノン 0.1γ 投与下)】 PCWP 22 mmHg, PA 40/20 mmHg, RVEDP 8 mmHg, RA 6 mmHg, CI（熱希釈法）2.94 L/min/m^3

治療経過

脳梗塞加療中に急性心不全を発症し, 依頼となった症例. 初見時は心エコー上, 重度の左室拡大と低収縮を認め, AR は軽度と判断された. 心尖部血栓を認めており, 塞栓性脳梗塞が考えられた. 脳灌流を保ちながら前負荷, 後負荷軽減

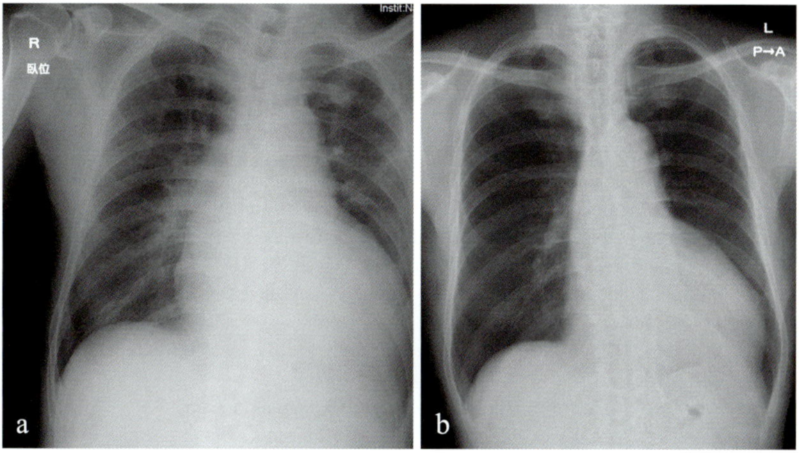

図 3● 入院時（a）および退院時（b）胸部 X 線写真

を行い，適度な利尿が必要と考えられ，強心薬（当初オルプリノン 0.1γ，その後ドブタミン 1γ）併用下でカルペリチド（0.0125γ）およびフロセミドの持続注射を行った．体重および尿量を目安に利尿を図り，1 日最大で 1 kg の体重減少となるように利尿薬を調整した（図 1）．治療反応は良好であり，2 月 21 日（第 10 病日）よりフロセミドを内服に切り替えた．腎機能の安定を確認したうえで 2 月 27 日（第 16 病日）よりスピロノラクトンを導入した．AR 量は急性心不全の改善とともに増大し，退院時心エコーでは重度 AR を呈した（図 2）．退院時には血圧 103/41 mmHg と拡張期圧の低下をきたし，最終的に重度 AR に起因した心不全と診断し，大動脈弁置換術の適応と判断した（図 3）．

退院時治療薬：エナラプリル 5 mg，フロセミド 30 mg，カルベジロール 2.5 mg，スピロノラクトン 25 mg，ワルファリン 4.25 mg，フェブキソスタット 20 mg，ランソプラゾール 15 mg．

Point

①心不全に至る大動脈弁疾患の場合，根本的な治療は外科的手術が基本である．

②AS では利尿薬による過剰な前負荷減少から低心拍出をきたすため注意を要する．

③AR による心不全急性増悪期には，左室拡張期圧が上昇し AR が過小評価される．治療過程で心臓超音波を繰り返し，利尿薬の投与量を調整する必要が

ある.

④心不全を伴うARでは心筋障害をきたしていることが多い. 利尿薬のみで反応が悪ければ強心薬も併用する.

文献
1) American College of Cardiology; American Heart Association Task Force on Practice Guidelines (Writing Committee to revise the 1998 guidelines for the management of patients with valvular heart disease); Society of Cardiovascular Anesthesiologists, Bonow RO, Carabello BA, et al. ACC/AHA 2006 guidelines for the management of patients with valvular heart disease. J Am Coll Cardiol. 2006; 48: e1-148.
2) 循環器病の診断と治療に関するガイドライン (2011年合同研究班報告), 弁膜疾患の非薬物治療のガイドライン (2012年改訂版).
http://www.j-circ.or.jp/guideline/pdf/JCS2012_ookita_h.pdf

（菅野康夫, 安斉俊久）

F　僧帽弁疾患による心不全と利尿薬

はじめに

左心室が全身への血液ポンプとして正常に機能するためには，拡張期の十分な血液流入と，収縮期に血液を左心房への逆流なく大動脈に流出させることが必要である．体内で最も圧の変動が大きい左心室の負荷に耐えるため，僧帽弁は弁膜だけでなく，弁輪，腱索，乳頭筋とで僧帽弁複合体（mitral complex）を形成し（図 1），連携しながら機能を保っている[1]．しかし，僧帽弁複合体を構成するいずれかの異常をきたしても，左心への負荷が発生し心不全の原因となる．

僧帽弁膜症は，拡張期の左室流入が障害される僧帽弁狭窄症（mitral stenosis：MS）と収縮期に左室から左房への逆流が現れる僧帽弁閉鎖不全症（mitral regurgitation：MR）とに分けられ，そのどちらか，または両方がさまざまな程度で合併している．心不全に至るほどの僧帽弁疾患であれば，MS にせよ MR にせよ弁

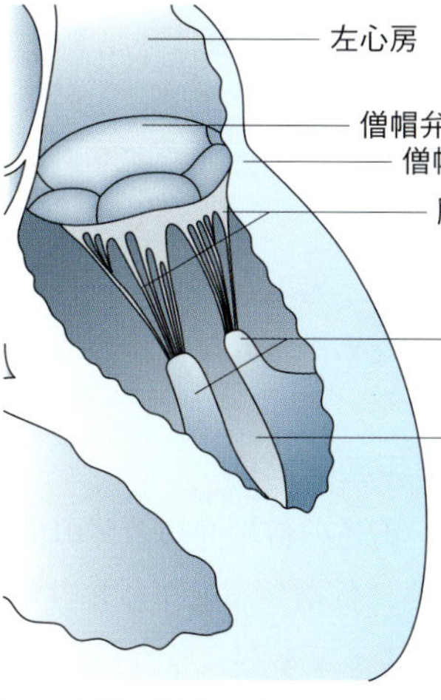

図 1●僧帽弁複合体（mitral complex）

膜を修復する必要があり，最終的なゴールは外科的手術であるが，短時間で体液貯留を是正する方法は内科的治療であり利尿薬であるため，いかなるタイミングでどの利尿薬を使用するかを習熟している必要がある．本稿では，僧帽弁疾患における心不全の病態生理，利尿薬の適応，使用方法について，実際の症例を交えて概説する．

1 僧帽弁狭窄症の病態および利尿薬の適応

本邦におけるリウマチ熱減少の影響を受け，その後遺症として起こるMSはあまりみられなくなった．しかし，高齢に伴う僧帽弁輪石灰化，僧帽弁形成術後，まれではあるが左房粘液腫による僧帽弁狭窄は一定数存在し，今後も減少しないものと考えられる．

僧帽弁の弁口面積は正常で4～5 cm^2であるが，臨床症状を呈するMSは1.5 cm^2以下の中等度となってからである．MSの病態は左室への流入障害に伴う左房の圧負荷であるが，Gorlinの公式によれば拡張期の僧帽弁圧較差は弁口面積の二乗に反比例するため，弁口面積の狭小化により左房圧の程度は加速度的に上昇する．また，圧較差は心拍の二乗にも反比例するため，心拍上昇による左房圧上昇も激烈である．圧の上昇は左房の拡大にて代償をみるが，僧帽弁狭小が進むと限度を越え，肺静脈圧の上昇へとつながる．長期にわたる肺静脈圧の上昇は肺血管抵抗の上昇から肺高血圧をきたし，最終的に右心不全へと進展する．また，併存する三尖弁閉鎖不全の影響も受け，全身浮腫や肝腫大の右心不全徴候が出現する．

MSに伴う肺うっ血症状と静脈性浮腫の改善の治療は利尿薬が第1選択である．利尿薬としてはループ利尿薬（フロセミド，アゾセミド）が効果的で好んで使用され，中等度までのMS（弁口面積>1.0 cm^2）ではβ遮断薬と併用することで心不全症状のコントロールは可能な場合が多い．しかし，MSでは左室流入の制限により低心拍出をきたしていることが多く，過度な利尿薬投与により体液量低下から，血圧低下や腎機能悪化が出現するため，十分に注意する必要がある．

2 僧帽弁閉鎖不全症の病態および利尿薬の適応

MSと比しMRの成因は多彩である．前述の僧帽弁複合体の構成要素いずれの異常でもMRの原因となりうる．つまり，僧帽弁逸脱など弁自体の異常，弁輪の拡大，腱索の異常や乳頭筋の収縮不全によっても起こりうる[2)]（表1）．また，左室拡大による心尖部方向への弁尖の偏位（tethering）が重度なMRを生むことがあ

表 1● 僧帽弁閉鎖不全症の主な原因

炎症性（inflammatory）	リウマチ性 SLE 強皮症
変性（degenerative）	粘液腫様変性 Marfan 症候群 Ehlers-Danlos 症候群 弾性線維性仮性黄色腫 僧帽弁輪石灰化
感染性（infective）	感染性心内膜炎
構造的（structural）	腱索断裂 乳頭筋不全 僧帽弁輪拡大・左室腔拡大 肥大型心筋症 置換弁機能不全
先天性（congenital）	僧帽弁 cleft パラシュート僧帽弁

（Otto CM, Bonow RO. Valvular Heart Disease. In：Bonow RO, et al, editors. Braunwald's Heart Disease：A Textbook of Cardiovascular Medicine. 9th ed. Philadelphia：Saunders, Elsevier；2011. p.1468-530[2]より）

り，機能性 MR とよばれる．

MR がある場合，左室収縮により，低圧系の左房の方が高圧系の大動脈へ駆出するよりも仕事量が少なくてすむ．したがって，重度の MR が存在したとしても，はじめは前方駆出を保つため左室収縮を増強して代償する．しかし，長期にわたる重症 MR では，左室拡大により前方駆出を保つようになり，その結果，心室の伸展から左室心筋障害をきたす．左房の拡大も圧上昇を防ぐ代償機構として働く．しかし，非代償期になると，左室収縮性が低下し左房圧が上昇し，肺静脈圧の上昇，肺うっ血がみられるようになり，最終的に心不全をきたすことになる．症候性の重度 MR では，MS と同様，僧帽弁や弁輪などに対する手術を行うことが根本的な解決策である．しかし，手術の適応とならない症例や，手術までの心不全改善の方策としては，血管拡張薬などによる後負荷の軽減や，利尿薬や硝酸薬による前負荷の軽減があげられる．特に，重度 MR 症例は前方駆出を保つため前負荷が過剰となっていることが多いため，ループ利尿薬などで前負荷を減らし，肺うっ血の軽減をはかることがきわめて有用である．機能性 MR では，循環血液量増加自体が MR の悪化，心不全の悪化を惹起するため，利尿薬を用い過剰な体液を軽減することで，MR が改善するとともに心不全が軽快する．

MR が急性増悪した場合，左房拡大での代償機転が乏しいため，容易に左房圧が上昇する．利尿薬による前負荷軽減も有効であるが，重症な場合，結果として心拍出が保てなくなる場合がある．その場合，内科的治療ではコントロール困難であり，IABP などの機械補助や緊急外科手術を考慮する．

3 実際の使用方法

前述のとおり，心不全を伴う僧帽弁膜症に対する基本的治療は外科的治療であるため，利尿薬を使用する状況は，急性心不全による肺うっ血や浮腫の改善，外科手術につなぐまでの心不全コントロール，手術困難例にやむをえず薬物療法でコントロールを行う場合に限られる．使用する利尿薬の種類は，通常の心不全治療に準じ，フロセミド，アゾセミド，トラセミドなどループ利尿薬，K 保持性利尿薬，サイアザイド系利尿薬の組み合わせとなる．急性増悪の場合，フロセミドの静脈注射が基本であるが，利尿作用のみならず，血管拡張作用による前負荷・後負荷軽減および心保護効果を有するカルペリチド（心房性 Na 利尿ペプチド）も効果的である[3,4]．治療目標としては体液量のコントロールであり，尿量や体重を指標にしながら体液貯留の程度に応じて利尿薬の投与量を調節する．過度や長期にわたる高用量の利尿薬投与は，電解質バランスの異常や腎機能の悪化を招く．また低心拍出の出現に注意を払うことが必要である．

症例 78 歳女性

【主訴】 労作時呼吸困難

【既往歴】 子宮筋腫手術（59 歳），高血圧症

【家族歴】 特記事項なし

【現病歴】 1992 年心雑音を指摘され精査．心エコーで僧帽弁逸脱による重度 MR を認めたが，左室拡大なく収縮は保たれていた．自覚症状がなかったため経過観察された．2010 年 5 月より労作時の呼吸困難（NYHA Ⅱ度）および下腿浮腫を認め，近医で適宜フロセミド内服を処方されていた．2012 年 8 月より労作時呼吸困難の増悪，下腿浮腫の増悪を認め，フロセミド 80 mg/日の投与で対応するも改善なく，2013 年 1 月当院に紹介された．外来での胸部 X 線で両側胸水を認め，心エコーで重度 MR，左室拡大，中等度の肺高血圧を認めた．心不全加療および今後の手術検討を目的に 3 月 29 日，NYHA 心機能分類Ⅳの状態で入院となった．

【入院前主要内服薬】 エナラプリル 2.5 mg，ワルファリン 2 mg，フロセミド 80 mg

【入院時現症】 身長 157 cm，体重 57 kg，体温 37.1℃，血圧 110/76 mmHg，脈拍 86/分・不整，酸素飽和度 88%（室内気）．意識清明，眼瞼結膜に貧血なし，眼球結膜に黄疸なし．頸部血管雑音なし，頸静脈怒張あり．両側下肺野でラ音聴取．心音 3 音を聴取，心尖部を最強とする Levine Ⅳ/Ⅵの汎収縮期雑音を聴取．体幹浮腫著明，両側下腿に著明な浮腫を認める．

【血液検査】 WBC 5,300/μL，RBC 361 万/μL，Hb 11.8 g/dL，Hct 36.8%，Plt 9.1 万/μL，TP 6.5 g/dL，Alb 3.4 g/dL，T-Bil 0.8 mg/dL，AST 31 U/L，ALT 26 U/L，LDH 264 U/L，γ-GTP 96 U/L，ChE 361 U/L，BUN 13 mg/dL，Cr 0.56 mg/dL，CPK 71 U/L，UA 5.8 mg/dL，TC 125 mg/dL，TG 56 mg/dL，Na 143 mEq/L，K 3.1 mEq/L，Cl 103 mEq/L，CRP 0.82 mg/dL，Glu 116 mg/dL，HbA1c 5.7%，BNP 750 pg/mL，血清浸透圧 295 mOsm/L

【尿所見】 浸透圧 364 mOsm/L，Na 85 mEq/L，K 19 mEq/L，UN 285 mg/dL，Cr 40 mg/dL，Alb 8.2 mg/L，β_2MG 175 mg/L

【心電図】 心房細動リズム，右軸変位，心室性期外収縮散発

【胸部 X 線】 CTR 75%，両側に胸水あり，著明な肺うっ血像を認める．

【心エコー】 LAD 53 mm，LVDd 68 mm，LVDs 49 mm，LVEF（Simpson 法）50%，後尖 middle scallop の逸脱を認め，同部より重度僧帽弁逆流を認める，軽

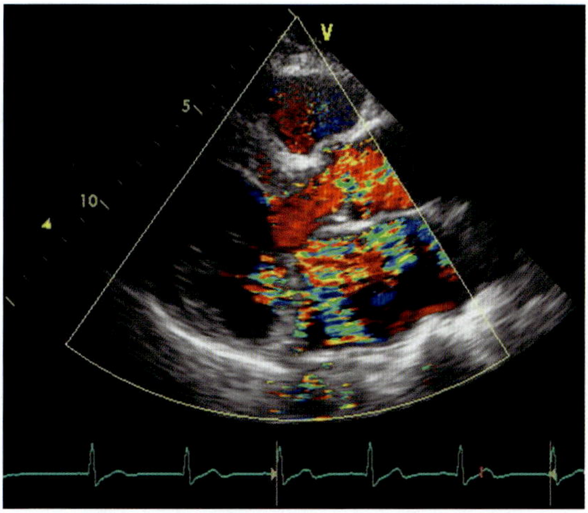

図 2 入院時心エコー検査
僧帽弁後尖逸脱による重度僧帽弁閉鎖不全症を認め，左室拡大および収縮能低下（LVDd/Ds＝68/49 mm，LVEF＝50%）を認めていた．左房拡大（LA 径 49 mm）あり．三尖弁逆流圧較差 50 mmHg と肺高血圧を呈していた．

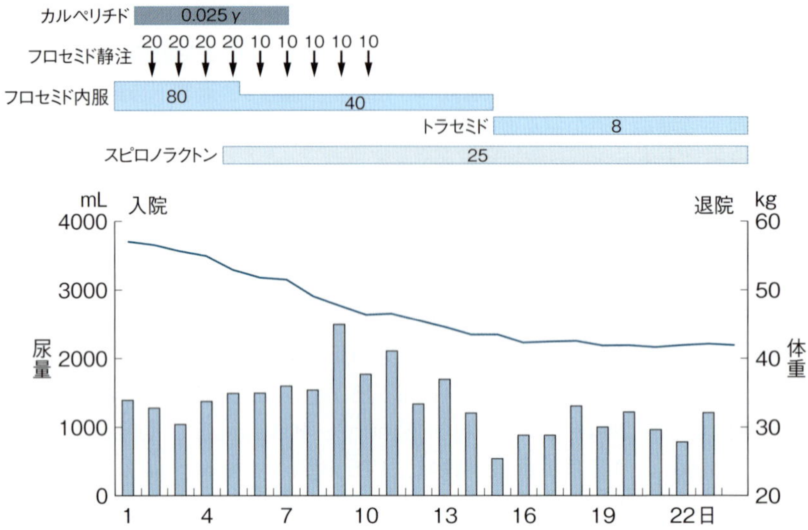

図 3 症例の経過

度三尖弁逆流を認める，TRPG 50 mmHg，IVC：拡張し呼吸性変動なし

治療経過

心エコーで，僧帽弁逸脱による重症 MR と診断（図 2）．両心不全に伴う肺うっ血および全身浮腫著明であった．NYHA Ⅳ度の症候性心不全であり，入院前のフロセミド 80 mg にフロセミド 20 mg/日の静脈注射，カルペリチド 0.025γ の持続点滴を追加した．低 K 血症の合併を認め，経口 K 製剤に加えてスピロノラクトン 25 mg/日を追加した．利尿薬の反応は良好であり．尿量と体重を目安に利尿薬を漸減し，体重 42 kg（入院時から 15 kg 減少）程度で安定化した．外科手術の必要な弁膜症と判断し，心不全の軽快後，僧帽弁形成術＋三尖弁輪縫縮術＋メイズ手術＋左心耳閉鎖術を行った．術後は経過良好である（図 3，4）．

Point

①僧帽弁膜症による心不全では，外科的手術が最終的な治療方針となり，利尿薬投与は急性心不全の改善や手術適応とならない症例でのうっ血改善に限られる．

②最も効果の期待できるループ利尿薬が多くの場合適応となるが，抗アルドステロン薬やサイアザイド利尿薬も併用される．急性心不全ではカルペリチド

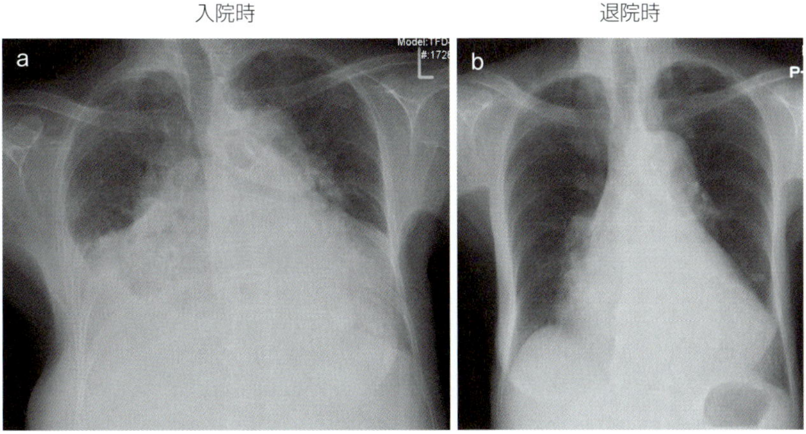

図 4● 胸部 X 線

も有効である．

③低心拍出への留意を怠らない．利尿薬のみでなく，強心薬の併用や外科手術が必要となることもある．

④機能性 MR では利尿薬で体液量を減らすことにより，逆流自体が軽減することが多い．

文献

1) McCarthy KP, Ring L, Rana BS. Anatomy of the mitral valve: understanding the mitral valve complex in mitral regurgitation. Eur J Echocardiogr. 2010; 11: i3-9.

2) Otto CM, Bonow RO. Valvular Heart Disease. In: Bonow RO, Mann DL, Zipes PD, et al, editors. Braunwald's Heart Disease: A Textbook of Cardiovascular Medicine. 9th ed. Philadelphia: Saunders, Elsevier; 2011. p.1468-530.

3) Saito Y, Nakao K, Nishimura K, et al. Clinical application of atrial natriuretic polypeptide in patients with congestive heart failure: beneficial effects on left ventricular function. Circulation. 1987; 76: 115-24.

4) Munzel T, Drexler H, Holtz J, et al. Mechanisms involved in the response to prolonged infusion of atrial natriuretic factor in patients with chronic heart failure. Circulation. 1991; 83: 191-201.

（菅野康夫，安斉俊久）

G 三尖弁疾患による心不全と利尿薬

はじめに

三尖弁は右房と右室の間に位置する，右心系の房室弁である．したがって，三尖弁の異常により生じる病態は右心機能の障害であり，右房圧上昇から体静脈系のうっ血をきたし，肝腫大や末梢浮腫などの右心不全症状が主たる徴候である．単独の三尖弁疾患では，通常は肺うっ血などの左心不全症状は起こさないが，左心と右心は同一の心嚢に包まれており，拡張した右心系が左心系を圧排して左房圧上昇の原因となりうる（右-左相互作用）ことや，三尖弁疾患に僧帽弁疾患がしばしば合併するため，右心系だけの問題ではない場合が多い．

右心不全の症候は体液貯留症状が主であり，利尿薬の適切なコントロールが重要である．三尖弁狭窄症（TS）と三尖弁閉鎖不全症（TR）とがあるが，TSの頻

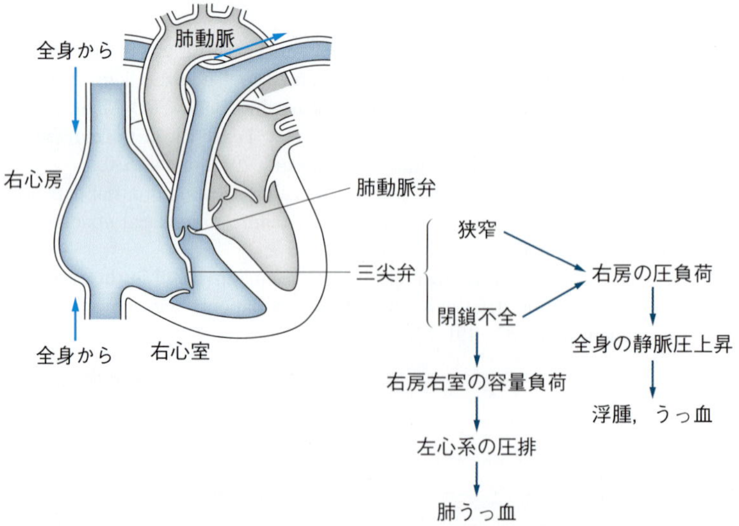

図1●三尖弁疾患の病態生理

度はまれであり，本稿では TR における利尿薬の使用を中心に述べる．

1 三尖弁狭窄症の病態および利尿薬の適応

TS の成因は，ほとんどがリウマチ性である．しかし，三尖弁のみが単独で狭窄することはほとんどなく，大抵は僧帽弁病変や大動脈弁病変を有する．その他に右房内腫瘤，カルチノイド症候群，感染性心内膜炎などが原因となる．また，生体弁による人工弁置換後の機能不全により TS となり，問題となることがある．

右心房への負荷から全身のうっ血をきたすことが本態である（図 1）．症状に応じて利尿薬を調節して体液コントロールをすることが目標となるが，MS と同様，進行例では交連切開術や弁置換が必要となる．

2 三尖弁閉鎖不全症の病態および利尿薬の適応

僧帽弁同様，弁自体の器質的変化によって起こるもの（器質性，Primary TR）と，右室の圧負荷や容量負荷から弁尖の接合不全が起こることに起因するもの（機能性，Secondary TR）がある．前者にはリウマチ性弁膜症，感染性心内膜炎，カルチノイド症候群，三尖弁逸脱，Ebstein 病，三尖弁手術後の逆流再発があげられる．また，右心系は前胸部に位置するため，交通事故など体外からの衝撃により腱索が断裂し，TR の原因となることがある．Primary TR と比較して頻度が多いのが Secondary TR である．左心系疾患に続発する場合や，心房中隔欠損，

表 1 三尖弁閉鎖不全症の原因

器質性（Primary TR，25%）
リウマチ性 粘液腫状変化 Ebstain 病 心内膜心筋線維症 感染性心内膜炎 カルチノイド症候群 外傷性 医原性（ペースメーカー留置後，右室生検後など）
機能性（Secondary TR，75%）
左心系疾患に伴うもの 肺高血圧（肺疾患，肺血栓塞栓症，シャント疾患など） 右室機能障害（心筋症，右室梗塞など）

（Rogers JH, et al. Circulation. 2009；119：2718-25[1]を改変）

肺高血圧症，右室梗塞といった右室負荷疾患に合併する場合がある．高齢者の心房細動では房室弁輪の拡大から三尖弁尖の接合不全が起こり，重度の TR を呈することがある[1)]（表 1）．

重症 TR では右房圧が上昇し，全身の静脈圧が上昇する．そのため，組織間質への水分の移動と貯留が起こり，下腿浮腫，肝腫大，腹水などの体液貯留を認める．また長期的な TR では，右室の容量負荷から右室収縮能の低下をきたし，右心不全に至る（図 1）．

左心系の弁膜症を手術する際に，中等度以上の TR があれば三尖弁縫縮術を追加する[2)]．三尖弁のみの外科手術は，比較的リスクが高く長期成績が良好でないため，内科的治療でコントロール困難な場合に考慮されることが多い．内科的治療としては利尿薬投与が中心であり，すべての症候性体液貯留に適応となる．しかし，潜在的に右心機能が低下していることが多く，利尿薬の過量投与は心拍出の低下を招くため，全身状態を把握しながら適切量を投与することが望ましい．

3 実際の使用方法

右心の容量負荷により全身のうっ血および浮腫が主な症状となるため，利尿薬治療が中心となる．利尿薬の種類としては，第 1 選択としては利尿効果の優れるループ利尿薬（フロセミド，アゾセミド，トラセミドなど）である．ループ利尿薬だけでは効果が不十分な場合，サイアザイド系利尿薬を併用する．これらの利尿薬では低 K 血症をきたすことが多く，K 保持性利尿薬を追加する．長期にわたる治療になると，従来の利尿薬で抵抗性が出現することが問題となる．その場合，バソプレシン V_2受容体拮抗薬で水利尿薬のトルバプタンが有用なことがある．重症 TR では利尿薬により前負荷の減少から低心拍出をきたすことがあり注意を必要とするが，トルバプタンは，水分のみを排出するため電解質異常や腎機能への影響をきたしにくく，比較的安全に使用可能と考えられる[3)]．

症例 74 歳女性

【主訴】 腹部膨満，下腿浮腫

【既往歴】 子宮筋腫手術（46 歳），2 型糖尿病（59 歳～），変形性股関節症手術（66 歳）

【家族歴】 特記事項なし

【現病歴】 1985 年より下腿浮腫が出現した．同年当院で精査加療され，重度僧帽弁閉鎖不全症に対して僧帽弁置換術（機械弁）を施行．同時に Kay 法による三尖弁形成術が施行された．以降安定していたが，1999 年心不全のため入院し，内科的加療で軽快．この際には三尖弁逆流は中等度であった．2011 年に前失神状態で入院となり，有症候の約 6 秒の洞停止を認め永久ペースメーカー植込みとなった．2013 年 5 月，6 月に右心不全に伴う下腿浮腫，腹水，食思不振のため入院．重度の三尖弁逆流を認め，利尿薬を調整して退院となった．退院後早期に 4 kg の体重増加，腹部膨満，下腿浮腫などの症状を認めるようになり，7 月 12 日に入院となった．

【入院前主要内服薬】 スピロノラクトン 25 mg，フロセミド 40 mg，ジゴキシン 0.125 mg

【入院時現症】 身長 145 cm，体重 46 kg，体温 36.5℃，血圧 131/60 mmHg，脈拍 70/分・不整，酸素飽和度 97%（室内気）．意識清明，眼瞼結膜に貧血なし，眼球結膜に黄疸なし．頸部血管雑音なし，頸静脈怒張あり．両側下肺野でラ音聴取．心音 3 音を聴取，4LSB を最強とする Levine Ⅳ/Ⅵ の汎収縮期雑音を聴取（Rivero-Carvallo 徴候あり）．腹部膨隆あり，肝脾腫なし，両側下腿に浮腫を認める．

【血液検査】 WBC 3,800/μL，RBC 330 万/μL，Hb 10.6 g/dL，Hct 32.3%，Plt 14.6 万/μL，TP 7.3 g/dL，Alb 4.0 g/dL，T-Bil 0.7 mg/dL，AST 32 U/L，ALT 16 U/L，LDH 345 U/L，γ-GTP 52 U/L，BUN 29 mg/dL，Cr 1.01

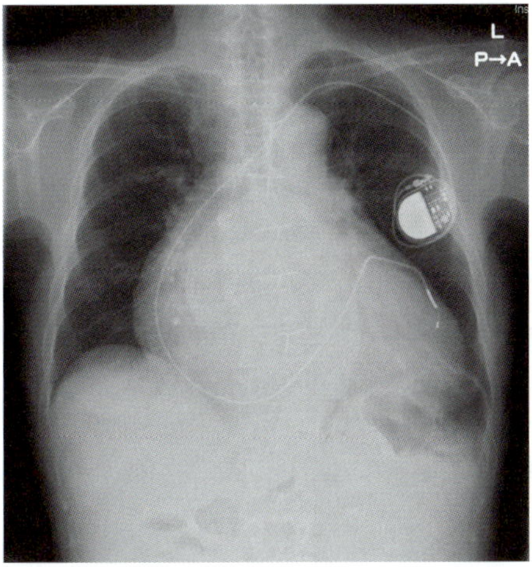

図 2 入院時胸部 X 線
CTR 75%と著明な心拡大を認めた．

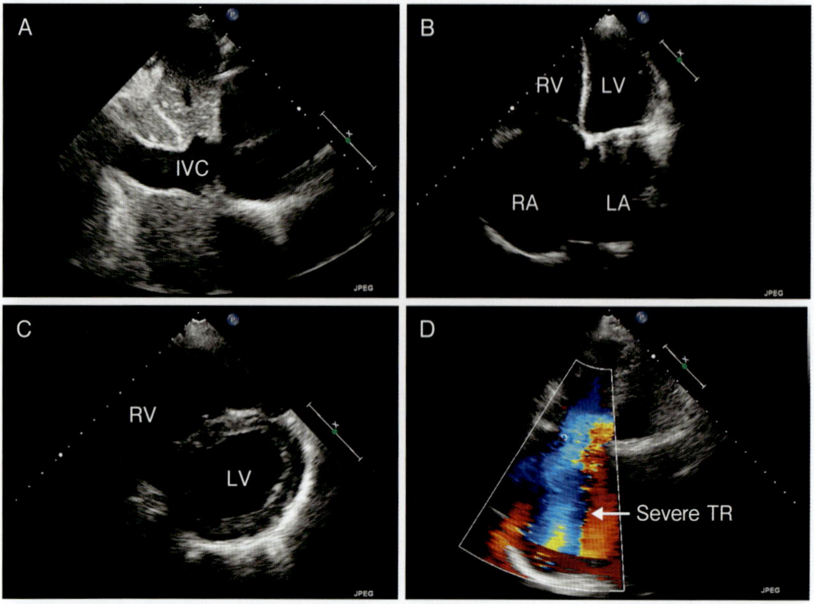

図 3● 入院時心エコー
A: 下大静脈 (IVC) は 25 mm と拡張し, 呼吸性変動を認めなかった.
B〜D: 右心系の拡大および重度の三尖弁閉鎖不全を認めた.

mg/dL, CPK 149 U/L, UA 7.5 mg/dL, TC 171 mg/dL, TG 69 mg/dL, Na 136 mEq/L, K 4.3 mEq/L, Cl 99 mEq/L, CRP 0.10 mg/dL, Glu 72 mg/dL, HbA1c 6.7%, BNP 59 pg/mL, 血清浸透圧 292 mOsm/L

【尿所見】 浸透圧 384 mOsm/L, Na 81 mEq/L, K 17 mEq/L, UN 230 mg/dL, Cr 25 mg/dL, Alb 5.5 mg/L, β_2MG 21 mg/L

【心電図】 調律は心房細動＋心室ペーシング, 心拍数 60/分.

【胸部 X 線】 CTR 75%, 両側に胸水明らかでない, 肺野うっ血なし (図 2).

【心エコー】 LAD 66 mm, LVDd 43 mm, LVDs 37 mm, LVEF (Simpson 法) 47%, 僧帽弁置換後, 置換弁 (機械弁) 不全なし, 軽度三尖弁逆流なし, 中等度大動脈弁逆流, 重度三尖弁逆流を認める, TRPG 25 mmHg, IVC 25 mm と拡張し呼吸性変動なし (図 3).

【腹部エコー】 肝表面, ダグラス窩, モリソン窩に腹水中等量認める.

治療経過

1 カ月間という短期間で 3 回の右心不全で入院となった患者である. 入院後フ

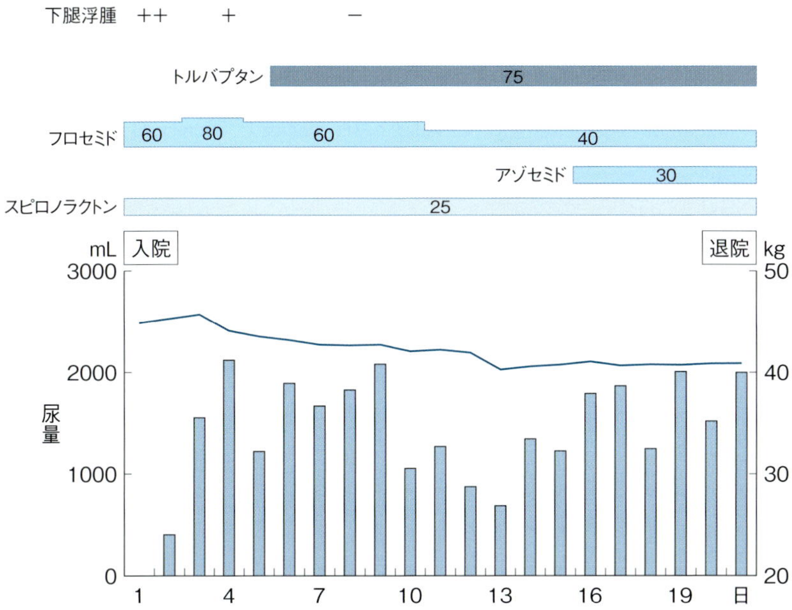

図4● 症例の経過

ロセミド40 mgより80 mg内服に増量したところ利尿が得られ，46 kgから43 kgまで体重減少を認めたが，効果は不十分でありトルバプタンを追加した．トルバプタン7.5 mgによりさらに利尿が得られ，体重は40 kgまで低下し，下腿浮腫および腹水の改善を認めた．ループ利尿薬の調整（最終的にフロセミド40 mgとアゾセミド30 mgの併用），スピロノラクトン継続，トルバプタン継続で退院となった（図4）．退院時の体重は40.5 kgであった．退院後4カ月が経過しているが，現在のところ体重増加はなく，外来で経過観察中である．

Point

①左心系弁膜症の手術の際，中等度以上のTRがあれば，弁輪縫縮術を追加する．単独の三尖弁疾患では外科手術を施行されることは少なく，内科的治療が中心となる．

②右心不全による体液貯留が主症状であり，利尿薬を中心に使用する．

③ループ利尿薬が中心となるが，長期的な使用となるため，利尿薬抵抗性をきたすことが少なくない．その場合，トルバプタンが有効な可能性がある．

文献 1) Rogers JH, Bolling SF. The tricuspid valve: current perspective and evolving management of tricuspid regurgitation. Circulation. 2009; 119: 2718-25.

2) American College of Cardiology; American Heart Association Task Force on Practice Guidelines (Writing Committee to revise the 1998 guidelines for the management of patients with valvular heart disease); Society of Cardiovascular Anesthesiologists, Bonow RO, Carabello BA, et al. ACC/AHA 2006 guidelines for the management of patients with valvular heart disease. J Am Coll Cardiol. 2006; 48: e1-148.

3) Hobbs RE, Tang WH. Vasopressin receptor antagonists in heart failure. Recent Pat Cardiovasc Drug Discov. 2006; 1: 177-84.

(菅野康夫，安斉俊久)

H 頻脈性および徐脈性心不全における利尿薬の使い方

はじめに

多くの器質的心疾患は脈拍の異常を伴う．脈拍異常のみが原因となって発症する心不全は多くないが，基礎疾患の有する心臓に脈拍異常が加わると，増悪因子として働き容易に心不全となる．つまり，頻脈や徐脈は心不全の誘因であり増悪因子として作用する．脈拍異常が原因の場合，心不全の治療は利尿薬よりも脈拍のコントロールとなるが，一度心不全で体液貯留を呈した場合，初期の利尿薬投与で心負荷が軽減し，心拍に対する治療が容易になる．本稿では，頻脈性および徐脈性心不全での利尿薬の役割と使い方について概説する．

1 頻脈性心不全の病態および利尿薬の適応

長期にわたり顕著な心拍数増加状態が持続すると心不全をきたしうる．特に基礎心疾患がある場合，交感神経系の活性化により頻拍をきたし，さらに心不全を悪化させる．心房細動などの調律異常がある場合，血行動態的にも心不全には不利である．

明らかな基礎心疾患がなくとも，上室性頻拍や心室性不整脈頻発が，心機能低下を惹起する．頻拍停止により心機能が回復する場合があり，頻拍誘発型心筋症（tachycardia-induced cardiomyopathy）とよばれる．この場合，特に洞調律に戻し維持することや，脈拍数をコントロールすることが重要であり，利尿薬はそれほど必要ではない．しかし，急性心不全発症が初発のことも多く，心機能が実際に回復したことをもって頻拍誘発型心筋症と診断される場合が多い[1)]．

一方，心不全発症の結果頻拍となっている場合，生体の代償機構としての反応であるため，心不全治療が先決である．心不全による体液貯留が強い場合，利尿薬の適応になり，うっ血解除により心負荷が軽減し，心拍コントロールが容易になる場合も多い．しかし，心不全の結果出現した頻拍自体が心不全増悪にも関与するため，調律コントロールや脈拍コントロールによる適度な徐拍化が必要なこともある．利尿薬の過量投与は，血管内脱水により脈拍上昇のトリガーにもなりうるため，血管内ボリュームの評価が大事である．また利尿薬投与による低K血症などの電解質異常が調律異常や心室性不整脈の一因となることがあり，血液検査でのモニタリングが有用である．

2 徐脈性心不全の病態および利尿薬の適応

心拍出量は，一回拍出量と心拍数の積で規定される．したがって高度な徐脈では心拍出量の低下をきたす．通常は徐脈になると左室が拡大し，一回拍出量を増加させる代償機構が働くが，拡張障害を伴う場合や，急性に出現した徐脈の場合，代償が追いつかずに心不全になりやすい．また，房室ブロックや心房細動に伴う徐脈では，心房機能が生かせず一回拍出量が減少するため，一層心不全になりやすい．

高度な徐脈が心不全の原因となっている場合，心臓ペースメーカーの使用など脈拍に対する治療が根本的であり，利尿薬は補助的な役割にすぎない．うっ血が強い場合，一時的に利尿薬が使用されうるが，通常，ペースメーカー留置により速やかに心不全の改善をみる[2)]．

3 実際の使用方法

最も大事なのは，病歴や臨床所見から何が原因で何が結果なのかをしっかりみきわめることである．判断に苦慮する場合は極端な利尿を避け，治療反応をみながら臨機応変に対応する柔軟さが必要である．心不全の原因が脈の異常である場合，通常利尿薬はほとんど不要である．脈拍や調律をコントロールする薬剤や電気的除細動，ペースメーカーの留置により心不全の回復が期待できる．心不全が原因で脈拍異常（多くは頻拍である）を認める場合，体液貯留の程度に応じて利尿薬を用い volume control を行う．左室低収縮を伴う心不全（HFrEF）で頻拍を認める場合，安易にβ遮断薬や非ジヒドロピリジン系Ca拮抗薬（ベラパミル，ジルチアゼムなど）を用いると，その陰性変力作用により心不全の悪化を招くため注意が必要である．一方，左室収縮不全を伴わない心不全（HFpEF）での頻拍は，LV filling time の短縮により容易に左室拡張末期圧が上昇するため，とりわけ脈拍コントロールが大事である[3)]．

症例　83歳女性

【主訴】 呼吸困難，下腿浮腫

【既往歴】 肺結核（23歳），右遊走腎手術（30歳），子宮筋腫手術（48歳），高血圧症（52歳～），脂質異常症（52歳～）

【家族歴】 特記事項なし．

【現病歴】 1985年頃より高血圧のため近医で加療されていた．2006年よりNYHA Ⅱ度の心不全症状があり当院に紹介受診．高血圧性心疾患として経過観察された．2011年12月，心不全で当院に入院．内服調整で軽快した．2012年8月末より軽労作で息切れを認めるようになる（NYHA Ⅲ度）．増悪するため9月9日にかかりつけ医を受診．著明な頻呼吸，頸静脈怒張，下腿浮腫を認め，また，脈拍150/分以上の頻拍性心房細動を呈していた．慢性心不全の急性増悪と考えられNYHA Ⅳ度の状態で当院に搬送された．

【入院時現症】 身長149 cm，体重45 kg，体温36.7℃，血圧125/73 mmHg，脈拍152/分・不整，酸素飽和度92%（室内気）．意識清明，眼瞼結膜に貧血なし，

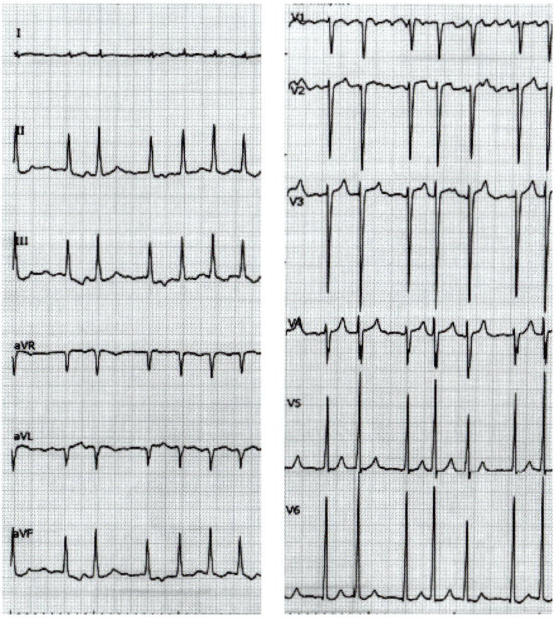

図1● 心電図（入院時）
心房細動，心拍数152/分

眼球結膜に黄疸なし．頸部血管雑音なし，頸静脈怒張あり．両側下肺野でラ音聴取．心音 3 音を聴取，4LSB を最強とする Levine Ⅱ/Ⅵの汎収縮期雑音を聴取．肝触知せず，両側下腿に浮腫を認める．

【血液検査】 WBC 5,100/μL，RBC 361 万/μL，Hb 9.3 g/dL，Hct 28.6%，Plt 22.5 万/μL，TP 6.0 g/dL，Alb 3.7 g/dL，T-Bil 0.3 mg/dL，AST 34 U/L，ALT 24 U/L，LDH 213 U/L，γ-GTP 23 U/L，ChE 184 U/L，BUN 49 mg/dL，Cr 1.36 mg/dL，CPK 106 U/L，UA 9.3 mg/dL，TC 147 mg/dL，TG 91 mg/dL，Na 144 mEq/L，K 4.5 mEq/L，Cl 112 mEq/L，CRP 0.50 mg/dL，Glu 120 mg/dL，HbA1c 5.2%，BNP 866 pg/mL，血清浸透圧 311 mOsm/L．

【尿所見】 浸透圧 486 mOsm/L，Na 112 mEq/L，K 17 mEq/L，UN 551 mg/dL，Cr 35 mg/dL，Alb 15 mg/L，β_2MG 851 mg/L．

【心電図】 心拍 152/分，心房細動リズム，ST-T 変化を伴う左室肥大（図 1）．

【胸部 X 線】 CTR 72%，両側に胸水あり，肺うっ血像を認める（図 2）．

【心エコー】 LAD 47 mm，LVDd 46 mm，LVDs 33 mm，IVS 12 mm，PW 12 mm，LVEF（Simpson 法）40%，中等度僧帽弁逆流を認める，軽度三尖弁逆流を認める，TRPG 33 mmHg，IVC：径 22 mm と拡張し呼吸性変動なし．

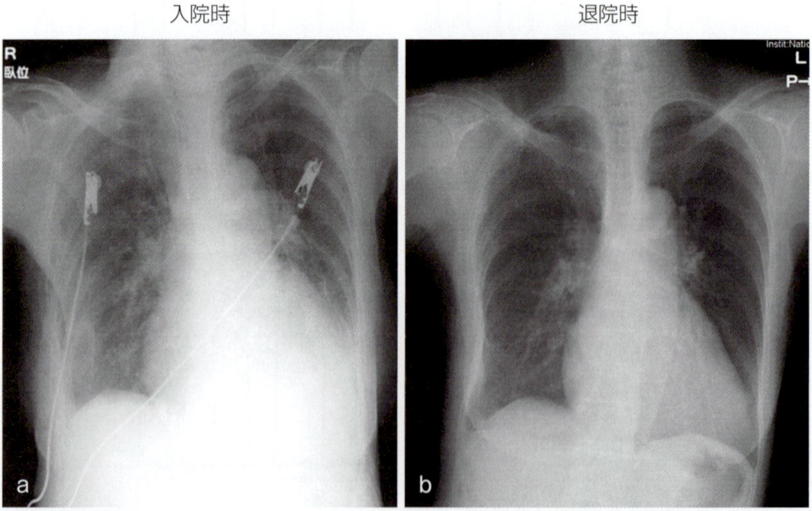

図 2●胸部 X 線

JCOPY 498-11702

治療経過

高血圧性心疾患をベースとし，頻拍性心房細動を契機に急性心不全となったものと判断した．利尿薬はフロセミド 10 mg を静注し，少量のカルペリチド 0.08γ，内服でのトラセミド，スピロノラクトンを用いた．ジギタリス製剤（初日ジゴキシン 0.25 mg 静注，第 2 病日以降メチルジゴキシン 0.1 mg 内服）で脈拍数のコントロールをしたところ，速やかに呼吸困難や下腿浮腫など心不全症状の改善を認めた．フロセミドは初日のみの投与で，カルペリチドは 3 日の投与で終了した．トラセミドは内服 8 mg 投与で開始したが，第 5 病日より 2 mg に減量し維持量とした．スピロノラクトンは継続した．第 8 病日より，心拍数コントロールを目的にカルベジロール 2.5 mg を開始し漸増，10 mg まで増量したところで退院となった（図 3）．心拍数は 60〜70/分で安定した．心エコーでの左室駆出率は入院時 35％より退院時 60％と正常化を確認した．

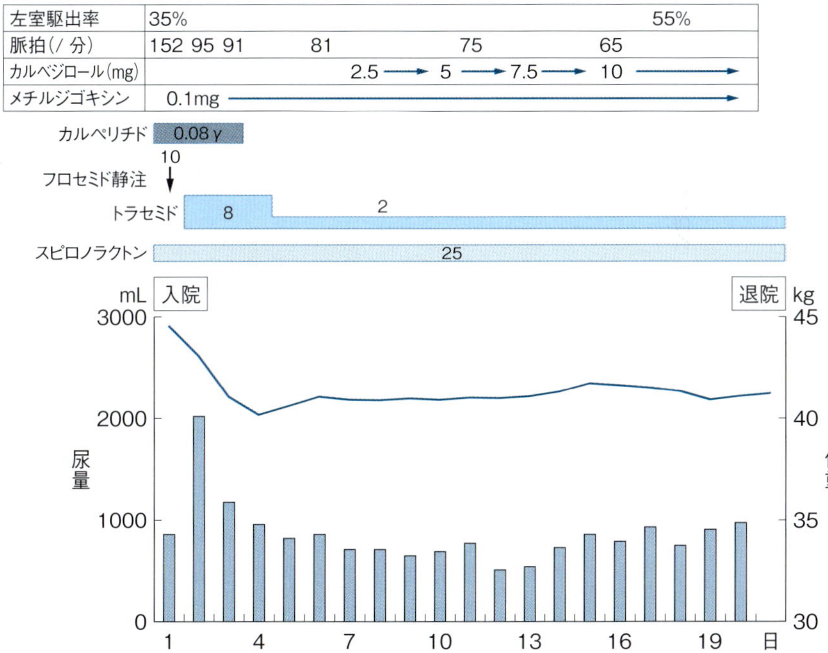

図 3 症例の経過

Point

①脈拍数の異常が心不全の原因であるか結果であるかをみきわめる.

②心不全の原因となっていると考えられる場合は，ペースメーカー留置や頻拍に対する治療を優先し，利尿薬投与は最小限でよい.

③心不全の結果頻拍となっている場合は，心不全の治療が優先される．うっ血に対して利尿薬は有効であり，心不全の改善に伴って頻拍が改善することが期待される.

文献

1) Khasnis A, Jongnarangsin K, Abela G, et al. Tachycardia-induced cardiomyopathy：a review of literature. Pacing Clin Electrophysiol. 2005；28：710-21.

2) Epstein AE, Dimarco JP, Ellenbogen KA, et al；American College of Cardiology/American Heart Association Task Force on Practice；American Association for Thoracic Surgery；Society of Thoracic Surgeons. ACC/AHA/HRS 2008 guidelines for Device-Based Therapy of Cardiac Rhythm Abnormalities：executive summary. Heart Rhythm. 2008；5：934-55.

3) Borlaug BA, Paulus WJ. Heart failure with preserved ejection fraction：pathophysiology, diagnosis, and treatment. Eur Heart J. 2011；32：670-9

（菅野康夫，安斉俊久）

I 心臓が悪いとなぜ腎臓が悪くなるのか？

はじめに

心不全患者において腎機能障害を合併している症例や心不全治療中に腎機能の悪化を認める症例を経験することがよくある．心不全により心拍出量が低下し，腎血流量が減少することで腎機能低下が惹起される場合，静脈血の還流障害により中心静脈圧が亢進し，腎うっ血を生じることにより腎機能低下をきたす場合がある．また，高血圧，糖尿病，脂質異常症などは動脈硬化の危険因子であり，虚血性心疾患を含めた心臓病や腎臓病の原因となるため，心不全を発症する前に慢性腎臓病を合併している可能性もある．一方，腎機能が悪化すると体液貯留傾向となり心不全の発症や悪化をきたすことがある．つまり，心不全と腎機能障害との間には密接な関係がある．

1 心腎症候群

心臓病は腎臓病を悪化させ，腎臓病は心臓病を悪化させる．また心臓病と腎臓病が合併して存在する頻度も高い．このような心臓病と腎臓病との関係は心腎症候群（cardio-renal syndrome：CRS）とよばれ，この概念はRoncoらにより提唱され，5つのtypeに分類されている（表1）[1]．心臓病に起因するものはtype 1とtype 2であり，type 1は心機能の急性な悪化により腎障害を生じるものであり，

表1 心腎症候群―Roncoの分類

Type		病態
1	急性心腎症候群	急性心不全→腎機能障害
2	慢性心腎症候群	慢性心不全→腎機能障害
3	急性腎心症候群	急性腎障害→心機能障害
4	慢性腎心症候群	慢性腎障害→心機能障害
5	二次性心腎症候群	全身性疾患→心・腎機能障害

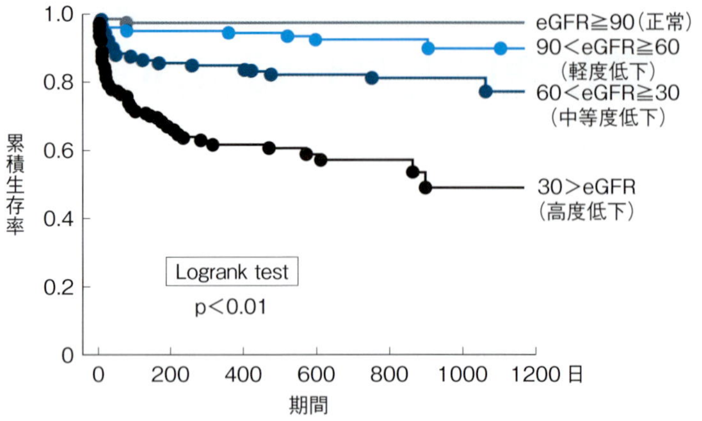

図 1 心疾患患者の生存率と腎機能の関係

type 2 は慢性の心機能低下による腎障害を生じるものである．これには，血行動態の急激な変化（破綻），交感神経系やレニン・アンジオテンシン・アルドステロン系（RAA 系）などの神経体液性因子が深く関与している．Type 3 および type 4 は腎障害が心機能低下を引き起こすものであり，type 5 は心・腎以外の疾患により心機能低下と腎機能低下を引き起こすものである．

我々の施設において，集中治療室に入院した重症心疾患患者を対象とした検討では，腎機能障害が高度であるほど生命予後が不良であった（図 1）．また，わずかな血清クレアチニン値の上昇が心不全患者の予後を悪化させることも知られている．つまり心臓病および腎臓病はそれぞれに影響を及ぼしあい密接に関係しているのである．

2 心不全に伴う腎機能障害の頻度

2007 年に発表された急性心不全での入院患者 118,465 人を対象とした ADHERE 研究[2]では，入院時の糸球体濾過量（glomerular filtration rate：GFR）が正常（GFR≧90 mL/min/1.73 m^2）であった症例はわずか 9%であり，軽度低下（GFR 60〜89 mL/min/1.73 m^2）であった症例は 27.4%，中等度低下（GFR 30〜59 mL/min/1.73 m^2）であった症例は 43.5%，高度低下（GFR 15〜29 mL/min/1.73 m^2）であった症例は 13.1%，腎不全（GFR＜15 mL/min/1.73 m^2）であった症例は 7.0%であり，90%以上の症例で腎機能障害が認められた．また，Gottieb

らは急性心不全で入院した患者の72％が入院中に血清クレアチニンの上昇を示したと報告している[3].

以上のように心不全患者に腎機能障害は高率に合併し，またその治療中にも腎機能障害が悪化する頻度が高いといえる.

3 心不全に伴う腎機能障害

a）血行動態の悪化

心不全により心拍出量が低下すると腎血流，特に腎皮質の血流量が低下する．腎血流量の低下に伴って腎臓から交感神経中枢への求心性インパルスが増加し交感神経中枢を興奮させる結果，末梢の交感神経系が活性化し，さらにRAA系の活性化も惹起される．その結果，腎輸出細動脈の収縮が起こり，糸球体内圧の上昇，蛋白尿を生じて腎機能障害が生じる.

交感神経系の活性化により，腎臓ではβ_1受容体を介したレニン分泌の亢進，α_1受容体を介した尿細管でのNa再吸収の亢進，腎動脈の収縮をきたす.

一方，RAA系の活性化は，水とNaの貯留を生じ，血圧上昇，血管内皮細胞障害，糸球体障害などを引き起こす．アンジオテンシンⅡ（AⅡ）は近位尿細管への直接作用およびアルドステロン分泌を介しての作用によりNa再吸収を促進させる．またAⅡやアルドステロンは腎臓の病的な線維化や炎症を引き起こし，不可逆的な腎障害が惹起される．さらに，免疫の過剰反応も生じ，炎症性サイトカインの上昇や単球の活性化が腎臓のアポトーシス，急性腎障害（AKI）を引き起こすと考えられている[4,5].

b）腎うっ血

心不全時には右心系への静脈還流が障害され，中心静脈圧，腎静脈圧が上昇し，腎うっ血が惹起される．腎機能障害を有する心不全患者や入院中にAKIを発症した心不全患者では，腎障害のない心不全患者に比して中心静脈圧が有意に高いことが報告されている[6]．また，腎静脈圧を上昇させると尿量が減少し，腎血流が低下することが知られている．腎機能障害に至る機序の詳細は不明であるが，腎灌流圧が平均血圧から腎静脈圧を引いたものと考えると，心不全において血圧が低下，腎静脈圧が上昇した状態では，腎灌流圧は低下していることになる．つまり，腎うっ血は糸球体内圧の低下や腎間質の血流低下をきたすことにより腎機能障害を引き起こすと考えられる[7].

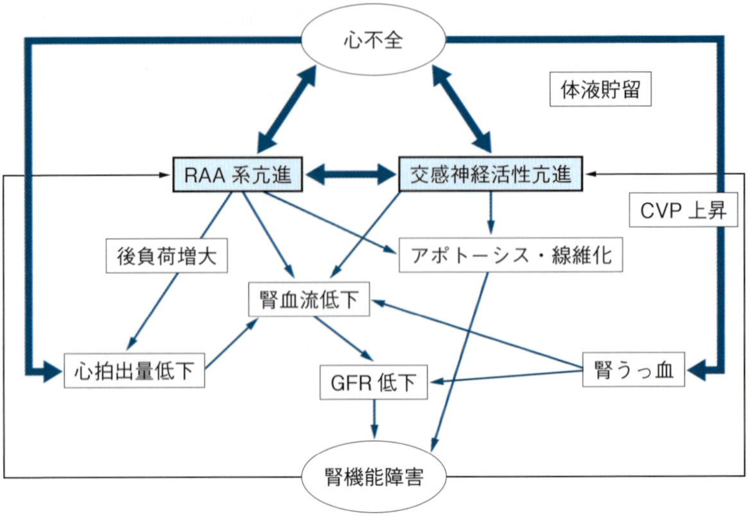

図2●心腎連関の機序

c）神経体液性因子

前述のように心不全では交感神経系やRAA系の活性が亢進している．また，心不全ではアデノシンの産生も亢進しており，アデノシンは糸球体輸出細動脈を拡張，輸入細動脈を収縮し，糸球体内圧の低下を惹起して糸球体濾過率を低下させる．

これらの神経体液性因子の活性化により活性酸素種の産生が亢進し，NO産生が低下することによって臓器障害が惹起される[8)]．

以上のような心不全と腎機能障害との関係（心腎連関）について図2に示す．

4 心不全治療に伴う腎機能障害

心不全治療において体液貯留改善のためには利尿薬は必須であるが，利尿薬の投与により腎機能が改善する場合もあるが，逆に悪化する場合もある．また，アンジオテンシン変換酵素（ACE）阻害薬やアンジオテンシンⅡ受容体拮抗薬（ARB）などのRAA系阻害薬が慢性心不全患者の生命予後を改善させることは明らかであるが，心不全治療において投与開始時や増量時に腎機能が悪化する症例も多く経験する．

a）利尿薬

フロセミドに代表されるループ利尿薬は心不全における体液貯留改善を目的として最も使用される薬剤である．ループ利尿薬はヘンレループ上行脚において$Na^+/K^+/2Cl^-$共輸送体を抑制することでNaの再吸収を抑制して利尿効果を発揮する．強力な利尿作用により速やかに体液貯留が改善し，腎機能に影響のない場合もあるが，一方でRAA系をはじめとする神経体液性因子の活性化，腎血流量の低下，血圧低下により腎機能障害が悪化することも多い．RAA系の活性化は組織の線維化を惹起するため不可逆的な腎障害につながる．また，尿細管中のNa濃度の上昇は，尿細管糸球体フィードバックを介してGFRを低下させる．

フロセミド使用量と腎機能の悪化や死亡率が相関すると報告されている[9]．これはフロセミドの使用量の多い患者がより重症の心不全であった可能性もあるが，過度や急速な利尿による腎血流の低下や血圧の低下にRAA系および交感神経系が活性化されて，腎機能や生命予後の悪化に影響した可能性もある．したがって，ループ利尿薬投与時には，体液貯留の状態（尿量，体重，浮腫など），血圧，および腎機能の変化などに注意しながら投与量を調節するよう心がけるべきである．

b）RAA系阻害薬

心不全治療において利尿薬同様RAA系阻害薬も欠かせない薬剤である．しかしながら，RAA系阻害薬は腎臓において輸出細動脈を拡張させることにより糸球体内圧を低下し，機能的にGFRを低下させる．特に，心不全により腎血流量が低下した状態では，その影響はより強いものと思われる．さらに，腎血流の自動調節能も抑制してしまう可能性も報告されている[10]．腎機能障害の悪化が心不全患者の生命予後を悪化させるという事実からRAA系阻害薬投与により腎機能障害の悪化がみられた際に，その投与量を減量することや，場合によっては中止することもよく経験される．しかしながら，これまでの大規模臨床試験で示されているようにACE阻害薬やARBが慢性心不全患者の生命予後を改善させることも明らかであり，可能な限りRAA系阻害薬を継続・増量を目指すことが必要である．

以上のように，心不全では血行動態の悪化，RAA系や交感神経系などの臓器障害性神経体液性因子の活性化により腎障害を引き起こすのみならず，心不全治療薬により腎障害が悪化することがある．急性心不全に合併するAKIは可逆性のことが多く，心不全の改善に伴い腎障害も改善を示す．一方，慢性的なRAA系の活性化は腎組織の線維化を生じ，不可逆的な腎障害を惹起する．したがって，心不全治療においては，腎機能をモニタリングしながら適切に体液管理を行うとともに，神経体液性因子のバランスを調節する必要がある．

文献

1) Ronco C, House AA, Haapio M. Cardiorenal syndrome: refining the definition of a complex symbiosis gone wrong. Intensive Care Med. 2008; 34: 957-62.
2) Heywood JT, Fonarow GC, Costanzo MR, et al. High prevalence of renal dysfunction and its impact on outcome in 118,465 patients hospitalized with acute decompensated heart failure: a report from the ADHERE database. J Card Fail. 2007; 13: 422-30.
3) Gottieb SS, Abraham W, Bulter J, et al. The prognostic importance of different definitions of worsening renal function in congestive heart failure. J Card Fail. 2002; 8: 136-41.
4) Havasi A, Borkan SC. Apoptosis and acute kidney injury. Kidney Int. 2011; 80: 29-40.
5) Lee DW, faubel S, Edelstein CL. Cytokines in acute kidney injury (AKI). Clin Nephrol. 2011; 76: 165-73.
6) Damman K, van Deursen VM, Navis G, et al. Increased central venous pressure is associated with impaired renal function and mortality in a broad spectrum of patients with cardiovascular disease. J Am Coll Cardiol. 2009; 53: 582-8.
7) Jessup M, Costanzo MR. The cardiorenal syndrome: do we need a change of strategy or a change of tactics? J Am Coll Cardiol. 2009; 53: 597-9.
8) Bongartz LG, Cramer MJ, Doevendans PA, et al. The severe cardiorenal syndrome: 'Guyton revisited'. Eur Heart J. 2005; 26: 11-7.
9) Eshaghian S, Horwich TB, Fonarow GC. Relation of loop diuretic dose to mortality in advanced heart failure. Am J Cardiol. 2006; 97: 1759-64.
10) Abuelo JG. Normotensive ischemic acute renal failure. N Engl J Med. 2007; 357: 797-805.

（川田啓之，斎藤能彦）

J 利尿薬により十分な利尿が得られない場合はどうするか？

はじめに

心臓と腎臓は血圧と体液量を協調して管理している(心腎連関). 急性心不全はこの血圧と体液量の管理に異常をきたした状態といえる. 水分貯留（うっ血）を伴った急性心不全患者の初期治療は塩分や水の制限と利尿をはかることである. うっ血の解除はループ利尿薬を中心とした治療で十分な場合が多いが, ループ利尿薬では十分な利尿やうっ血の解除が得られない場合もある. この状態は利尿薬抵抗性とよばれ, 心臓や腎臓など臓器障害の原因となる. したがって, 急性心不全の治療においては急性期の病態を十分に把握し, 利尿薬抵抗性の状態にならないようにすること, またその状態から脱することが重要である. 本稿では利尿薬抵抗性の病態と利尿薬抵抗性になった場合の治療につき言及する.

1 心腎連関（cardiorenal syndrome：CRS）

心腎連関にはいくつかの定義がある[1]. たとえば, 心腎連関とは心臓と腎臓の協調性が崩れ, 次の3つの病態のうちのいくつかが認められる状態と捉えること

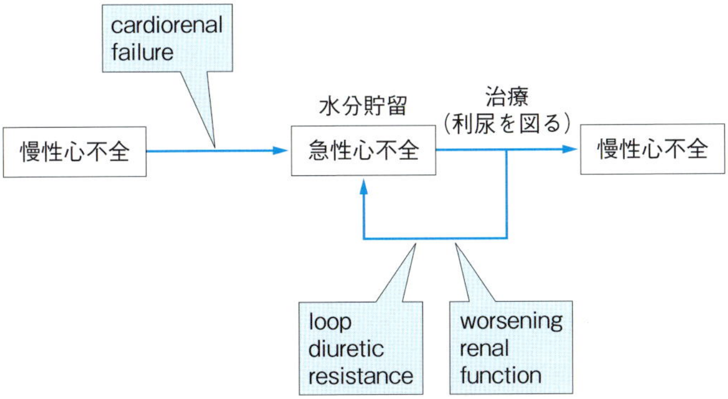

図1● 急性心不全の発症および治療と CRS の関係

ができる[2]．1つは，腎機能障害を合併した心不全（cardiorenal failure：CRF），2つ目は，急性心不全治療中に起こってくる腎機能の悪化（worsening renal function：WRF），3つ目は急性心不全治療における利尿薬に対する反応の低下（loop diuretic resistance：LDR）である．すなわち，LDRは心腎連関の1つの病態である．急性心不全の発症および治療とCRSの関係を図1に示した．

2 心腎連関をきたす臨床病態とその治療のポイント

急性心不全においてCRSは以下のような臨床病態で認められる．

1）しばしば高用量の利尿薬が投与され，かつ十分な内科的治療にもかかわらず急性心不全を発症し，うっ血が持続する慢性心不全，2）高度の拡張不全，3）二次性肺高血圧の合併，4）右心不全，5）高度の三尖弁逆流や僧帽弁逆流，6）急性心不全入院歴，7）急性心不全発症時にWRFを発症した既往，8）一過性に透析を施行した既往．

CRSを呈する急性心不全の治療はその治療にいくらかの困難さと治療上注意すべきポイントがある．具体的には，腎機能の悪化や血圧の低下を避けるべきであること，電解質バランスを崩さないこと，利尿薬抵抗性に対応しなければならないこと，などである．そこでCRS治療のゴールは心筋障害，不整脈，腎機能悪化，低血圧などを避けながら血行動態を安定化させることである．

3 利尿薬抵抗性（loop diuretic resistance：LDR）とは？

水分貯留を伴った急性心不全患者の初期治療は塩分や水の制限と利尿を図ることである．LDRの場合，腎機能の悪化は伴うことも伴わないこともあるが，LDRとは利尿を図るにもかかわらず，肺うっ血が持続することであると定義できる（表1）．WRFはうっ血を認めないときに，過度に利尿薬を使用した場合に起こるが，これはまたLDRを示す肺うっ血患者においても起こる．WRFもLDRももともとの腎機能が低下している患者において起こりやすい[3]．

4 利尿薬抵抗性の病態と利尿薬の選択

LDRの病態には，1）GFRの低下[4]，2）腎臓交感神経活性の亢進[5]，3）レニン・アンジオテンシン系の亢進[5]，4）遠位尿細管細胞の肥厚[2,4]などがある．これらの病態を考慮して，腎機能障害を伴う心不全患者の利尿薬としてはループ利尿薬が使用される．GFRが25～30 mL/min以下では糸球体から尿細管へ濾過され

表 1● 急性心不全における心腎連関（CRS）の 3 つの病態

Cardiorenal failure（CRF）
軽度　：eGFR 30～59 mL/min/1.73 m^2
中等度：eGFR 15～29
高度　：eGFR＜15
Worsening renal function（WRF）
ΔCr＞0.3 mg/dL または基準値より 25％より大きい増加
Loop diuretic resistance（LDR）
以下の治療によってもうっ血が持続する場合
フロセミド＞80 mg/日
フロセミド＞240 mg/日の持続静注
ループ利尿薬＋サイアザイド系利尿薬＋アルドステロン拮抗薬

て働くサイアザイド系利尿薬の効果が少ないからである．一方，経口ループ利尿薬は腸管から吸収され，蛋白と結合し，近位尿細管まで運ばれ，そこで尿細管腔へ分泌される．ヘンレ係蹄上行脚にまで到達したループ利尿薬は Na^+-K^+-$2Cl^-$ トランスポーターをブロックし，利尿をもたらす．このプロセスのいずれかが障害されると，ループ利尿薬の効果が減弱することとなる．たとえば，腸管の灌流低下や浮腫，低アルブミン，遠位尿細管でのループ利尿薬の分泌に拮抗する慢性腎不全における有機酸の存在，遠位尿細管への利尿薬の運搬が低下した腎血流の低下などである．

5 Braking phenomenon

十分な利尿薬の投与にもかかわらず，利尿薬に対する反応が低下する現象を braking phenomenon という[6)]．1 日 1 回の利尿薬投与において起こる現象で，そのメカニズムははっきりしていない．この現象には 2 つのメカニズムの関与が考えられている．単回投与において起こる Na 排泄を打ち消す Na 再吸収が起こっているものと考えられている．同じ総量でも静脈内投与したり 2 日に 1 回の投与で利尿効果が増強することがある．もう 1 つは慢性的にループ利尿薬を使用すると遠位尿細管細胞の肥大が起こり Na の再吸収が亢進する．この遠位尿細管での Na の再吸収はサイアザイド系利尿薬で抑制される．

6 利尿薬抵抗性の治療

利尿薬が有効であるためには，腎臓を取り巻く環境を整えておく必要がある．十分な前負荷があるのか，腎灌流圧は確保されているか，腎血流量は確保されているか，などである．LDRの治療にはまず，ループ利尿薬を静脈内持続投与へ切り替えることである[2]．しかし，静脈内投与が長期予後を改善するという確固たる証拠はない．フロセミドをトラセミドへ変更することが有効な場合もある[7]．フルイトラン0.5～1 mg/日などサイアザイドとの併用は日常臨床でしばしば行われ，有効な場合が多い．しかし，この方法は低K血症，低Mg血症に注意しておく必要がある．LDRに対する抗アルドステロン拮抗薬の有効性は明らかではない．

急性心不全治療においてカルペリチドがループ利尿薬の使用量を減らす可能性はある．しかし，LDRにおけるカルペリチドの有用性を確かめた試験はない．十分な水分貯留状態にあり，心房が著明に拡大した症例ではカルペリチドが利尿をもたらすことがある．Renal-doseのドパミンの有用性は賛否両論があり確立していない．しかし，低用量のドパミンやドブタミンにより心拍出量の増加を認め，利尿が増える場合もある．これら静注用カテコラミンからの離脱にピモベンダンやドカルパミンが有効な場合がある．

近年，V_2受容体拮抗薬のトルバプタンの使用が可能となった．利尿に対するレスポンダーとノンレスポンダーの予測はできていないが，特に低Na血症を伴うLDR症例に対する有効性が期待されている．

内科的治療に抵抗性の体液貯留の場合は血液濾過療法が必要な場合がある．我が国の急性心不全のガイドラインによれば体外限外濾過法（ECUM）や持続性静脈・静脈血液濾過（CVVH）の血液濾過療法はクラスⅡaである．

おわりに

CRSの病態は多彩であるが，3つの病態に分けられる．1つは，急性心不全に伴うCRSは腎機能障害を合併した心不全，2つ目は，急性心不全治療中に起こってくる腎機能の悪化，3つ目は急性心不全治療における利尿薬に対する反応の低下である．治療上重要な点はCRSはしばしばステージDの末期心不全へと移行していく可能性があることである．急性心不全の治療において大切なことは，CRSの存在を意識すること，可能であればCRSから脱すること，CRSに至る以前の状態へと逆行することである．

文献
1）Ronco C, Haapio M, House AA, et al. Cardiorenal syndrome. J Am Coll Cardiol. 2008；52：1527-39.
2）Liang KV, Williams AW, Greene EL, et al. Acute decompensated heart failure and the cardiorenal syndrome. Crit Care Med. 2008；36：S75-88.
3）Metra M, Nodari S, Parrinello G, et al. Worsening renal function in patients hospitalised for acute heart failure：Clinical implications and prognostic significance. Eur J Heart Fail. 2008；10：188-95.
4）Brater DC. Diuretic therapy. N Engl J Med. 1998；339：387-95.
5）Wang DJ, Gottlieb SS. Diuretics：still the mainstay of treatment. Crit Care Med. 2008；36（suppl）：S89-94.
6）Ellison DH. Diuretic therapy and resistance in congestive heart failure. Cardiology. 2001；96：132-43.
7）Sica DA. Edema mechanisms in the patient with heart failure and treatment options. Heart Fail Clin. 2008；4：511-8.

（安村良男）

K 腎保護を考えた慢性心不全治療はどうすればよいのか？

はじめに

腎機能は慢性心不全の予後規定因子である．慢性心不全の予後を改善するとされる治療薬はいずれも腎機能障害を合併している場合は十分な投与量に到達することが難しい．また，慢性心不全は非代償期やその治療によって腎機能が悪化することがある．本稿では腎保護を考えた慢性心不全治療について考えてみたい．

1 腎機能障害は慢性心不全の予後規定因子である

慢性心不全患者において，腎機能障害は独立した予後の規定因子の1つである．心不全の進行や，急性心不全の発症機転に体液貯留，それに伴ううっ血が関与していることを考えれば，心不全の進行に腎機能が深くかかわっていることも予測できる．また，慢性心不全の予後を改善するために慢性心不全の基本的治療薬となっているACE阻害薬，アンジオテンシン拮抗薬，アルドステロン拮抗薬は腎機能が障害されている症例では，さらなる腎機能悪化のために十分量を導入することが困難なことが多い．β遮断薬も同様に，腎機能障害例ではその有効性が制限される[1)]．また，急性心不全を発症した場合，その治療において腎機能が悪化することがある(worsening renal function)．もともとの腎機能が悪い症例ほど，除水による腎機能悪化が認められる．このように慢性心不全では，常に腎保護を念頭においた治療を心がける必要がある．

2 長期間のループ利尿薬の使用による予後への影響

ループ利尿薬やACEI，ARBはしばしば腎機能低下をもたらす．慢性心不全患者においてループ利尿薬が予後を改善するか否かを調べた大規模試験はない．これまで，慢性心不全患者の予後改善作用を調べた大規模試験を後ろ向きに調査して，ループ利尿薬服用の有無で予後が異なるか否かを調べた試験が2つある．ACE阻害薬の効果を調べたSOLVD試験では，K喪失性利尿薬服用群はK保持性利尿薬服用群に比較して血中 K 濃度は同等であったが，突然死が多かった[2]．その後，ACE 阻害薬投与下での K 喪失性利尿薬の影響を調べるため，90％以上で ACE 阻害薬が投与されている DIG 試験の患者を対象として，2 つの利尿薬の違いが検討された．この試験は慢性心不全におけるジギタリスの予後に及ぼす影響を調べた試験であるが，K 喪失性利尿薬使用群は総死亡，心血管死，心不全死，突然死，心不全入院などが多かった[3]．すなわち，慢性心不全患者に長期の間，ループ利尿薬などの K 喪失性利尿薬を使用すると，利尿薬非使用例や K 保持性利尿薬使用例に比し，予後を悪化させる可能性がある．K 喪失性利尿薬使用群は非使用群に比し，より重症の症例であった可能性はあるが，統計的な補正を施した後でも，K 喪失性利尿薬の予後への影響は残るとされている．当然ながら，K 喪失性利尿薬は慢性心不全患者の水分量の管理に必須の薬剤ではあるが，脱水に傾かないように，また電解質異常をきたさないように注意深く，経過を追う必要がある．

3 慢性心不全における利尿薬の意義

a）代償性から非代償性心不全への移行は体液貯留とそれに伴ううっ血である

慢性心不全患者はときに急性心不全を発症する．すなわち，代償期から非代償期へと移行する．この移行の本体は体液貯留とそれに伴ううっ血である．循環血液量の増加時にはうっ血腎が起こる．うっ血そのものが腎機能を悪化させる．入院時に上昇したクレアチニン値が尿量の増加とともに改善するのはこの腎うっ血の改善によるものと考えられる[4]．うっ血を起こさないようにすることが腎保護であるともいえる．逆に，循環血液量が減少し，腎血流が低下すると RAS 系の亢進が起こり，この状態が持続すると腎機能の悪化へとつながる．すなわち，慢性心不全において循環血液量をある許容範囲の中でコントロールすることが腎機能保護の面からでも重要である．心機能や腎機能の障害が大きければ大きいほど，この許容範囲が狭くなる．臨床試験では利尿薬は心不全症状を改善させ，QOL を改善することが示されている．利尿薬は循環血漿量（plasma volume）が正常範囲内（euvolemic）にとどめることを目標とする．

b）ループ利尿薬の至適投与量

NYHA Ⅱ～Ⅲで無治療のうっ血性心不全患者ではノルエピネフリンは明らかに上昇しているが，レニン活性やアルドステロン濃度は正常上限との報告がある．すなわち，軽度から中等度の慢性心不全患者では循環血液中のレニン・アンジオテンシン（RA）系の亢進は少ない．そこで，これらの慢性心不全患者において，利尿薬を投与すると臨床症状は改善してもRA系が賦活化する可能性がある．慢性心不全患者における利尿薬の長期投与はRA系を賦活化し，Naや水分を貯留させ，末梢血管を収縮させる場合がありうる．したがって，利尿薬の慢性投与はRA系の抑制薬と一緒に投与すべきである．このようなRA系の亢進の原因は循環血漿量と関係していると考えられる．無治療の心不全患者や末期重症心不全患者では循環血漿量が増加している．一方，代償性の慢性心不全患者では細胞外液量（ECW）や循環血漿量は正常範囲内にあるといわれている[5)]．しかし，代償性心不全患者の中でもループ利尿薬の使用量が多い症例では，循環血漿量の低下している症例が存在する[5)]．循環血漿量の低下はarterial underfilling[6)]を惹起し，交感神経活性の亢進や水やNaを再吸収するRA系やバソプレシン系の賦活化につながる．これらの神経体液性因子の亢進は長期的には心臓や腎臓に障害性に働く．したがって，血清レニン活性やCr，BUNなどを参考にループ利尿薬が過量ではないかをときにチェックしておく必要がある．レニン活性の上昇はBUNの上昇よりも，より早く出現する．

トルバプタンは収縮性心不全患者において予後の改善をもたらさなかったが，腎機能の悪化を抑制する傾向にある[7)]．体液貯留の管理には利尿薬が必須であるがループ利尿薬は多く使えば使うほど予後が悪い．トルバプタンの併用はループ利尿薬の使用量を減らせる可能性がある．ループ利尿薬の使用量が多いからといって，単に減量するだけではうっ血の閾値を下げるだけかもしれない．トルバプタンとの併用においては至適ループ利尿薬投与量を常に意識しておく必要がある．

c）ループ利尿薬の中断

安定した慢性心不全患者では利尿薬を中止してもよいのだろうか？ 安定化した慢性心不全患者で利尿薬を中止すると，高率に水分貯留に傾き，心不全症状が悪化し，利尿薬の再導入を余儀なくされるとの報告がある[8)]．しかし，症例によっては厳格な塩分制限のもとで，中止できる症例も存在する．利尿薬の使用においては，常に至適量を考慮しながら臨床経過を追う必要がある．高血圧歴があること，中止前に40 mg/日を服用していたこと，左室駆出率（LVEF）が低値であることなどが利尿薬の中止後に再開を余儀なくされることの規定因子であるとのことである[8)]．

d）長時間作用型ループ利尿薬

慢性心不全患者において，アゾセミドとフロセミドのクロスオーバー比較試験において，アゾセミドのほうが血漿レニン活性やノルエピネフリン濃度が低いことや，^{123}I-MIBG シンチグラフィにて評価された心臓交感神経活性が低いことが報告されている．Masuyama らは J-MELODIC 試験においてアゾセミドはフロセミドに比し，心不全入院や心血管死を減少することを報告している[9]．この予後の改善には長時間作用型利尿薬のほうが神経体液性因子への影響が少ないことが関与しているのかもしれない．

e）アルドステロン拮抗薬

慢性心不全治療薬として ACE 阻害薬の有用性が確立した後，アルドステロン拮抗薬（MRA）が心不全患者の予後を改善するかどうかを調べる RALES 試験が実施された．この試験は 6 カ月以内に NYHA Ⅳ度の心不全の既往があり ACE 阻害薬とループ利尿薬の投与下で，NYHA Ⅲ～Ⅳ度かつ左室駆出率が 35％以下の慢性心不全患者を対象としている．スピロノラクトン群の死亡率が有意に少なく，この試験は 24 カ月で中断された．しかし，当時は β 遮断薬の使用が普及しておらず，この試験では β 遮断薬の使用は約 10％であった．近年，軽症慢性試験におけるアルドステロン拮抗薬の有効性を調べるためにエプレレノンを用いた EMPHASIS-HF 試験が施行された[10]．この試験は NYHA Ⅱの LVEF が 35％以下の慢性心不全患者を対象としている．エプレレノン群で死亡や心不全入院が少ないことがわかり，この試験も 21 カ月で中断された．この試験では，約 90％の患者で β 遮断薬が投与されていた．これらの試験によって MRA は軽症から重症の慢性心不全患者の予後を改善することがわかった．予後改善の中でも，β 遮断薬同様，突然死を抑制する点は特筆すべきものがある．HFpEF 患者においては予後の改善は認められなかったが，心不全入院は減少している．このように MRA は慢性心不全患者の基礎治療薬の 1 つであるが，特に腎機能障害例において高 K 血症やそれに関連する有害事象に対する注意が必要である．そこで，腎機能が悪い症例や高 K 血症を経験した症例では特に MRA の使用は躊躇されたり，低用量でとどまったりする．長期間のループ利尿薬使用例や重症心不全例ではアルドステロンを抑制することが重要と考えられるが，どのように MRA を使用するかは今後の重要な課題の 1 つである．

おわりに

慢性心不全は進行性の疾患である．ときに，非代償期を経ながら進行していく．非代償期への進行の阻止，非代償期の治療のためには体内水分量のコントロールが不可欠である．そのためには利尿薬をいかに有効に使用するかがポイントとなる．

文献
1) Wali RK, Iyengar M, Beck GJ, et al. Efficacy and safety of carvedilol in treatment of heart failure with chronic kidney disease：a meta-analysis of randomized trials. Circ Heart Fail. 2011；4：18-26.
2) Domanski M, Norman J, Pitt B, et al. Diuretic use, progressive heart failure, and death in patients in the Studies Of Left Ventricular Dysfunction（SOLVD）. J Am Coll Cardiol. 2003；42：705-8.
3) Domanski M, Tian X, Haigney M, et al. Diuretic use, progressive heart failure, and death in patients in the DIG study. J Card Fail. 2006；12：327-35.
4) Ross EA. Congestive renal failure：the pathophysiology and treatment of renal venous hypertension. J Card Fail. 2012；18：930-8.
5) Bonfils PK, Damgaard M, Taskiran M, et al. Impact of diuretic treatment and sodium intake on plasma volume in patients with compensated systolic heart failure. Eur J Heart Fail. 2010；12：995-1001.
6) Steele IC, Young IS, Stevenson HP, et al. Body composition and energy expenditure of patients with chronic cardiac failure. Eur J Clin Invest. 1998；28：33-40.
7) Konstam MA, Gheorghiade M, Burnett JC Jr, et al. Effects of oral tolvaptan in patients hospitalized for worsening heart failure：the EVEREST Outcome Trial. JAMA. 2007；297：1319-31.
8) Grinstead WC, Francis MJ, Marks GF, et al. Discontinuation of chronic diuretic therapy in stable congestive heart failure secondary to coronary artery disease or to idiopathic dilated cardiomyopathy. Am J Cardiol. 1994；73：881-6.
9) Masuyama T, Tsujino T, Origasa H, et al. Superiority of long-acting to short-acting loop diuretics in the treatment of congestive heart failure. Circ J. 2012；76：833-42.
10) Zannad F, McMurray JJ, Krum H, et al. Eplerenone in patients with systolic heart failure and mild symptoms. N Engl J Med. 2011；364：11-21.

（安村良男）

A 降圧利尿薬の効果

「高血圧治療ガイドライン 2009」[1)]では利尿薬はCa拮抗薬，ARB，ACE阻害薬，β遮断薬と並んで，降圧薬の第1選択薬として推奨されている．また少量の利尿薬は，副作用の頻度が少なく，他の降圧薬と併用することにより降圧効果が相乗的に増大することがわかっているため，3剤以上の降圧薬の併用が必要な場合には少量の利尿薬を併用することを原則としている．さらに利尿薬は食塩感受性が亢進し，食塩摂取量が多い状態でより強い降圧効果をもたらすことがわかっている．高食塩摂取量の日本人にとって利尿薬は降圧効果が得られやすい薬剤と考えられる．しかし実際の高血圧に対する利尿薬の使用頻度は各種調査で10%未満と低く，難治性高血圧においても使われていない現状がある．

症例 73歳女性

【主訴】 肩・頸部のこり

【現病歴】 50歳代より近医で高血圧症を指摘され，降圧加療が開始された．バルサルタン160 mgで血圧は落ち着いて経過していたが，73歳春頃より血圧上昇傾向となった．難治性の高血圧症となり，長時間作用型ニフェジピンやアムロジピンが追加されたが家庭収縮期血圧は170 mmHg台で改善せず，医療機関を転々とし，最終的に当科受診となった．
当科受診時はアムロジピン5 mg，オルメサルタン20 mgで家庭血圧180-190/80-90 mmHgであった．

【既往歴】 子宮筋腫，胆石症

【生活歴】 飲酒（−），喫煙（−）．1日塩分摂取量11.3 g/日．

【初診時身体所見】 身長150 cm，体重57 kg，BMI 25.3，診察時血圧168/87 mmHg

【血液検査】 WBC 7,500/μL，RBC 454万/μL，Hb 13.6 g/dL，Plt 22.9万/μL，Na 141 mEq/L，K 3.9 mEq/L，Cl 102 mEq/L，BUN 13 mg/dL，Cr 0.74 mg/dL，UA 5.1 mg/dL，TG 98 mg/dL，T-Cho 182 mg/dL，Glu 104 mg/dL

【内分泌学的検査】 アドレナリン 41 pg/mL，ノルアドレナリン 300 pg/mL，ドパミン 12 pg/mL，活性型レニン定量 24 pg/mL，アルドステロン 52.4 pg/mL

【尿検査】 蛋白（＋），糖（－），ケトン体（－）

【心電図】 洞調律，脈拍 68/分．RV5＋SV1＝3.5 mV で左室肥大．$V_{5\text{-}6}$平坦 T 波．

【心エコー】 左室壁運動の異常なし，各心内径は正常範囲で壁肥厚もなし，有意な弁逆流なし．

臨床経過

降圧薬の組合せとして最も多い，Ca 拮抗薬と ARB の組合せの治療を行っているにもかかわらず血圧コントロール不良の高血圧症例である．診察室外血圧も高値を示し，心エコー検査では明らかな異常は認めないものの，心電図上は左室肥大を示し，尿蛋白も陽性であり臓器障害を伴うことから，厳格な血圧コントロールが望まれた．血圧コントロールの治療選択としては，現在使用中の降圧薬を増量させるか，新たな種類の降圧薬を追加するかの 2 通りとなるが，まずは，アムロジピン 5 mg＋オルメサルタン 20 mg で降圧不十分だったため，当科受診後より

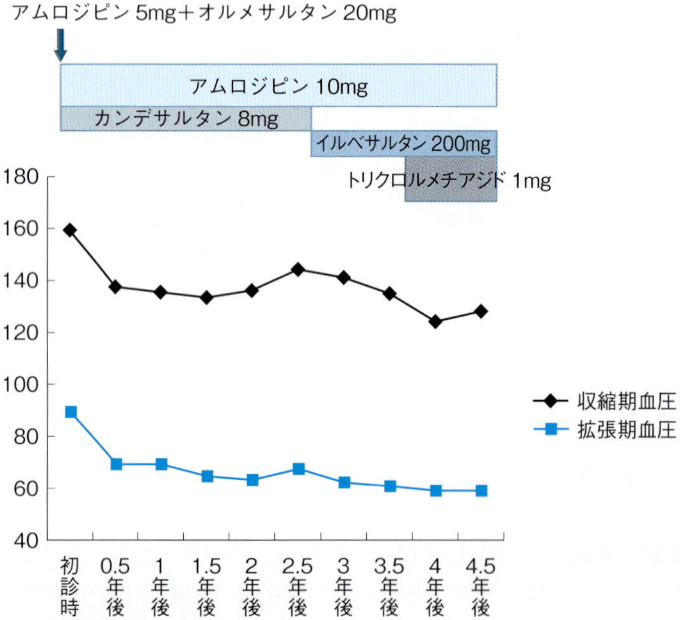

図 1 家庭血圧の推移

アムロジピンを10 mgに増量し，オルメサルタン20 mgをカンデサルタン8 mgに変更するという前者の選択を行った．診察時血圧，家庭血圧とも140/65 mmHg程度までは低下したが，目標血圧までは降圧できなかった．途中，カンデサルタン8 mgをイルベサルタン200 mgに変更してみたが，血圧は横ばいで推移した．そこで治療戦略として新たな種類の降圧薬として利尿薬であるトリクロルメチアジド1 mgを追加したところ，診察室血圧130/60 mmHg，家庭血圧125/60 mmHgと良好な血圧コントロールが得られた（図1）．少量の利尿薬を追加するだけで，血圧コントロールが得られた典型的な症例である．

1 利尿薬の降圧効果のエビデンス

降圧治療の最終目的は，心血管疾患発症の予防である．これまでのさまざまな研究で利尿薬に心血管疾患の抑制効果が確認されている．

MRC（Medical Research Council Study）試験では比較的若年の軽症高血圧患者においてプラセボと比較して全血管イベントおよび脳卒中リスクが有意に低くなることを証明し[2]，さらに老年者高血圧においてはプラセボと比較して脳卒中および全血管イベントの他，冠疾患発症リスクが有意に低くなることを証明した[3]．

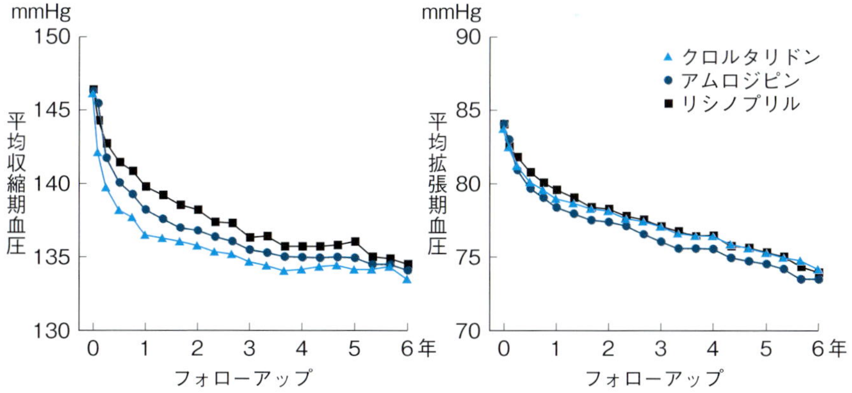

図2 ALLHAT試験
サイアザイド系利尿薬（クロルタリドン），Ca拮抗薬（アムロジピン），ACE阻害薬（リシノプリル）の3群の血圧の低下推移.
（ALLHAT Officers and Coordinators for the ALLHAT Collaborative Research Group. JAMA. 2002; 288: 2981-97[4]より）

また ALLHAT（Antihypertensive and Lipid-Lowering Treatment to Prevent Heart Attack Trial）試験では冠危険因子を有する高血圧患者に対し，ACE 阻害薬と Ca 拮抗薬，利尿薬で心血管イベントの抑制効果を比較したところ，利尿薬群が他の群に劣らないことを証明した（図 2，3）[4]．

COPE（Combination Therapy of Hypertension to Prevent Cardiovascular Events）試験では Ca 拮抗薬投与下で降圧目標を達成できない患者に対し，サイアザイド系利尿薬，ACE 阻害薬/ARB，または β 遮断薬の併用による降圧効果と

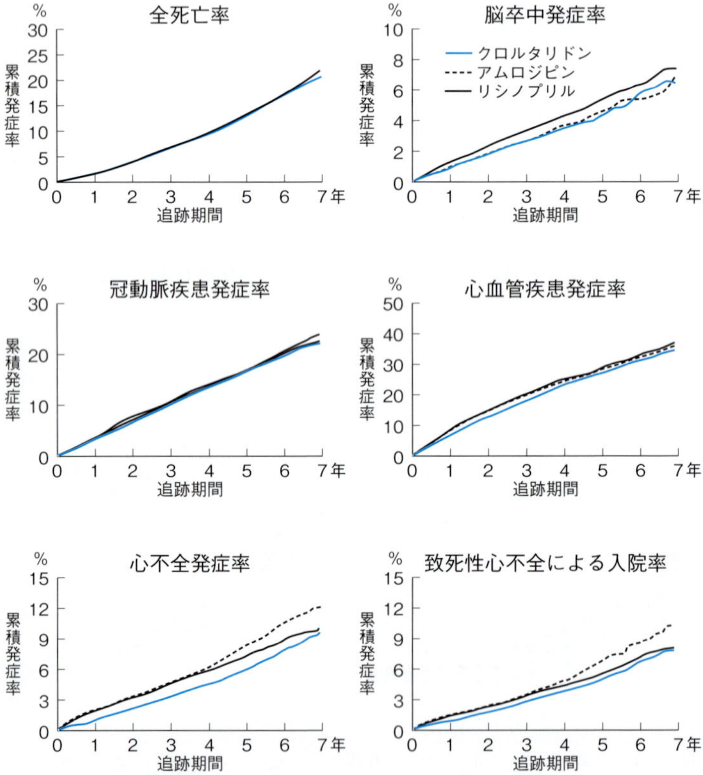

図 3● ALLHAT 試験

サイアザイド系利尿薬（クロルタリドン），Ca 拮抗薬（アムロジピン），ACE 阻害薬（リシノプリル）の 3 群の全死亡率，および脳卒中，冠疾患，心血管疾患，心不全，致死性心不全による入院のそれぞれの累積発症率.

（ALLHAT Officers and Coordinators for the ALLHAT Collaborative Research Group. JAMA. 2002；288：2981-97[4]より）

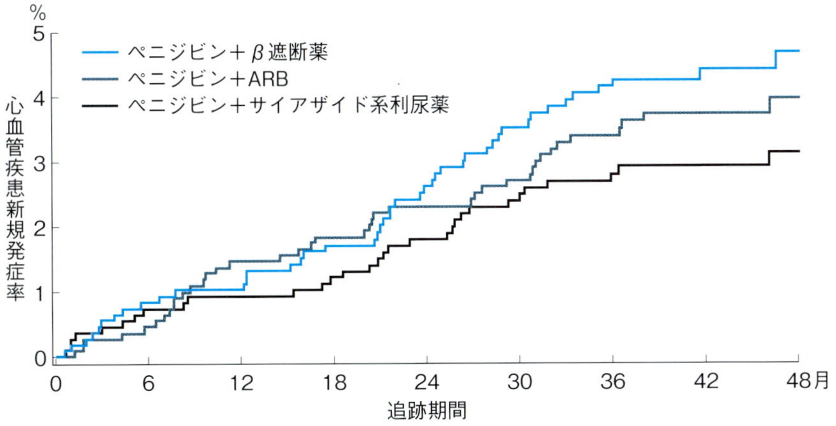

図 4● COPE 試験
Ca 拮抗薬にβ遮断薬，ARB，サイアザイド系利尿薬をそれぞれ追加した群の心血管疾患新規発症率の比較．
（Matsuzaki M, et al；Combination Therapy of Hypertension to Prevent Cardiovascular Events Trial Group. J Hypertens. 2011；29：1649-59[5)]より）

心血管イベント予防効果を比較し，サイアザイド系利尿薬を併用した群がもっとも心血管イベントが少なく（図 4），さらにβ遮断薬の併用群と比べ糖尿病の新規発症率が低いことを示した[5)]．

また HYVET（Hypertension in the Very Elderly Trial）試験では 80 歳以上の超高齢高血圧患者に対してサイアザイド系利尿薬をベースに降圧治療を行い，プラセボ群と比較して心不全を 60%，脳血管疾患を 30%，そして全死亡リスクも 20%低下することを示した（図 5）[6)]．

2 利尿薬のデメリット

利尿薬の使用で懸念されることは代謝面への影響である．利尿薬を使用することで K の低下，尿酸の上昇，血糖の上昇など，代謝面での副作用が報告されている．ただし，これらの副作用報告の多くは，利尿薬を中等量から高用量を用いて，β遮断薬との併用を行った試験で認められたものである．最近，DIME（Diuretics In the Management of Essential Hypertension）試験が発表され，日本人本態性高血圧患者に対する低用量利尿薬の使用において，新たな糖尿病の発生リスクは非使用群と変わらないとの結論が出された．

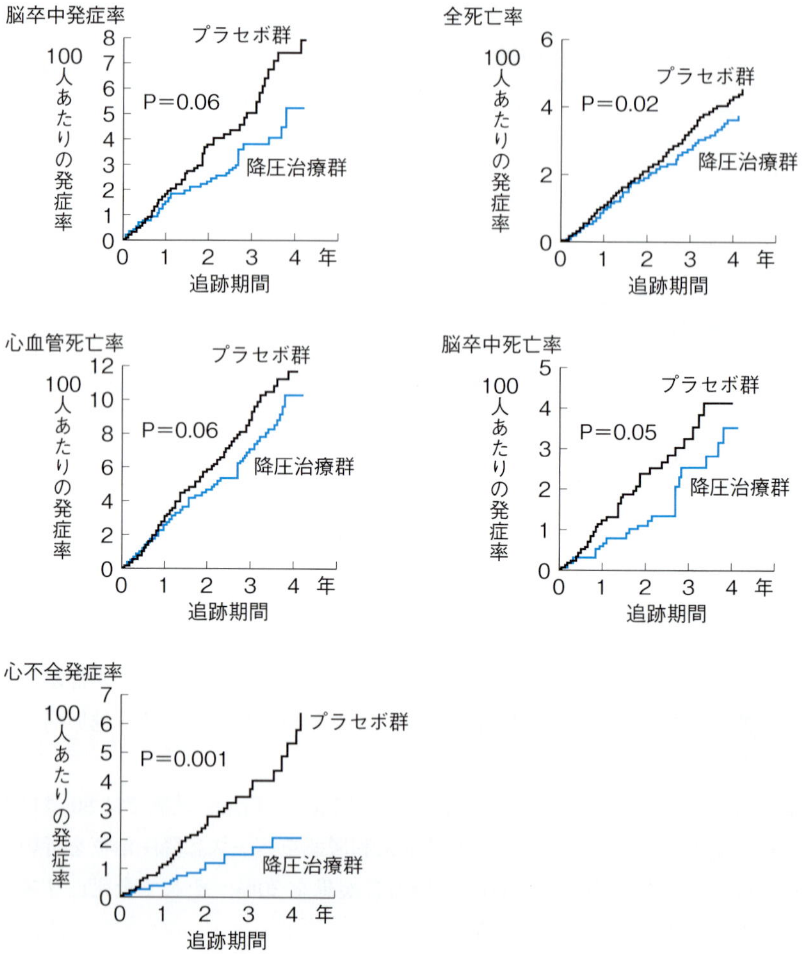

図 5● HYVET 試験

サイアザイド系利尿薬をベースに降圧治療を施行した群とプラセボ群の脳卒中と心不全それぞれの発症率，および全死亡率の比較.

(Beckett NS, et al; Combination Therapy of Hypertension to Prevent Cardiovascular Events Trial Group. N Engl J Med. 2008; 358: 1887-98[6])

少量を用いること（トリクロルメチアジドでは 1 mg 以下，インダパミドでは 1 mg 以下，ヒドロクロロチアジドでは 12.5 mg 以下），なるべく RAS 系阻害薬を併用すること，代謝面での副作用が生じた場合は減量すること，降圧不十分なら増量せずに他剤を併用することが利尿薬を降圧薬として使用する際の注意点である.

また利尿薬の代謝面への影響は投与開始後2〜3カ月で出現しやすく，その後の進行性の悪化はないとされている．SHEP研究の解析より，利尿薬投与開始から半年間は副作用の出現に注意すべきだがその後の頻回の検査は必要ないことが示唆されている.

3 利尿薬の選択

降圧薬として最も使用すべき利尿薬はサイアザイド系利尿薬である.

サイアザイド系利尿薬は，遠位尿細管でのNa再吸収を抑制することにより，短期的には利尿効果により循環血液量を減少させ，長期的には末梢血管抵抗を低下させ，緩和な降圧作用を示す．利尿作用は強力ではないが，これまで多くの高血圧臨床試験に用いられ，降圧薬としてのエビデンスが確認されている.

これまでの臨床試験からサイアザイド系利尿薬は降圧を必要とするすべての患者において使用できるが，使用すべきでないのは痛風患者，使用しても無効なのは血清Cr＞2.0 mg/dLの腎不全患者である．腎機能低下例ではループ利尿薬を選択する.

また他の利尿薬による低K血症の防止に補助薬としてK保持性利尿薬を併用し降圧作用を得る.

おわりに

利尿薬による降圧は他の降圧薬と同等の降圧効果がある上，心血管イベントリスクを軽減することがわかっている．また利尿薬は安価であり，医療経済の観点から優れている．少量から使用することにより代謝面のデメリットも解消される．降圧薬としての利尿薬の使用頻度を増やし，使いこなすことが高血圧診療においては重要である.

文献
1) 日本高血圧学会. 高血圧治療ガイドライン2009（JSH2009）.
2) MRC trial of treatment of mild hypertension: principal results. Medical Research Council Working Party. Br Med J（Clin Res Ed）. 1985; 291: 97-104.
3) Medical Research Council trial of treatment of hypertension in older adults: principal results. MRC Working Party. BMJ. 1992; 304: 405-12.
4) ALLHAT Officers and Coordinators for the ALLHAT Collaborative Research Group. The Antihypertensive and Lipid-Lowering Treatment to Prevent Heart Attack Trial. Major outcomes in high-risk hypertensive patients randomized to

angiotensin-converting enzyme inhibitor or calcium channel blocker vs diuretic: The Antihypertensive and Lipid-Lowering Treatment to Prevent Heart Attack Trial (ALLHAT). JAMA. 2002; 288: 2981-97.

5) Matsuzaki M, Ogihara T, Umemoto S, et al; Combination Therapy of Hypertension to Prevent Cardiovascular Events Trial Group. Prevention of cardiovascular events with calcium channel blocker-based combination therapies in patients with hypertension: a randomized controlled trial. J Hypertens. 2011; 29: 1649-59.

6) Beckett NS, Peters R, Fletcher AE, et al; HYVET Study Group. Treatment of hypertension in patients 80 years of age or older. N Engl J Med. 2008; 358: 1887-98.

（滝　瑞里，星出　聡，苅尾七臣）

B 降圧利尿薬はNa排泄効果が大事？

はじめに

利尿薬は，1950年ころから降圧薬として，β遮断薬とともに古くから使用されている薬剤である．したがって，降圧薬としてのエビデンスは最も有している．1980年代頃より，強力な降圧作用を有するCa拮抗薬が使用可能になり，アンジオテンシン変換酵素（ACE）阻害薬や，アンジオテンシンII受容体拮抗薬（ARB）などが使用可能になることで，我が国では降圧薬としての利尿薬の使用が極端に減った．しかしながら，ACE阻害薬やARBと少量の利尿薬を併用することで，降圧効果が得られることがわかり，2000年ごろより利尿薬の使用が見直されるようになってきた．最近では，ARBとの合剤が使用可能である．また，以前には降圧薬としては，使用してはならないとされていた，アルドステロン拮抗薬も，治療抵抗性高血圧に対する治療として注目されている．

利尿薬の種類

高血圧の使用される利尿薬は，①サイアザイド系・サイアザイド類似利尿薬，②アルドステロン拮抗薬，③ループ利尿薬である．①，③に関しては，どちらもNa排泄作用により降圧作用が得られるわけであるが，降圧薬として使用されるのは，サイアザイド系・サイアザイド類似利尿薬である．その理由は，Na排泄以外の降圧機序を有する可能性があることと，最も高血圧治療に対するエビデンスが多いことによる．

a）サイアザイド系・サイアザイド類似利尿薬

この利尿薬の降圧効果としての作用は，投与後初期と慢性期に分けて考えるべきである．そして，この薬剤は遠位尿細管に作用する．遠位尿細管の役割を考えてみると，遠位尿細管においては，細胞内へのNaClの取り込みは，Na-Cl共輸送，すなわち，NaとClが同時に細胞内へ取り込まれる．このときに，水は透過しない．この利尿薬は，遠位尿細管のNa-Cl共輸送を阻害する．すなわち，Na

再吸収を減弱させる．もともと，遠位尿細管には，水の透過作用はないわけなので，この利尿薬の水利尿作用はない．しかしながら，Na排泄を増加させるために，細胞外液量も調節されるためその分の水分は，排出される必要がある．したがって，投与初期においては，心臓に対する前負荷，後負荷，心拍出量とも低下する．しかしながら，慢性期になるとこの状態は定常状態にもどり，血管抵抗を減弱させるとされている．これが，降圧薬として使用される最も大きな理由であるが，はっきりとした機序はいまだ明らかではない．サイアザイド系利尿薬は，糸球体濾過量（estimated GFR）が30〜40 mL/分以下である場合には，一般的に無効だとされている．GFRが低下している場合は，遠位尿細管に達するNa負荷が制限されているのに加え，遠位尿細管より上位に位置するヘンレループといったところでNa再吸収が大きく行われるため，遠位尿細管でのNa再吸収の寄与が少なくなっているためである．

サイアザイド系利尿薬は，降圧薬の中では最も歴史がある薬剤であり，エビデンスも多い．しかしながら，その後，Ca拮抗薬やACE阻害薬，ARBなどが開発され，後者の方がより降圧効果や臓器保護効果，心血管イベントを抑制するのではないかという報告がされ始めた．その答えを出すべく行われた大規模臨床試験がALLHAT（The Antihypertensive and Lipid-Lowering Treatment to Prevent Heart Attack Trial）研究である[1)]．ALLHAT研究は，高血圧患者約42,000例を対象に，サイアザイド系利尿薬であるクロルタリドンを対照薬として，ACE阻害薬のリシノプリル，Ca拮抗薬のアムロジピン，α遮断薬のドキサゾシンの4群間で心血管イベント抑制効果を比較したものである．試験開始後の中間解析でドキサゾシン投与群で心不全の発症がクロルタリドン群の2倍にのぼることが明らかになったため，その時点で同群は中止され，以後α遮断薬を除く3剤で試験が続行された．1次評価項目は，致死的冠動脈疾患および非致死的心筋梗塞の発症であり，平均6年間の発症率は3群間に有意差はなかった．一方，総死亡，脳卒中，心不全，末梢動脈疾患などの発生率をみた2次評価項目では，平均6年間の成績で総死亡には3群間に有意差がなかったが，心不全の発症はクロルタリドン群で最も抑えられており，脳卒中発症率は，アムロジピン群で最も抑えられており，ACE阻害薬に関しては，期待された結果が得られなかった．この試験結果発表後，再度，サイアザイド系利尿薬が注目されるようになった．しかしながら，ALLHAT研究で使用された，クロルタリドンは2008年では日本では使用できなくなっている．一方で，現在ARBの合剤で用いられている利尿薬はヒドロクロロチアジドである．これらの，サイアザイド系利尿薬の中でも，種類によって差があるのではないかということが以前より議論されている．これまでは，クロルタリドンとヒドロクロロチアジドの比較では，クロルタリドンが優る利益をもたらすことを示唆した報告の方が多かった．この両者の薬剤の無作為割付け試験はなく，どちらが優れているかということを決定づける報告はないが，最近の検討では，66 歳以上を対象にした 29,873 人（クロルタリドン 10,384 人，ヒドロクロロチアジド 19,489 人）のコホート研究においては，両者に心血管イベント発症の差はなかったが，クロルタリドン群において低 K 発症，低 Na 発症の頻度が有意に多かった．高齢者の高血圧治療の際に，サイアザイド系利尿薬を使用する際には，ヒドロクロロチアジドの方がよい可能性が示唆される結果であった[2]．

b）ループ利尿薬

本薬剤は，ヘンレループ上行脚にある Na^{+}-Ca^{2+}-Cl^{-} 共役輸送担体を阻害することで，Na の再吸収を抑える．このヘンレループは，濾過液中の 25％の再吸収の役割を担っている．ヘンレループ上行脚においても，水の透過作用はない（下行脚は作用を有する）．ループ利尿薬が，強力な利尿作用をもつのは，この Na 再吸収抑制による，前述した細胞外液量の排泄と，髄質間質液の浸透圧を下げる作用をもっており，水の排泄を増量させる．このような，強力な Na 排泄や利尿作用を有するが，降圧薬としてループ利尿薬を使用するのは一般的ではない．これは，作用が短時間であるということに加え，血清 K 低下作用，レニン・アンジオテンシン系や交感神経系の活性化などが指摘されている．これは，Ca 拮抗薬は強力な降圧作用をもつが，短時間作用型においては，急激な降圧により交感神経亢進，心拍数の増加などが生じ，最終的には心筋梗塞発症リスクを増加させたことなどとも共通することであるとされている．一方で，腎不全を伴う高血圧患者においてループ利尿薬の使用は適している．これは，前述したように GFR が低下している場合には，ヘンレループの Na 再吸収作用が重要な役割を呈するからである．

c）アルドステロン拮抗薬

アルドステロン拮抗薬も歴史が古い薬剤であるが，当初は，K を保持する単なる利尿薬と考えられていた．しかしながら，1990 年代に入り，重症心不全に対する追加治療薬として有用であることが，RALES 試験によって証明されて以来，最注目されるようになった[3]．最近は，治療抵抗性高血圧（利尿薬を含む 3 剤以上の降圧薬服用下で，外来血圧 140/90 mmHg 以上）に対する降圧薬としても注目されている．そのきっかけとなったのが，ASCOT-BPLA（Anglo-Scandinavian Cardiac Outcomes Trial-Blood Pressure Lowering Arm）試験でのサブ解析の結果である．本試験は，Ca 拮抗薬のアムロジピンベースと，β 遮断薬のアテノロールベースで降圧療法を比較した試験であるが，目標降圧に達しない場合，4 番目の治療薬としてアルドステロン拮抗薬または，モキソニジン（日本未発売）が追加された[4]．その結果，アルドステロン拮抗薬投与前の平均外来血圧 156.9/85.3 mmHg が，135.1/75.8 mmHg まで低下した．最近では，治療抵抗性高血圧患者におけるアルドステロン拮抗薬の RCT が行われており，アルドステロン拮抗薬が有用であることが証明された[5]．アルドステロンは，腎集合管のミネラルコルチコイド受容体に作用し Na の再吸収と K の排泄を刺激する．この作用を阻害するアルドステロン拮抗薬では，腎集合管における Na 再吸収を抑制することが血圧降下作用のメカニズムと考えられている．RA 系抑制薬を投与されていても，ブロックされない血圧上昇経路が，アルドステロン拮抗薬を投与することにより初めてブロックされ，相加的な降圧効果をもたらすと考えられる．さらに，RA 系抑制薬が長期投与されることで，最初はアルドステロンが抑制されていても，次第にアルドステロンが亢進してくる現象，すなわちアルドステロンブレークスルーといった現象が生じ，腎臓を含めた組織の MR 活性が起こっている可能性がある．そのような場合は，RA 系阻害薬の降圧効果が不十分である可能性があり，アルドステロン拮抗薬を投与することで降圧が得られる可能性がある．アルドステロン拮抗薬を投与したときに，著明な血圧降下が得られた場合などは，原発性アルドステロン症を見逃している可能性もあるので注意したい．

おわりに

上記に述べた利尿薬はいずれも，Na 排泄作用があるが，疾患に応じた使い分けがあり，個々の症例に応じた使用をする必要がある．

Point

①どの利尿薬も Na 排泄作用がある．
②通常の高血圧患者に，利尿薬を第 1 選択とするならサイアザイド系利尿薬，その中での種類はこだわる必要性はあまりない．
③長所は，他の降圧薬に比べて，値段が圧倒的に安い．
④どの利尿薬も電解質異常が問題となるが，用量依存性であり，できるだけ少

量で使用する.

文献 1）ALLHAT Officers and Coordinators for the ALLHAT Collaborative Research Group. The Antihypertensive and Lipid-Lowering Treatment to Prevent Heart Attack Trial. Major outcomes in high-risk hypertensive patients randomized to angiotensin-converting enzyme inhibitor or calcium channel blocker vs diuretic: The Antihypertensive and Lipid-Lowering Treatment to Prevent Heart Attack Trial (ALLHAT). JAMA. 2002; 288: 2981-97.

2）Dhalla IA, Gomes T, Yao Z, et al. Chlorthalidone versus hydrochlorothiazide for the treatment of hypertension in older adults: a population-based cohort study. Ann Intern Med. 2013; 158: 447-55.

3）Pitt B, Zannad F, Remme WJ, et al. The effect of spironolactone on morbidity and mortality in patients with severe heart failure. Randomized Aldactone Evaluation Study Investigators. N Engl J Med. 1999; 341: 709-17.

4）Dahlöf B, Sever PS, Poulter NR, et al; ASCOT investigators. Prevention of cardiovascular events with an antihypertensive regimen of amlodipine adding perindopril as required versus atenolol adding bendroflumethiazide as required, in the Anglo-Scandinavian Cardiac Outcomes Trial-Blood Pressure Lowering Arm (ASCOT-BPLA): a multicentre randomised controlled trial. Lancet. 2005; 366: 895-906.

5）Chapman N, Dobson J, Wilson S, et al. Effect of spironolactone on blood pressure in subjects with resistant hypertension. Hypertension. 2007; 49: 839-45.

（星出 聡，苅尾七臣）

C 脳血管障害における降圧利尿薬の意味

はじめに

利尿薬の中でも特にサイアザイドおよび類似薬は1日1回の内服で安定した降圧効果を発揮するため，古くから広く用いられてきた．経済的負担や絶対禁忌も少なく，利点が多い．

この稿では，特に脳血管の特徴と脳血管障害に対する降圧利尿剤の効果を中心に延べたい．

1 脳血流自動調節能について

脳血流は体血圧の変化の影響を受けにくく自動調節する能力を有している．これを脳血流自動調節能という．体血圧上昇時は脳内細動脈などの抵抗血管が収縮し，低下時は抵抗血管が拡張し，脳血流の過度な変化を防いでいる．

脳血管障害急性期は自動調節能が障害されていることが多く，脳血流は体血圧依存状態となる．その期間は発症3日以降急激に改善するといわれており[1]，1カ月以内に正常化することが多い．そのため，わずかな血圧低下でも脳血流が低下し，病巣部およびその周囲のペナンブラ領域（血流の回復により機能回復が期待できる可逆性障害の領域）の虚血が進行する可能性がある．

急性期に高血圧が持続すると脳血管の拡張能が低下し，自動調節能が正常に機能せず，降圧に伴い脳虚血をきたしやすい状態になる[2]．

2 脳血管障害と降圧利尿薬の表的な大規模研究の概要

a）SHEP（Systolic Hypertension in the Elderly Program）

老年者収縮期高血圧に対する降圧治療が脳血管障害合併症を予防するかを検討した研究である．利尿薬はクロルタリドン群でプラセボ群が対照であった．その結果，脳血管障害の発生率は実薬群5.2%，プラセボ群8.2%で相対リスクは0.64で有意に少なく，利尿薬の有用性が証明された[3]．

b）ADVANCE（Action in Diabetes and Vascular Disease：Preterax and Diamicron MR Controlled Evaluation）

高リスクの2型糖尿病患者において血圧コントロール（ACE阻害薬ペリンドプリルと利尿薬インダパミド）による大血管および最小血管疾患への有効性を検討した研究である．一次エンドポイントは脳血管障害等の大血管障害および腎症や糖尿病性網膜症などの新規発症および増加を代表とする細小血管疾患である[4)]．その結果，プラセボ群と比べて，ACE阻害薬＋利尿薬の治療群においては，大血管および細小血管障害が14%減少し，心血管死は18%減少した．

c）PROGRESS（Perindoril Protection against Recurrent Stroke Study）

一過性脳虚血発作（TIA）または脳卒中の既往患者において，ACE阻害薬単独あるいは利尿薬追加が脳卒中を予防できるかを検討した研究である．ACE阻害薬単独では脳卒中の予防効果はなく，利尿薬と併用では再発率は43%低下した．すなわち，脳卒中の予防には利尿薬を併用とした十分な降圧が必要であることが示唆された[5)]．

d）HYVET（Hypertension in the Very Elderly Trial）

80歳以上の超高齢者高血圧患者（SBP 160 mmHg以上）に対して，利尿薬のインダパミドをベースにした治療群が，プラセボ群に比較し，致死性・非致死性脳卒中の発症が予防できるかどうかを検討した研究である．治療群については，血圧コントロール不良の場合（SBP/DBP 150/80 mmHg未満目標）は，ACE阻害薬の追加がなされた．その結果，超高齢者においても積極的な降圧を行った治療群において，30%の脳卒中発症の低下を認めた（HYVET Study Group. Treatment of hypertension in patients 80 years of age or older. N Engl J Med. 2008；358：1887-98）．

3 脳血管障害の病型と降圧目標値

脳梗塞の病型は脳梗塞，脳出血，くも膜下出血があり，それぞれの病型により降圧目標が異なる．また，脳梗塞でも血栓溶解療法の有無でも目標とする血圧の値が違うため，注意を要する．

4 各病型の降圧目標値

JHS2014では急性期，亜急性期，慢性期で目標値が異なる（表1）[6)]．

表 1●脳血管障害を合併する高血圧の治療

		降圧治療対象	降圧目標	降圧薬
超急性期 （発症 24 時間以内）	脳梗塞 発症 4.5 時間以内 発症 24 時間以内	血栓溶解療法予定患者*[1] SBP＞185 mmHg または DBP＞110 mmHg 血栓溶解療法を行わない患者 SBP＞220 mmHg または DBP＞120 mmHg	血栓溶解療法施行中および施行後 24 時間 ＜180/105 mmHg 前値の 85-90%	ニカルジピン，ジルチアゼム，ニトログリセリンやニトロプルシドの微量点滴静注
	脳出血	SBP＞180 mmHg または MBP＞130 mmHg SBP 150-180 mmHg	前値の 80%*[2] SBP 140 mmHg 程度	
	くも膜下出血 （破裂脳動脈瘤で発症から脳動脈瘤処置まで）	SBP＞160 mmHg	前値の 80%*[3]	
急性期 （発症 2 週以内）	脳梗塞	SBP＞220 mmHg または DBP＞120 mmHg	前値の 85-90%	ニカルジピン，ジルチアゼム，ニトログリセリンやニトロプルシドの微量点滴静注または経口薬（Ca 拮抗薬，ACE 阻害薬，ARB，利尿薬）
	脳出血	SBP＞180 mmHg または MBP＞130 mmHg SBP 150-180 mmHg	前値の 80%*[2] SBP 140 mmHg 程度	
亜急性期 （発症 3-4 週）	脳梗塞	SBP＞220 mmHg または DBP＞120 mmHg SBP 180-220 mmHg で頸動脈または脳主幹動脈に 50%以上の狭窄のない患者	前値の 85-90% 前値の 85-90%	経口薬（Ca 拮抗薬，ACE 阻害薬，ARB，利尿薬）
	脳出血	SBP＞180 mmHg MBP＞130 mmHg SBP 150-180 mmHg	前値の 80% SBP 140 mmHg 程度	
慢性期 （発症 1 カ月以後）	脳梗塞	SBP≧140 mmHg	＜140/90 mmHg*[4]	
	脳出血 くも膜下出血	SBP≧140 mmHg	＜140/90 mmHg*[5]	

SBP：収縮期血圧，DBP：拡張期血圧，MBP：平均動脈血圧

*[1]血栓回収療法予定患者については，血栓溶解療法に準じる．

*[2]重症で頭蓋内圧亢進が予想される症例では血圧低下に伴い脳灌流圧が低下し，症状を悪化させるあるいは急性腎障害を併発する可能性があるので慎重に降圧する

*[3]重症で頭蓋内圧亢進が予想される症例，急性期脳梗塞や脳血管攣縮の併発例では血圧低下に伴い脳灌流圧が低下し症状を悪化させる可能性があるので慎重に降圧する

*[4]降圧は緩徐に行い，両側頸動脈高度狭窄，脳主幹動脈閉塞の場合には，特に下げすぎに注意する．ラクナ梗塞，抗血栓薬併用時の場合は，さらに低いレベル 130/80 mmHg 未満を目指す

*[5]可能な症例は 130/80 mmHg 未満を目指す

（日本高血圧学会高血圧治療ガイドライン作成委員会．高血圧治療ガイドライン 2014．東京：日本高血圧学会；2014[6] p.59 より）

a）急性期

（1）脳梗塞

脳梗塞患者における血圧低下は脳灌流圧の低下，血栓の成長，微小血管循環障害などを介して病態を悪化させる可能性がある．また一方で血圧上昇も血液脳関門の破綻，出血性梗塞の助長，脳浮腫の増悪を生じるため，急性期で血圧上昇も低下も予後不良と関連する[7]．

また，血栓溶解療法を用いた患者に関しては，さらに厳格な血圧コントロールを要求される．JSH2014 の降圧目標は米国脳卒中協会のガイドラインに準じている．

（2）脳出血

脳出血患者の血圧管理に関しては，確固たるエビデンスはない．INTERACT のパイロット試験は，発症 6 時間以内の超急性期の脳出血患者を対象にした試験で，収縮期血圧の目標を 140 mmHg 未満群と 180 mmHg 未満群を比較した結果，140 mmHg 未満群が血腫の増大がない傾向であった[6]．しかし，予後の差はあきらかではなかった．

JHS2014 では降圧目標を米国脳卒中協会のガイドラインに準じている．

（3）くも膜下出血

再出血を予防することが重要であり，降圧・安静・鎮痛を十分に行うことが望ましく，重症例である急性期脳梗塞や脳血管攣縮の併発例は血圧低下に伴い脳灌流圧の低下し，状態を悪化させるため，慎重血圧コントロールを行う必要がある．

b）亜急性期

発症後 3～4 週間の亜急性期では脳梗塞，脳出血は基本的に急性期に準ずる．

ただし症状が安定し，収縮期血圧が 180 mmHg～220 mmHg で頸動脈狭窄が 50％以上ない患者に対しては，降圧前値の 85％～90％を目安とし，降圧する．

c）慢性期

脳血管障害を有する患者は効率に再発をすることが知られている．そのため，危険因子である高血圧をいかにコントロールするかがきわめて重要である．

Point

血管拡張作用を有する薬剤の投与は，健常部位の血管拡張させるが梗塞部位は拡張せず，梗塞部位の虚血を増強させ脳内盗血現象を生じることがあるため，脳血管障害発症後は使用しにくい可能性がある．また，脳圧亢進を抑制するためにも降圧利尿薬は有用と考える．高齢者を含めた高血圧患者における利尿薬をベースとした降圧療法が脳血管イベントを抑制させることは多くの大規模臨床試験より証明されている．

文献
1) Paulson OB, Olesen J. Christensen MS. Restoration of autoregulation of cerebral blood flow by hypocapnia. Neurology. 1972；22：286-93.
2) Shinohara Y. Management of blood pressure in acute and chronic cerebral blood flow. J Stroke Cerebrovasc Dis. 1994；4 Suppl 1：S 80-3.
3) Prevention of stroke by antihypertensive drug treatment in older persons with isolated systolic hypertension. Final results of the Systolic Hypertension in the Elderly Program (SHEP). SHEP Cooperative Research Group. JAMA. 1991；265：3255-64.
4) Patel A；ADVANCE Collborative Group, MacMahon S, et al. Effect of a fixed combination of perindopril and indapamide on macrovascular and microvascular outcomes in patients with 2 deabetes mellitus (the ADVANCE trial)：a randomized controlled trial. Lancet. 2007；370：829-40.
5) PROGRESS Collaborative Group. Randomised trial of a perindopril-based blood-pressure lowering regimen among 6,105 individuals with previous stroke or transient ischemic attack. Lancet. 2001；358：1033-41.
6) 日本高血圧学会高血圧治療ガイドライン作成委員会．高血圧治療ガイドライン2014．東京：日本高血圧学会；2014.
7) Leira R, Millán M, et al；TICA Study, Stroke Project, Cerebrovascular Diseases Group of the Spanish Neurological Society. Age determines the effects of blood pressure lowering during the acute phase of ischemic stroke：The TICA study. Hypertension. 2009；54：769-74.

（中山美緒　星出　聡　苅尾七臣）

D 食塩感受性高血圧と利尿薬

はじめに

多量の食塩を摂取する地域では高血圧の頻度が高く，減塩により血圧が低下することは一般的に知られている．このように，食塩摂取量の増減に対する血圧の反応を食塩感受性という．食塩制限を行っても血圧がほとんど低下しない人は食塩非感受性と考えられる．よってすべての人が同じではなく，食塩と血圧の関係には個人差があることが明らかにされている．日本人は昔から食塩摂取量が多く，食塩感受性高血圧の発症頻度が高い．本稿では食塩感受性高血圧の病態，治療などについて概説する．

1 食塩感受性高血圧の発症機序

Na は腎尿細管で再吸収され，Na の貯留は体液量を増大させ血圧上昇をきたす．そのことから食塩感受性にかかわる因子の1つとして，腎尿細管の Na 輸送系の異常があげられる．正常者の場合，減塩下では体液量が減少するためレニン・アンジオテンシン・アルドステロン（RAA）系は亢進し Na の再吸収が亢進する．また食塩過剰摂取時には RAA 系は抑制され，そのことにより体内の Na 量が一定に保たれ，血圧は正常に維持されている．これに対して食塩感受性高血圧では，高食塩下でも RAA 系は抑制されず Na 貯留傾向になると考えられている．

最近では食塩感受性に関する分子機序について遺伝学的な検討を含め研究が進んでおり，食塩の過剰摂取によって腎内の低分子量 G 蛋白質 Rac1 が活性化することが解明された．Rac1 の活性化はアルドステロン非依存的にミネラロコルチコイド受容体（MR）を活性化させ，Na 貯留を引き起こし高血圧を生じる[1]．また，食塩の過剰摂取と腎交感神経活性化により，エピジェネティックな機序を介して塩分排泄性遺伝子 WNK4 の発現が低下し食塩感受性が亢進することも報告された[2]．

2 食塩感受性が高い病態

一般臨床でよくみる食塩感受性高血圧患者で多いのは糖尿病，慢性腎臓病，メタボリックシンドローム，高齢者，原発性アルドステロン症である（表1）．糖尿病，メタボリックシンドローム，原発性アルドステロン症では交感神経亢進による食塩感受性高血圧と同じく，尿細管における Na 再吸収の亢進により食塩感受性高血圧が引き起こされやすいと考えられる．慢性腎臓病や高齢者では腎糸球体数が減少し，糸球体濾過能力が低下することにより生じる．24 時間自由行動下血圧測定（ABPM）で評価した，夜間血圧が昼間血圧に比べ 10％以上低下しない，non-dipper 型高血圧は高齢者，糖尿病，慢性腎臓病などでみられる病態で，食塩感受性が高い可能性が示唆される．また，糖尿病，メタボリックシンドローム，慢性腎臓病に対してはアンジオテンシン変換酵素阻害薬（ACEI）あるいはアンジオテンシンⅡ受容体拮抗薬（ARB）が第1選択薬の1つであるため投与されていることが多く，ACEI と ARB は食塩感受性を高める薬剤であることが知られている．食塩摂取量が多いと降圧作用が減弱し，食塩摂取量が少ない状態でより強力な降圧作用を発揮することから，減塩あるいは少量の利尿薬の併用が有効な降圧効果を引き出す．

表1 食塩感受性が高い病態

- 糖尿病
- 慢性腎臓病
- メタボリックシンドローム
- 高齢者
- 原発性アルドステロン症

3 食塩感受性高血圧の特徴

食塩感受性高血圧は，食塩非感受性高血圧と比べて心血管イベントの発症頻度が高いことが知られている．その要因としては，食塩感受性高血圧の血圧管理が困難であることや，塩分過剰摂取による夜間高血圧が考えられる．夜間高血圧は日中の血圧上昇以上に臓器障害もしくは心血管イベントの発症に関与することが知られている．食塩感受性高血圧における夜間血圧上昇の機序は，塩分過剰摂取により日中に塩分を排泄しきれず，夜間に塩分を排泄するために血圧が上昇するのではないかと考えられている．夜間の血圧は ABPM で評価するわけだが，脈拍数も同時に測定することが可能で，食塩感受性患者では24時間平均心拍数が増

JCOPY 498-11702

加していることが知られている．

4 食塩摂取量の評価

INTERSALT 研究[3]などによって食塩過剰摂取が血圧上昇と関連があることは以前より指摘されており，さらに DASH-Sodium[4]をはじめとする多くの大規模介入試験でも減塩の効果は証明されている．およそ 1 g/日の減塩を行うと収縮期血圧が 1 mmHg 低下するとされている．ただし，6 g/日前半まで食塩摂取量を落とさなければ有意な降圧は達成できず，そのためガイドラインでは減塩目標値を 6 g/日未満となっている．食塩摂取量は昔と比べれば低下傾向であるが，厚生労働省の摂取基準を達成できている割合は少ない．減塩が大切であるという認識は高いが，結果に結びついていないのが現状である．まずは実際の摂取量を評価することが大切である．JSH2014[5]では食塩摂取量の評価方法について表2に示す方

表 2 食塩摂取量評価のガイドライン

実施法	評価法	位置づけ
高血圧専門施設	24 時間蓄尿による Na 排泄量測定 管理栄養士による秤量あるいは 24 時間思い出し食事調査	信頼性は高く望ましい方法であるが，煩雑である 患者の協力や施設の能力があれば推奨される
一般医療施設	起床後第 2 尿，随時尿での Na，Cr 測定，食事摂取頻度調査，食事歴法（24 時間尿 Cr 排泄量推定値を含む計算式による推定*1）	信頼性はやや劣るが，簡便であり，実際的な評価法として推奨される
患者本人	夜間尿での計算式を内蔵した電子式食塩センサーによる推定*2	信頼性はやや低いが簡便で患者本人が測定できることから推奨される

*1 以下の計算式を用いる．

起床後第 2 尿：24 時間尿 Na 排泄量（mEq/日）＝16.3×［第 2 尿 Na（mEq/L）÷第 2 尿 Cr（mg/dL）÷10×24 時間尿 Cr 排泄量予測値］$^{0.5}$

24 時間尿 Cr 排泄量予測値（mg/日）

男性：体重（kg）×15.12＋身長（cm）×7.39－年齢×12.63－79.90

女性：体重（kg）×8.58＋身長（cm）×5.09－年齢×4.72－74.95

随時尿：24 時間尿 Na 排泄量（mEq/日）＝21.98×［随時尿 Na（mEq/L）÷随時尿 Cr（mg/dL）÷10×24 時間尿 Cr 排泄量予測値］$^{0.392}$

24 時間尿 Cr 排泄量予測値（mg/日）＝体重（kg）×14.89＋身長（cm）×16.14－年齢×2.043－2244.45

*2 試験紙や簡単な塩分計による方法は，簡便であるが定量性や信頼性は低く，利用は減塩に対する意識の強化対策にとどまるため，この表には含めない．

（日本高血圧学会．高血圧治療ガイドライン 2014．東京：ライスサイエンス出版；2014[5]．p41）

法を記載している．なかなか一般医療施設では蓄尿検査を行うのは難しく，随時尿（Na/Cr 比）での評価が実際的で食塩摂取量が多い場合は減塩を指導する．

5 治療の実際

食塩感受性高血圧の場合，診察室血圧がコントロールされていても24時間平均血圧は高い仮面高血圧を呈することがある．そのため，食塩感受性が高い病態である慢性腎臓病，糖尿病，メタボリックシンドローム，高齢者では，自宅での早朝血圧はもちろん，必要に応じて24時間血圧測定を行う．夜間高血圧や早朝高血圧が認められた場合，まずは減塩を徹底し，それでも降圧不十分の場合にはNa排泄を促す利尿薬を使用することが有効である．JSH2014においても，十分な降圧が認められない場合に少量の利尿薬を投与することが推奨されており，特にサイアザイド系利尿薬で夜間血圧の有意な低下が認められたと報告されている．

しかし本邦の高血圧に対する利尿薬の使用頻度は他の降圧薬と比較すると低くなっている．大規模臨床試験では利尿薬が他の降圧薬に比し優るとも劣らない成績を示しており，使用頻度を増やすべきであると考えられている．

6 利尿薬の特徴，副作用

サイアザイド系利尿薬が降圧薬として主に用いられる．遠位尿細管での Na 再吸収を抑制することにより，短期的には循環血液量を減少させるが長期的には末梢血管抵抗を低下させることにより降圧する．高尿酸血症や糖代謝，低 K 血症などの副作用があり注意が必要であるが，使用量を少なくすることで，ある程度それらの副作用を予防することが可能である．1/4〜1/2の量でも降圧効果は大きくは変わらないと報告されている．糖尿病，慢性腎臓病，メタボリックシンドローム，高齢者などの食塩感受性が亢進した病態で特に降圧効果が期待できる．また，Ca 拮抗薬や ARB・ACEI との併用で降圧効果が増大する．β 遮断薬との併用は，糖・脂質代謝に悪影響を及ぼすことから，すすめられていない．血清クレアチニン 2.0 mg/dL 以上では無効とされている．

ループ利尿薬は使用頻度の高い利尿薬で，ヘンレ上行脚での NaCl の再吸収を抑制して利尿効果を発揮する．サイアザイド系利尿薬と比べて，利尿効果は強いが降圧効果は弱く持続時間も短い．腎機能低下症例に対しても有効であるため，クレアチニン 2.0 mg/dL 以上の腎機能障害のある高血圧に使用する．

おわりに

食塩感受性高血圧に対してまずは減塩を行うことが大切だが，なかなか目標を達成できていないことが多いのが現状である．そんな中での利尿薬の使用は非常に重要であり，適応があるにもかかわらずまだ利尿薬が開始されていない場合は積極的に使用を検討してもらいたいと考えている．

Point

①本態性高血圧には食塩過剰摂取により血圧が上昇する食塩感受性高血圧がある．
②糖尿病や慢性腎臓病，メタボリックシンドロームなどさまざまな病態で食塩感受性が亢進することが報告されている．
③食塩非感受性高血圧と比べて心血管イベントの発症リスクが高いため，減塩を行うとともに降圧薬による厳格な血圧管理が大切である．
④Na 排泄を促す利尿薬の使用は，食塩感受性高血圧の改善に有効である．

文献
1) Shibata S, Mu S, Kawarazaki H, et al. Rac1 GTPase in rodent kidneys is essential for salt-sensitive hypertension via a mineralocorticoid receptor-dependent pathway. J Clin Invest. 2011; 121: 3233-43.
2) Mu S, Shimosawa T, Ogura S, et al. Epigenetic modulation of the renal β-adrenergic-WNK4 pathway in salt-sensitive hypertension. Nat Med. 2011; 17: 573-80.
3) Intersalt: an international study of electrolyte excretion and blood pressure. Result for 24 hour urinary sodium and potassium excretion. Intersalt Cooperative Research Group. BMJ. 1988; 297: 319-28.
4) Sacks FM, Svetkey LP, Vollmer WM, et al; DASH-Sodium Collaborative Research Group. Effects on blood pressure of reduced dietary sodium and the Dietary Approaches to Stop Hypertension (DASH) diet. DASH-Sodium Collaborative Research Group. N Engl J Med. 2001; 344: 3-10.
5) 日本高血圧学会高血圧治療ガイドライン作成委員会，編．高血圧治療ガイドライン2014．東京：ライフサイエンス出版；2014.

（新島　聡，星出　聡，苅尾七臣）

E Non-dipper，早朝高血圧と降圧利尿薬

はじめに

近年，家庭血圧および24時間血圧測定計(ambulatory blood pressure monitoring: ABPM) により自由行動下での血圧レベルとその変動性の評価が可能となり，一般臨床においても利用されている．ABPMでは，夜間睡眠中や昼間のストレス状況下を含めた24時間血圧コントロール状態に加えて，サーカディアンリズムやモーニングサージなど血圧変動性の評価ができる．これらのABPMの血圧指標は，家庭血圧測定では得られない個人の血圧特性を表し，診察室血圧とは独立した心血管リスクとなることが知られている．本稿では血圧日内変動とその異常がどのような臨床的病態を反映し，またそれらに臨床上どのような薬剤を用いるべきかについて総括する．

1 血圧日内変動異常と心血管リスク

近年，高血圧患者で日内変動異常を伴うグループがあり，高率に高血圧臓器障害を伴うことが指摘されている．夜間血圧下降のない日内変動異常(non-dipper)が正常血圧下降を示すdipperと区別され，脳，心臓，腎臓の全標的臓器障害が進行しており，心血管リスクが高いことが明らかにされている[1-3]．

ABPMを用いたnon-dipperの定義はコンセンサスが得られていないが，夜間睡眠時血圧が昼間血圧に比較し10%未満の場合をnon-dipperとし，それ以上の下降がみられる場合dipperとすることが多い．われわれは夜間20%以上の過度降圧を示す高血圧サブグループを新しくextreme-dipperと命名し，脳血管障害の程度を検討したところ，extreme-dipperでは無症候性脳梗塞が進行していた[1]．この無症候性脳梗塞は強力な独立した脳卒中予測因子である[2]．さらにnon-dipperの中でも，夜間血圧が上昇するタイプriserを分けて追跡研究を実施したが，脳卒中発症はdipperに比較し，extreme-dipperとriserで多かった[3]．

夜間血圧が下降しないnon-dipperやriserを示す夜間高血圧のメカニズムは多

JCOPY 498-11702

表1 ● Non-dipper/Riser型夜間高血圧のメカニズム

循環血液量の増加（CKD，心不全，食塩感受性，など）
自律神経障害（糖尿病，起立性低血圧，など）
睡眠障害（不眠，抑うつ状態，睡眠時無呼吸症候群，など）

（Kario K. Clinician's manual on early morning risk management in hypertension. London：Science Press；2004. p.1-68[4]より）

様である（表1）[4]．うっ血性心不全や慢性腎臓病（CKD），食塩感受性と過剰食塩摂取などでは血管内血液量が増加し，non-dipper/riser型高血圧となる．また，糖尿病や自律神経障害による起立性低血圧，さらに睡眠障害もnon-dipper/riser型異常を生じる．二次性高血圧である原発性アルドステロン症や腎血管性高血圧ではレニン/アルドステロン系が亢進し，循環血液量が増加することにより，non-dipper/riser型高血圧となる．睡眠時無呼吸では夜間睡眠中に交感神経活性の亢進が生じnon-dipper/riser型高血圧となる．睡眠時無呼吸は，本態性高血圧患者の約10％にもみられ，夜間血圧の変動性が増大しているnon-dipper/riser型高血圧を示すのが特徴である[5]．

2 血圧モーニングサージ

血圧モーニングサージは24時間血圧変動性の1つで，適度の上昇は生理的現象であるが，著しい早朝血圧の昇圧は，24時間血圧レベルとは独立して心血管疾患のリスクとなることが知られている[6,7]．血圧モーニングサージは，起立性高血圧や昼間の血圧変動性とも関連しており，季節変動がみられ，冬季に増強する[7]．また身体活動の影響を強く受けることも知られている．同程度の運動量に対する血圧上昇は早朝に増大し，血圧が変動しやすくなっている．われわれは，この早朝の血圧反応性指数（血圧モーニングサージ反応）が大きい群が，早朝血圧の身体活動に依存して，血圧変動性が大きく，心血管リスクが高いハイリスク群と考えている[7]．

3 Non-dipper型高血圧と利尿薬

前述のとおり，食塩感受性高血圧では夜間の降圧がみられにくくなり，non-dipper型の高血圧ととともに，心肥大や微量蛋白尿などの臓器障害が生じやすく，心血管リスクが上がる．

食塩感受性がある患者では，塩分制限でnon-dipper型からdipper型に血圧変動が変わることが知られている[8]．また食塩感受性は患者により異なり，減塩や利尿薬の降圧効果も異なってくる．高食塩食では non-dipper 型の高血圧は夜間の Na 排泄が dipper 型高血圧と比べて亢進していて，低食塩食にすることで Na 排泄と夜間の血圧が低下する[9]．これは食塩感受性のあるものでは腎 Na 排泄能が潜在的に低下しており，その結果，高食塩食下では昼間だけでなく夜間でも高い血圧を維持して腎 Na 排泄能の低下を補っている可能性がある．

また，dipper 型高血圧では利尿薬の投与により高い日中の血圧はよく下がり，低い夜間血圧はさほど低下しなかった[10]．一方，夜間の血圧降下が少ない non-dipper 型高血圧では，高い夜間血圧をよく下げていた．これらのことから，non-dipper 型高血圧患者に利尿薬を用いると，dipper 型に移行する可能性がある．non-dipper 型高血圧では夜間の交感神経活性の低下が食塩感受性高血圧で減弱しており[11]，利尿薬の投与はとくに食塩感受性高血圧においては生理的に有効と考えられる．

4 RAA 系抑制薬との併用

non-dipper/riser 型高血圧の治療薬としては交感神経抑制薬，RRA 系抑制薬，サイアザイド系利尿薬が治療薬の選択肢として考えられるが，降圧効果や副作用，患者の背景因子などを考慮して薬剤を組み合わせていく必要がある．日本人は食塩摂取量が多いため，利尿薬は RAA 系抑制薬や Ca 拮抗薬などの血管拡張降圧薬との併用が有用であることが知られており，特に RAA 系抑制薬と利尿薬の併用の有用性は過去にも複数示されている[12-14]．

高血圧は単剤ではコントロールが難しいケースが多く，併用薬を考慮するのには，個々の薬剤の効果や併用の特性の他に，高血圧のタイプも考慮して降圧治療を行うのが望ましいと考えられる．

おわりに

家庭血圧測定や ABPM の普及に伴って，non-dipper 型高血圧や血圧モーニングサージなどが，心血管リスクにおいて重要な指標となることが明らかになってきた．特にこれらの患者では，その病態に応じた降圧薬の投与がコントロールの改善に有用である．

文献
1）Kario K, Matsuo T, Kobayashi H, et al. Nocturnal fall of blood pressure and silent cerebrovascular damage in elderly hypertensive patients. Advanced silent cerebrovascular damage in extreme dippers. Hypertension. 1996；27：130-5.
2）Kario K, Shimada K, Schwartz JE, et al. Silent and clinically overt stroke in older Japanese subjects with white-coat and sustained hypertension. J Am Coll Cardiol. 2001；38：238-45.
3）Kario K, Pickering TG, Matsuo T, et al. Stroke prognosis and abnormal nocturnal blood pressure falls in older hypertensives. Hypertension. 2001；38：852-7.
4）Kario K. Clinician's manual on early morning risk management in hypertension. London：Science Press；2004. p.1-68.
5）Kario K. Obstructive sleep apnea syndrome and hypertension：ambulatory blood pressure. Hypertens Res. 2009；32：428-32.
6）Kario K, Pickering TG, Umeda Y, et al. Morning surge in blood pressure as a predictor of silent and clinical cerebrovascular disease in elderly hypertensives：a prospective study. Circulation. 2003；107：1401-6.
7）Kario K. Morning surge in blood pressure and cardiovascular risk：evidence and perspectives. Hypertension. 2010；56：765-73.
8）Uzu T, Ishikawa K, Fujii T, et al. Sodium restriction shifts circadian rhythm of blood pressure from nondipper to dipper in essential hypertension. Circulation. 1997；96：1859-62.
9）Fujii T, Uzu T, Nishimura M, et al. Circadian rhythm of natriuresis is disturbed in nondipper type of essential hypertension. Am J Kidney Dis. 1999；33：29-35.
10）Uzu T, Kimura G. Diuretics shift circadian rhythm of blood pressure from nondipper to dipper in essential hypertension. Circulation. 1999；100：1635-8.
11）Okuguchi T, Osanai T, Kamada T, et al. Significance of sympathetic nervous system in sodium-induced nocturnal hypertension. J Hypertens. 1999；17：947-57.
12）Mancia G, Omboni S；CARDIO（CAndesaRtan combined with DIuretic in hypertensiOn）Study Group. Candesartan plus hydrochlorothiazide fixed combination vs previous monotherapy plus diuretic in poorly controlled essential hypertensive patients. Blood Press Suppl. 2004；2：11-7
13）Chrysant SG, Weber MA, Wang AC, et al. Evaluation of antihypertensive therapy with the combination of olmesartan medoxomil and hydrochlorothiazide. Am J Hypertention 2004；17：252-9.
14）PROGRESS Collaborative Group. Randomised trial of a perindopril-based blood-pressure-lowering regimen among 6,105 individuals with previous stroke or transient ischaemic attack. Lancet. 2001；358：1033-41.

（久保田香菜，星出　聡，苅尾七臣）

A 利尿薬の意義

浮腫・腹水が腎でのNa・水貯留に起因するため，治療の第1歩は食塩摂取制限ではあるが，わが国の食習慣から厳しい食塩制限は難しく，かえって食欲低下により栄養状態の悪化を招く可能性がある．そのため余分な食塩摂取を禁じた上で，外来で利尿薬の内服を開始する．軽度〜中等量の腹水は利尿薬内服で軽減することが多く，入院を避けられるメリットがある．

1 抗アルドステロン薬とループ利尿薬

利尿薬としては抗アルドステロン薬とループ利尿薬が繁用されている．抗アルドステロン薬の代表はスピロノラクトン，カンレノ酸Kで，遠位尿細管においてアルドステロン依存性のNa再吸収ならびにK排泄を阻害する．これら薬剤の作用は穏やかで効果発現までに3〜4日を要するが，50〜90%の症例に有効である．ループ利尿薬としてはフロセミドがよく知られている．ヘンレ係蹄上行脚においてNaおよびClの再吸収を抑制し，速効性でかつ強力なNa利尿作用を有するが，単独で用いた場合の利尿効果は非代償性肝硬変症例の約50%にとどまる．ループ利尿薬投与時には，低Na血症，低K血症をきたしやすく，低K血症はK剤，スピロノラクトンの併用により防止できるが，低Na血症は予防，治療ともに困難であり，薬剤の過量投与には注意が必要である．さらにフロセミド投与時には循環血漿量の減少を伴わない高窒素血症が出現することもあるので注意する必要がある．フロセミドは血漿蛋白と結合して作用部位である近位尿細管まで輸送され，はじめて利尿効果を発揮するが，フロセミドを投与肝硬変例で尿中フロセミド排泄量とNa排泄量が正の相関を示したことから，尿細管への移送障害もフロセミドに対する抵抗性の一因をなす可能性がある．

第1選択の利尿薬は抗アルドステロン薬である．欧米のガイドラインではスピロノラクトンを最高400 mgまで増量して効果がなければ，フロセミドを追加して上限の160 mgまで増加する方法が推奨されている[1)]が，当初からスピロノラクトンとループ利尿薬を併用して漸増する方がよいという考え方[2]もあり，一致していない．わが国では，抗アルドステロン薬の少量投与から開始して，効果がなければル－プ利尿薬を併用し，両者を静注投与にきりかえて次第に増量する方法が一般的である．Santos らの 100 例の比較試験[3]では上述のスピロノラクトン先行投与法[3]では効果は併用療法とかわらなかったが，肝性脳症，低 Na 血症などの重篤な副作用が47 例中 3 例にみられたという．両薬物を併用投与する場合はスピロノラクトン 100 mg に対してフロセミド 40 mg の比率を保ちながら漸増するのが血清 K 値を正常に維持するのに有用とされている．利尿薬の効果を尿中電解質でみるときは 24 時間蓄尿ができれば最もよい（78 mmol/日以上が目標）が，困難なときは 1 回尿で Na/K 比が参考になる[4]．これが 1 を超えていたら Na が排泄されており，この比が大きいほど尿中 Na 排泄が多いと判断できる[4]．

利尿薬により軽減できない，あるいは早期再発を防止できない中等量以上の腹水を難治性腹水という．欧米では，食塩摂取制限と大量の利尿薬（スピロノラクトン 400 mg＋フロセミド 160 mg）でコントロールできない例を利尿薬抵抗性腹水，副作用のために利尿薬を有効量まで増やせない例を利尿薬不耐性腹水と定義し，これらを合わせて難治性腹水としており，この難治性腹水の定義にあてはまるのは全腹水例の 5～10％にあたると報告されている．上述の Santos らの観察[3]で難治性腹水は 4.25％であり，この際，利尿薬抵抗性腹水例は 1 例もなく，すべてが利尿薬不耐性腹水であったのは注目に値する．わが国では重篤な副作用なしにここまで利尿薬を増量するのは難しく，投与量の上限は確定していないが，スピロノラクトン 150～200 mg，フロセミド 120 mg あたりが日本人には妥当な量と考えられる．このように設定しても難治例のほとんどが利尿薬不耐性腹水となることは欧米の成績と軌を一にしている．

下腿浮腫を伴う腹水例では細胞外液量は体重の 5～10％増加しているため，2 kg/日以上体重を減らしても循環血漿量や血清 BUN に変化はないが，利尿薬の過量投与は vascular underfilling を助長し，高窒素血症を招きやすいので注意が必要である．

2 新しい利尿薬 V_2受容体拮抗薬

水排泄障害による希釈性低 Na 血症への対処は難しいが，血清 Na 値が 120 mEq/L 以上なら水分摂取制限は必要なく，その効果も確実でない．血清 Na 値が 120 mEq/L 以下の場合，血漿増量剤や生食の補充が必要だが，1 日あたり 12

mEq/L以上の血清Na上昇がないように留意する．バソプレシンは遠位尿細管における自由水の排泄を妨げるが，有効動脈血流量減少に基づく非浸透圧性のバソプレシン分泌は希釈性低Na血症と浮腫の原因になりうると考えられており，新たな治療手段として選択的バソプレシンV_2受容体拮抗薬の効果が注目されている．わが国で開発されたV_2受容体拮抗薬トルバプタン（tolvaptan）は腹水，浮腫が持続する肝硬変患者に対し，用量依存性に体重，腹囲を減少させ，心不全患者の場合の半量の7.5 mgの用量でも有効であること[5,6)]，血清アルブミン値にかかわらず低Na血症を改善させること[6)]，14日間投与も安全に行えること[7)]などが多施設共同RCTの結果として報告された．本剤は肝硬変の腹水，浮腫，低Na血症の治療薬として保険収載されたが，原則として水分摂取制限は加えない．口渇感を感じなかったり，それに反応できない患者，無尿の患者，体液量が減少している患者，直ちに血清Na値を上げなくてはならない患者などには本剤を用いてはならない[8)]．低Na血症を伴う難治性腹水患者は元来underfilling状態にあることが多く，本剤がさらにunderfillingを助長する危険性は念頭に置かなければならない．

無作為コントロール試験（RCT）の成績を中心にV_2受容体拮抗薬の薬効をアウトカム毎に整理してみると，体重減少，低Na血症の改善，尿量増加はそれぞれ7編，5編，4編のRCTで報告されており，腹囲減少は3編のRCTで報告されている．以上のように利尿薬に上乗せするという条件下でV_2受容体拮抗薬は低Na血症のみならず，腹水，肝性浮腫の改善に有用であることが確かめられている．一方で再発予防や長期予後に対する効果は十分なものではない．Satavaptanは難治性腹水例で腹水再発を若干遅らせるものの，最終的な再発防止効果はなく，穿刺排液回数の減少にもつながらなかったという．Dahlら[9)]は3種のvaptan（tolvaptan，satavaptan，lixivaptan）の臨床効果を評価するために12件のRCT（2,266症例）をもとにメタアナリシスを施行したが，死亡率，静脈瘤出血，肝性脳症，SBP，肝腎症候群，腎不全の合併率にはvaptan投与群とコントロール群の間で差を認めなかったという．Vaptanは血清Na値を上げ，腹水を改善させ，次の大量腹水穿刺排液までの時間を伸ばしたが，一方で多尿などの副作用は増加し，死亡率，肝硬変合併症，腎不全などには影響しなかったとしている．

3 利尿薬の限界とアルブミン静注

アルブミンは血中でループ利尿薬フロセミドを結合して腎臓に運び，近位尿細管でフリーのフロセミドを尿管腔に分泌させる役割を担う．担体であるアルブミンの血中レベルが低下すると利尿薬の効果が減弱すると考えられているが，肝硬変でこの点を検証した研究は少ない．Gentiliniら[10)]は食塩制限で改善しなかった肝硬変腹水126例を利尿薬投与群と利尿薬＋アルブミン（12.5 g/日）投与群にランダムに割付けたところ，アルブミン併用群の方が利尿薬に対する累積反応率は高く，入院期間は短かったという．

ところで腹水発生の病態生理学的背景にunderfillingとoverflowの両状態があることを「第1章-E．なぜ浮腫が起こるか―肝臓の関与」（p. 26）で述べたが，血漿レニン活性，アンジオテンシンⅡ，ノルアドレナリン，バソプレシン濃度などは両状態の判別に有用であり，これらが高値を示すほどunderfilling状態に陥っていると判断できる．腹水例に対する段階的治療（第1段階：塩分制限，第2段階：塩分制限＋カンレノ酸K静注，第3段階：塩分制限＋カンレノ酸K静注＋フロセミド静注）を行った我々の成績[11)]では食塩制限や抗アルドステロン薬に反応する軽症腹水例はoverflowの状態にあり，フロセミドの追加を要する例，さらにこれら利尿薬治療に反応しない例へと腹水が難治化するほどunderfillingの状態が嵩じていくこと，また，利尿薬投与自体がvascular underfillingを導く可能性があることが示唆された．

欧米の基準で難治性腹水は利尿薬抵抗性腹水と不耐性腹水に分けられるが，我が国の難治性腹水の大半は後者に該当し，underfillingに起因する腎障害（腎前性腎不全），肝性脳症は低Na血症と並んで利尿薬投与の限界を示している．このunderfilling状態を防止する最良の方法はアルブミン静注であり，国際診断基準[12)]では肝腎症候群を「利尿薬を2日間中止し，アルブミン輸液（1 g/kg体重，最高100 g/日）により循環血漿量を増加させても血清クレアチニンが1.5 mg/dL以下に低下しない」病態と定めており，1型肝腎症候群の誘因となる特発性細菌性腹膜炎でも腎障害を伴った場合はアルブミンを6時間以内に静注することを推奨している[13)]．このようにアルブミン静注を適宜行うことにより，利尿薬に起因するunderfilling状態を避けうることは留意すべきである．

文献
1）Moore KP, Aithal GP. Guidelines on the management of ascites in cirrhosis. Gut. 2006；55 Suppl 6：vi1-12.
2）Runyon BA. Management of adult patients with ascites due to cirrhosis. Hepatology. 2004；39：841-56.
3）Santos J, Planas R, Pardo A, et al. Spironolactone alone or in combination with

furosemide in the treatment of moderate ascites in nonazotemic cirrhosis. A randomized comparative study of efficacy and safety. J Hepatol. 2003; 39: 187–92.
4) Runyon BA; AASLD. Introduction to the revised American Association for the Study of Liver Diseases Practice Guideline management of adult patients with ascites due to cirrhosis 2012. Hepatology. 2013; 57: 1651-3.
5) Sakaida I, Yanase M, Kobayashi Y, et al. The pharmacokinetics and pharmacodynamics of tolvaptan in patients with liver cirrhosis with insufficient response to conventional diuretics: a multicentre, double-blind, parallel-group, phase III study. J Int Med Res. 2012; 40: 2381–93.
6) Sakaida I, Kawazoe S, Kajimura K, et al; ASCITES-DOUBLEBLIND Study Group. Tolvaptan for improvement of hepatic edema: A phase 3, multicenter, randomized, double-blind, placebo-controlled trial. Hepatol Res. 2014; 44: 73-82.
7) Sakaida I, Yamashita S, Kobayashi T, et al. Efficacy and safety of a 14-day administration of tolvaptan in the treatment of patients with ascites in hepatic oedema. J Int Med Res. 2013; 41: 835–47.
8) Gaglio P, Marfo K, Chiodo J 3rd. Hyponatremia in cirrhosis and end-stage liver disease: treatment with the vasopressin V_2-receptor antagonist tolvaptan. Dig Dis Sci. 2012; 57: 2774-85.
9) Dahl E, Gluud LL, Kimer N, et al. Meta-analysis: the safety and efficacy of vaptans (tolvaptan, satavaptan and lixivaptan) in cirrhosis with ascites or hyponatraemia. Aliment Pharmacol Ther. 2012; 36: 619-26.
10) Gentilini P, Casini-Raggi V, Di Fiore G, et al. Albumin improves the response to diuretics in patients with cirrhosis and ascites: results of a randomized, controlled trial. J Hepatol. 1999; 30: 639-45.
11) Fukui H, Uemura M, Tsujii T. Pathophysiology and treatment of cirrhotic ascites. In: Yamanaka M, Toda G, et al, editors. Liver Cirrhosis Update. Amsterdam: Elsevier; 1998.
12) Salerno F, Gerbes A, Gines P, et al. Diagnosis, prevention and treatment of hepatorenal syndrome in cirrhosis. Gut. 2007; 56: 1310–8.
13) European Association for the Study of the Liver. EASL clinical practice guidelines on the management of ascites, spontaneous bacterial peritonitis, and hepatorenal syndrome in cirrhosis. J Hepatol. 2010; 53: 397–417.

(福井　博)

B 肝性浮腫はどうすればいいのか？

肝性浮腫の診療にあたってはまず正しい診断が重要であり，原因や病態がはっきりしたらそれに応じて適切な対策を立てる．肝性浮腫のうち最も問題となる腹水を中心に論を進める．

1 診断

全身性浮腫には心性，肝性，腎性，内分泌性浮腫などがあるが，腹水を伴う浮腫ではまず肝硬変を疑い，血液生化学検査とともに腹水試験穿刺を行う．この結果，腹水蛋白濃度が2.5 g/dL以下または血清と腹水のアルブミン濃度差が1.1 g/dL以上であれば漏出液であり，AST優位の軽度のトランスアミナーゼ上昇，コリンエステラーゼ低下，プロトロンビン時間延長などを伴っていれば，まず肝硬変を考える．一方，腹水よりも両側下腿浮腫が顕著な場合は肝性浮腫以外の病態やBudd-Chiari症候群などの可能性が高い．肝硬変とBudd-Chiari症候群の鑑別には，下腹部において腹壁静脈怒張の血流方向を確かめることが重要で，血流が下行性ならば肝硬変，上行性ならばBudd-Chiari症候群を考える．Budd-Chiari症候群の確定診断には，腹部ドプラ超音波検査，MRI，下大静脈造影などを順次行い，肝部下大静脈の狭窄を確認する．

上述の血清腹水アルブミン較差は肝類洞圧，肝静脈圧較差を反映するため，1.1 g/dL以上なら門脈圧亢進症性，それ未満であれば非門脈圧亢進症性と考える．門脈圧亢進症性腹水はさらに腹水蛋白が2.5 g/dL未満の例と2.5 g/dL以上の例に大別される．2.5 g/dL未満の例は線維増生による肝類洞の毛細血管化のために類洞の蛋白透過性が妨げられた状態で，肝硬変や晩期のBudd-Chiari症候群などが考えられる．2.5 g/dL以上の例は肝類洞の構造がほぼ正常であることを意味し，心性腹水，肝静脈・類洞閉塞症，早期のBudd-Chiari症候群，末期腎不全，甲状腺機能低下症に伴う腹水などが考えられる．

肝硬変腹水で特に注意しなければならないのは特発性細菌性腹膜炎（SBP）の

合併である．本症を示唆する発熱，腹痛，腹部圧痛，Blumberg 徴候などの頻度は低く，診断には穿刺液の細菌培養と好中球数算定が必須である．細菌検査にあたってはベッドサイドで腹水を直接カルチャーボトルに入れる方法が検出感度の上で推奨できる．細菌培養が陰性であっても，腹水中の好中球数が 250/mm^3以上で外科的に治療可能な腹腔内感染がなければ SBP と診断する．

肝硬変腹水患者が右胸腔に限局する胸水をきたした場合は肝性胸水を考える．本症は横隔膜腱部に存在する穴やブレープの破裂部から，陰圧の胸腔内に腹水が流入して生じるもので，ソナゾイドを腹腔内に注入して，腹腔，胸腔のエコー輝度の増強をみる診断法が提唱されている[1)]．SBP の場合と同様，特発性細菌性胸膜炎では胸水中の好中球数は 250/mm^3以上であるが，蛋白濃度は低く漏出液であることに注意する．

2 治療

a）一般的内科療法

安静臥床を守らせ，食塩摂取量を制限する．我が国では欧米より日常の食塩摂取量が多いため，厳しい食塩制限食では食欲低下により栄養状態の悪化を招くこともあり，1日5 g 程度の食塩制限にとどめることが多く，早期から利尿薬の内服を開始する．低アルブミン血症による血漿膠質浸透圧の低下は腹水，浮腫発現の要因であるため，血清アルブミン濃度が 2.5 g/dL 以下になればアルブミンを静注する．

b）薬物療法

抗アルドステロン薬の少量投与から開始して，効果がなければループ利尿薬を併用し，両者を静注投与にきりかえて次第に増量する方法が一般的である．日本人に適した利尿薬使用量の上限は確定していないが，スピロノラクトン 150～200 mg，フロセミド 120 mg あたりが妥当と考えられる．これら薬物で腹水治療を行う際，浮腫を伴わない例では 0.5 kg/日以下に体重減少を抑えるのが安全である[2)]．

下腿浮腫を伴う腹水例では細胞外液量は体重の 5～10% 増加しているため，2 kg/日以上体重を減らしても循環血漿量や血清 BUN に変化はないが，利尿薬の過量投与は vascular underfilling を助長し，高窒素血症を招きやすいので注意が必要である．利尿薬投与時には連日，体重，腹囲，尿量の測定とともに，尿・血中電解質を厳重にチェックする．利尿薬の過量投与により電解質異常や脱水が生じた場合は直ちに減量または中止し，電解質，水分補正に努める必要がある．

水排泄障害による希釈性低Na血症への対処は難しいが，血清Na値が120 mEq/L以上なら水分摂取制限は必要ない．血清Na値が120 mEq/L以下の場合，血漿増量剤や生食の補充が必要だが，1日あたり12 mEq/L以上の血清Na値上昇がないように留意する．わが国で開発されたV_2受容体拮抗薬トルバプタンが既存の利尿薬に抵抗性の肝性浮腫の治療薬として昨年認可された．フロセミド，カンレノ酸Kの静注投与にも全く反応しない難治性腹水では効果が乏しいが，外来での利尿薬経口投与に反応しにくい腹水例は本剤のよい適応と考えられる．入院管理下で自由飲水を許可して投与中の利尿薬にadd-onする形でトルバプタンを7.5 mgの用量で開始する．低Na血症を伴う難治性腹水患者は元来underfilling状態にあることが多いため，本剤がさらにこれを助長する危険性は注意しなければならない．脱水と急激な血清Na上昇に注意が必要で，半量の3.75 mg/日から投与を開始する施設も多い．腎機能障害の進んだ症例では効果が乏しい印象があるが，薬理効果に影響する因子の検討がなお必要である．

c）難治性腹水の治療

腹水が完全に消失するまで頻回に穿刺排液を行い，その都度アルブミンなどの血漿増量剤を静注投与する方法は全身循環動態，肝・腎機能，生存率に悪影響を及ぼさず，大量の利尿薬投与例に比べて肝性脳症，腎障害，電解質異常などの合併症の出現率も有意に低率である．腹水穿刺排液に抵抗する症例については，経頸静脈的肝内門脈大循環シャント術（TIPS）あるいは腹腔・静脈（PV）シャントを考慮する．

TIPSは適応を選べば難治性腹水例に対して劇的な効果を示し，腹水は軽快する．一方で，肝性脳症，肝不全の進行，hyperdynamic stateの増悪，肺血管抵抗の増加などが合併症として問題で，International Ascites Clubの治療指針[3]では先行する肝性脳症，心機能不全，70歳以上の高齢，Child-Pughスコア12点以上をTIPSの禁忌としているが，以前から指摘されているように，心肺疾患，腎不全（クレアチニン3.3 mg/dL以上），肝不全（ビリルビン5.8 mg/dL以上），敗血症，門脈血栓症の合併例は避けるべきであろう[4]．

腹腔・静脈シャント(P-V shunt)は逆流防止弁を用いて自動的に腹水を頸静脈や鎖骨下静脈に注入するもので，腹水の軽減とともに，腎血流量，尿量の増加，レニン・アンジオテンシン・アルドステロン系の抑制，利尿薬に対する反応性の改善が認められる．施行後も少量の腹水は残存するが，TIPSより早く腹水をコントロールできる．肝機能が比較的保持されている例(血清総ビリルビン10 mg/

dL 以下，プロトロンビン時間 40％以上）や肝性脳症，消化管出血を伴わない例に有効であるが，呼吸不全，DIC，SBP，消化管出血，腹膜癒着，未治療の risky varices は禁忌であり，DIC，腹膜炎，敗血症，心不全などの致死的な合併症が高頻度に発現し，シャント閉塞も起こりやすい．穿刺排液アルブミン静注群との比較試験では再入院までの期間の延長，入院回数の減少が報告されている[5)]．約半数に難治性腹水の改善がみられ，退院を可能にするというメリットはあるが，生存期間は腹水穿刺排液と変わらない[6)]．

難治性腹水例への究極の治療法である肝移植が一般化していないわが国での施行にあたっては両治療ともに慎重な症例選択と十分なインフォームドコンセントが必須である．

d）肝性胸水の治療

食塩摂取制限と利尿薬投与により大部分の症例で改善が認められる．まれにこれらに反応しない胸水例があり，胸水穿刺排液，TIPS，胸膜癒着術，胸腔鏡による横隔膜欠損部の補填などが試みられている[7)]．胸水穿刺排液は患者が呼吸困難，胸部不快感などを訴えた場合にのみ施行する．3.5 L の排液で 2 時間以内に症状の軽減がみられることから排液量の目安とする[8)]．頻回に穿刺排液が必要になったとき，胸水の完全除去をめざして胸腔ドレナージも試みられるが，大量の体液の持続的喪失による合併症に注意が必要である．MELD スコア 15 点未満，Child 分類 A，B でかつ年齢 60 歳未満の患者では TIPS が有効で，58〜82％の症例で改善をみるが，難治性腹水の場合と同様に予後がよくなるわけではない[7,8)]．肝移植前の過渡的手段として，他の治療手段がないときは考慮してもよい[8)]．

e）SBP の治療

原因菌としてはグラム陰性桿菌が多く，第 3 世代セフェム系抗菌薬の静注投与が第 1 選択である．本症の 30％に肝腎症候群が合併し，最大の予後悪化因子となる[9)]．セフォタキシムにアルブミン静注（診断後 6 時間以内にアルブミン 1.5 g/kg 体重，3 日目に 1 g/kg 体重を静注）を併用するとセフォタキシム単独治療の場合より腎不全発生率，死亡率が減少することが報告されており，BUN が 30 mg/dL 以上か，血清総ビリルビンが 4 mg/dL 以上の症例ではアルブミン輸液が有用である．

文献
1) Tamano M, Hashimoto T, Kojima K, et al. Diagnosis of hepatic hydrothorax using contrast-enhanced ultrasonography with intraperitoneal injection of Sonazoid. J Gastroenterol Hepatol. 2010; 25: 383-6.
2) Pockros PJ, Reynolds TB. Rapid diuresis in patients with ascites from chronic liver disease: the importance of peripheral edema. Gastroenterology. 1986; 90: 1827-33.
3) Moore KP, Wong F, Gines P, et al. The management of ascites in cirrhosis: report on the consensus conference of the International Ascites Club. Hepatology. 2003; 38: 258-66.
4) Wong F, Blendis L. Transjugular intrahepatic portosystemic shunt for refractory ascites: tipping the sodium balance. Hepatology. 1995; 22: 358-64.
5) Gines P, Arroyo V, Vargas V, et al. Paracentesis with intravenous infusion of albumin as compared with peritoneovenous shunting in cirrhosis with refractory ascites. N Engl J Med. 1991; 325: 829-35.
6) Ginés A, Planas R, Angeli P, et al. Treatment of patients with cirrhosis and refractory ascites using LeVeen shunt with titanium tip: comparison with therapeutic paracentesis. Hepatology. 1995; 22: 124-31.
7) Roussos A, Philippou N, Mantzaris GJ, et al. Hepatic hydrothorax: pathophysiology diagnosis and management. J Gastroenterol Hepatol. 2007; 22: 1388-93.
8) Singh A, Bajwa A, Shujaat A. Evidence-based review of the management of hepatic hydrothorax. Respiration. 2013; 86: 155-73.
9) Akriviadis EA, Runyon BA. Utility of an algorithm in differentiating spontaneous from secondary bacterial peritonitis. Gastroenterology. 1990; 98: 127-33.

（福井　博）

利尿薬の将来像

はじめに

浮腫改善に必須の薬剤である利尿薬について，予後の改善について十分なエビデンスは存在しない．慢性心不全に関する過去の研究の後ろ向き解析では，ループ利尿薬は使用量が増加するほど予後が悪いことが示されている．また急性心不全に関するレジストリー研究や，過去の研究の後ろ向き研究でも利尿薬の使用量が多いほど急性期予後が悪いことが知られていた．しかし，慢性心不全に関しては，フロセミドとアゾセミドとの比較研究や，フロセミドとトラセミドとの比較研究では，フロセミドより緩徐な利尿作用で，長時間作用型のアゾセミド，トラセミドに予後改善効果が認められることが明らかになった．また急性心不全においても，少し前までは，使用時に腎機能の悪化が予後悪化に結びつくと考えられていたが，大量に使用し，腎機能が悪くなったとしても，浮腫がとれた症例や，血液濃縮が生じた症例では予後がよいことが報告されるようになった．

本稿では，心不全における利尿薬の新しい知見，それらの問題点を概説し，利尿薬の将来像について展望する．

1 慢性心不全に対するループ利尿薬

慢性心不全においても，近年ループ利尿薬の使用量が多いほど予後不良であるとする報告が散見されるようになった[1]．これに関して，心不全の予後をもっとも反映する運動耐容能（peak VO_2）や，心機能，年齢，他の使用薬剤などの予後に影響する因子を多変量解析で補正しても，ループ利尿薬の使用量が多いほど慢性心不全患者の予後が悪いという結果であった[2]（図1）．

なぜ，ループ利尿薬はうっ血性心不全による下腿浮腫，呼吸困難感の改善に有効であるにもかかわらず，使用量が多いほど予後不良となるのか．その機序として，ループ利尿薬による自由水，電解質の排泄に対する反発性の神経体液性因子の活性化，電解質異常，腎機能の悪化などが考えられている．さらに，最近では

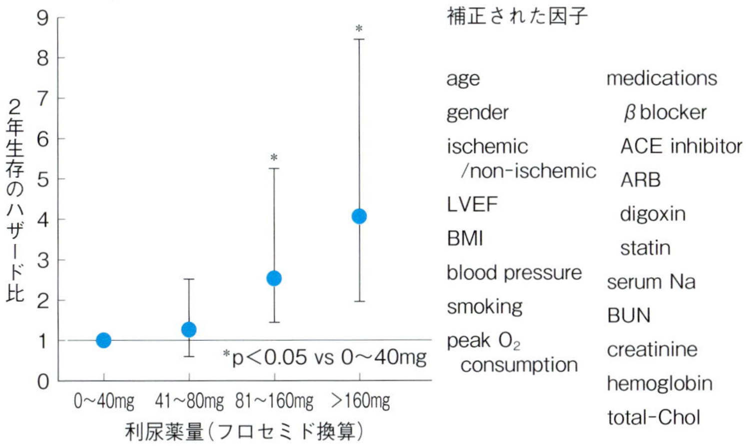

図1● 高用量（80 mg を超える）のループ利尿薬を内服している慢性心不全の予後は悪い（患者背景を右上に示す因子で補正しても）

それに加えて，交感神経系，バソプレシン系などの関与も注目されている．ループ利尿薬は，過剰な前負荷を軽減することによって得られる潜在的な予後改善効果を，神経体液性因子の活性化が打ち消している可能性があると考えられる．

Testani らは，BEST 試験〔ブシンドロール（α 遮断作用と ISA を有する非選択性 β 遮断薬）の慢性心不全を対象とした試験〕のサブ解析で，慢性心不全患者における高用量ループ利尿薬（160 mg≧フロセミド換算）関連死のリスクは血中尿素窒素（blood urea nitrogen：BUN）値に強く依存していることを示した[3]．ループ利尿薬投与量により低用量群と高用量群，BUN 値により低値群と高値群の 4 群で予後を比較したところ，高用量群かつ BUN 高値群の予後が最も悪く，次に低用量群かつ BUN 高値群の予後が悪かった．ループ利尿薬の投与量にかかわらず，BUN 低値の 2 群では予後に差を認めなかった．つまり，ループ利尿薬の投与量よりも，ループ利尿薬による BUN 値の上昇の有無が予後に影響を与えると考えられた（図 1）．また，血中ノルアドレナリン濃度が BUN 高値群では上昇していることが示された．

BUN 値の上昇は，有効循環血漿量の低下により抗利尿ホルモン（antidiuretic hormone：ADH）の分泌が亢進し，髄質集合管での ADH 依存性尿素トランスポーターの発現を介して，尿素窒素の再吸収が亢進することによって起こる．つまり，BUN 値の上昇は ADH の分泌亢進を示唆するものである．したがって，交感神経系の賦活化，ADH分泌亢進が心不全の予後不良に関与したと考えられる．

ここで，ループ利尿薬間で神経体液性因子の活性化に相違はないのだろうか．利尿薬は体液量減少や血圧の低下に伴っても，RAASや交感神経系の活性化を引き起こす．同じループ利尿薬であっても，短時間作用型に比べ長時間作用型の方が体液量の変動が緩やかであり，神経体液性因子の活性化が軽度である可能性が考えられる．慢性心不全患者においても，アゾセミドとフロセミドのクロスオーバー比較試験において，アゾセミド群の方で血漿レニン活性や血漿ノルエピネフリン濃度が低いことや，^{123}I-MIBGシンチグラフィにて評価された心臓の交感神経活性が低いことか報告されている[4,5]．

我々は長時間作用型ループ利尿薬と短時間作用型ループ利尿薬の優劣を明らかにするために，「利尿薬のクラス効果に基づいた慢性心不全に対する効果的薬物療法の確立に関する多施設共同臨床研究（Japanese Multicenter Evaluation of LOng-versus short-acting Diuretics In Congestive heart failure: J-MELODIC)」を行った[6]．対象はNYHA Ⅰ～Ⅱの慢性心不全でループ利尿薬が投与されている患者を，アゾセミド群とフロセミド群に無作為に割付け，PROBE法にて最低2年間観察追跡を行った．一次エンドポイントは心不全症状の悪化による入院または心血管死とした．最低2年間の観察追跡の結果，1次エンドポイントの心不全症状の悪化による入院または心血管死はアゾセミド群で有意に少なかった（ハザード比0.55，95%CI 0.32－0.95，$p=0.03$)[6]．2次エンドポイントの心不全入院もしくは，心不全症状の悪化による薬剤の変更・追加も，アゾセミド群で有意に少なかった（ハザード比0.60，95%CI 0.36－0.99，$p=0.048$)．以上より，長時間作用型ループ利尿薬のほうが短時間作用型ループ利尿薬よりも予後を改善することが明らかになった．

しかし，利尿薬の用量について，高用量を支持する報告も存在する．410例の心不全症例をNa通常制限120 mmol/日と厳格制限80 mmol/日，水分制限を1,000 mL/日と2,000 mL/日，フロセミド内服量を250 mg×1日2回/125 mg×1日2回で，計8群に分けて180日予後を追跡した．Na正常制限で，フロセミド内服量250 mg×1日2回，水分制限1,000 mL/日の群が入院率，神経体液性因子の活性化，腎機能の悪化で最も低かった[7]（図2)．

ここまでをまとめると，後ろ向きの解析からは，高用量のループ利用薬使用は予後を悪くさせる．しかし，高用量のループ利尿薬を用いてもBUNの上昇を認めない症例の予後がよい．長時間作用型のループ利尿薬は短時間作動型ループ利

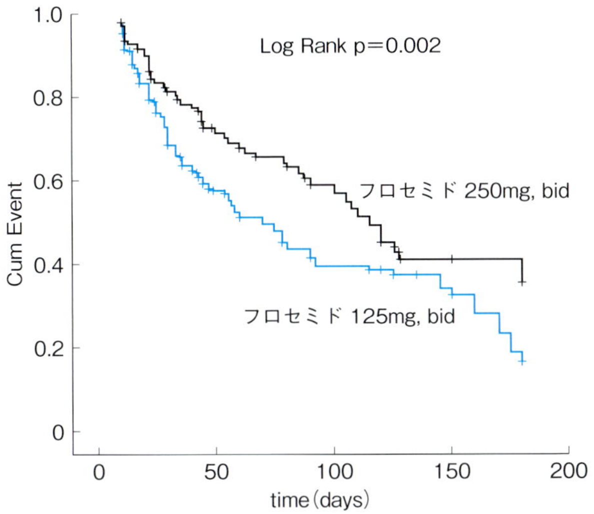

図 2● 経口ループ利尿薬の用量と，心不全増悪までの期間

尿薬に比べて，予後がよい．予後悪化の原因として，神経体液性因子の活性化が考えられる．ループ利尿薬の高用量使用が予後を悪化させると考えられてきたが，前向きの無作為化試験からは，高用量が予後を改善させる可能性を示唆する報告もあり，今後，利尿薬の用量についてさらなる前向きの検討が必要であると考えられる．

2 急性心不全に対するループ利尿薬

アメリカで急性非代償性心不全患者を対象に登録された大規模研究（Acute Decompensated Heart Failure National Registry：ADHERE）で，入院後 24 時間以内に 160 mg 以上のフロセミド換算のループ利尿薬を受けた症例と，160 mg 未満のフロセミド換算のループ利尿薬を受けた症例間で，患者背景を Propensity score を用いて患者背景を補正し，院内予後を比較した研究では，高用量のループ利尿薬の投与を受けた症例では有意に，腎機能の悪化，血液浄化療法の必要性，ICU への入室率，4 日以上の入院率，院内死亡率が高いことが明らかにされた[8]．

高用量のループ利尿薬投与が，予後を悪化させないことを示した前向きランダム化試験が DOSE 試験である．DOSE 試験では，急性非代償性心不全に対し，ループ利尿薬治療を投与する際の投与方法や用量の違いが症状の改善や，腎機能に対して影響を与えるかを検討した[9]．用量（低用量 vs 高用量）と投与法（ボーラス vs 持続）の有効性を同時に検討した．ボーラス投与，持続投与間で臨床兆候，腎機能の悪化において有意差は認めなかった．また，経静脈投与のループ利尿薬が低用量，高用量間においても臨床兆候改善，腎機能の悪化において，有意差を認めなかった．

また，ESCAPE 試験の後ろ向き解析では，利尿薬の投与による腎機能の悪化は必ずしも予後の悪化にはつながらないことが示された[10]．ESCAPE 試験自体は，重症急性心不全症例に対して肺動脈カテーテルの有用性を調べたものである．サブ解析では，心不全治療により，血液濃縮した症例では，しなかった症例に比べて，心不全の 180 日予後が良好なことが報告された．血液濃縮群ではループ利尿薬の使用量が多く，肺動脈カテーテル抜去直前の腎機能の悪化が多く，右房圧，肺動脈楔入圧は低かった．

腎機能障害（eGFR 15〜60 mL/min/1.73 m^2）を有する急性心不全患者に対して，利尿薬療法に低用量ドパミンまたはネシリチド（BNP 製剤）を加えることが，うっ血除去を強化する可能性，および腎機能を改善する可能性を検証することを目的とした ROSE（Renal Optimization Strategies Evaluation）試験が行われた[11]．主要エンドポイントは，72 時間累積尿量（うっ血除去のエンドポイント），登録から 72 時間までの血清シスタチン C 値の変化（腎機能のエンドポイント）などを含んだ複合であった．

結果は，利尿療法のみと比較して，ドパミンの併用，ネシリチドの併用はそれぞれ，72 時間累積尿量，血清シスタチン C 値に関して有意な効果は認められなかった．血清シスタチン C 値に関しても，ドパミンの併用，ネシリチドの併用はそれぞれ，副次エンドポイント（うっ血除去，腎機能あるいは臨床的アウトカムに関する）についても，ドパミンの併用，ネシリチドの併用の有用性を示すものは認められなかった．日常診療でカルペリチドが頻用されるが，その効果について再評価の必要性を考えさせられる．

さいごに

古く，日常臨床に欠くことのできない薬剤であるループ利尿薬について，急性期の臓器保護が長期予後にはつながらないことが最近知られるようになった．「急性期にまたは慢性期に，どのような症例に，どの薬剤をどの用量で用いるか？」これらについて至適な条件選択のアルゴリズムを決定することが，近い将来の課題と思われる.

文献
1) Felker GM, O'Connor CM, Braunwald E. Loop diuretics in acute decompensated heart failure: Necessary? Evil? A necessary evil? Circ Heart Fail. 2009; 2: 56-62.
2) Eshaghian S, Horwich TB, Fonarow GC. Relation of loop diuretic dose to mortality in advanced heart failure. Am J Cardiol. 2006; 97: 1759-64.
3) Testani JM, Cappola TP, Brensinger CM, et al. Interaction between loop diuretic-associated mortality and blood urea nitrogen concentration in chronic heart failure. J Am Coll Cardiol. 2011; 58: 375-82.
4) Tsutsui T, Tsutamoto T, Maeda K, et al. Comparison of neurohumoral effects of short-acting and long-acting loop diuretics in patients with chronic congestive heart failure. J Cardiovasc Pharmacol. 2001; 38: S81-5.
5) Hisatake S, Nanjo S, Fujimoto S, et al. Comparative analysis of the therapeutic effects of long-acting and short-acting loop diuretics in the treatment of chronic heart failure using(123)I-metaiodobenzylguanidine scintigraphy. Eur J Heart Fail. 2011; 13: 892-8.
6) Masuyama T, Tsujino T, Origasa H, et al. Superiority of long-acting to short-acting loop diuretics in the treatment of congestive heart failure. Circ J. 2012; 76: 833-42.
7) Paterna S, Parrinello G, Cannizzaro S, et al. Medium term effects of different dosage of diuretic, sodium, and fluid administration on neurohormonal and clinical outcome in patients with recently compensated heart failure. Am J Cardiol. 2009; 103: 93-102.
8) Peacock WF, Costanzo MR, De Marco T, et al. Impact of intravenous loop diuretics on outcomes of patients hospitalized with acute decompensated heart failure: Insights from the adhere registry. Cardiology. 2009; 113: 12-9.
9) Felker GM, Lee KL, Bull DA, et al. Diuretic strategies in patients with acute decompensated heart failure. N Engl J Med. 2011; 364: 797-805.
10) Testani JM, Chen J, McCauley BD, et al. Potential effects of aggressive decongestion during the treatment of decompensated heart failure on renal function and survival. Circulation. 2010; 122: 265-72.
11) Chen HH, Anstrom KJ, Givertz MM, et al. Low-dose dopamine or low-dose nesiritide in acute heart failure with renal dysfunction: The ROSE acute heart failure randomized trial. JAMA. 2013; 310: 2533-43.

(廣谷信一, 増山　理)

索引

あ行

か行

な行

は行

ま行

や行

ら行

A

B

C

D

E

T

U

V

W

ここが知りたい
利尿薬の選び方，使い方 ©

発　行　2014年 10月 1日　1版1刷
　　　　2014年 12月 10日　1版2刷

編著者　北風政史

発行者　株式会社　中外医学社
　　　　代表取締役　青木　滋
　　　　〒162-0805　東京都新宿区矢来町62
　　　　電　話　03-3268-2701(代)
　　　　振替口座　00190-1-98814番

印刷・製本　三報社印刷（株）　〈MM・TM〉
ISBN 978-4-498-11702-0　Printed in Japan